医药类高职高专院校“十四五”规划教材
供中医学、针灸推拿、中医骨伤专业用

中医外科学

主　编　姜　蕾
副主编　宫少波　范　玉　田清印　许　雯
编　者　（以姓氏笔画为序）
马志辉（重庆三峡医药高等专科学校）
田清印（海阳市人民医院）
许　雯（滨州医学院）
李庆龄（山东中医药高等专科学校）
杨晓东（山东中医药高等专科学校）
张　正（山东中医药高等专科学校）
范　玉（山东中医药大学附属医院）
姜　蕾（山东中医药高等专科学校）
宫少波（山东中医药高等专科学校）
唐伟懿（四川中医药高等专科学校）
薛　良（山东中医药高等专科学校）

西安交通大学出版社
XI'AN JIAOTONG UNIVERSITY PRESS

图书在版编目(CIP)数据

中医外科学 / 姜蕾主编. — 西安 : 西安交通大学出版社, 2021.7
ISBN 978-7-5693-1462-5

Ⅰ. ①中… Ⅱ. ①姜… Ⅲ. ①中医外科学-医学院校-教材 Ⅳ. ①R26

中国版本图书馆CIP数据核字(2021)第102462号

书　　名 中医外科学
主　　编 姜　蕾
责任编辑 张永利
责任校对 赵丹青

出版发行 西安交通大学出版社
(西安市兴庆南路1号　邮政编码710048)
网　　址 http://www.xjtupress.com
电　　话 (029)82668357　82667874(发行中心)
(029)82668315(总编办)
传　　真 (029)82668280
印　　刷 陕西日报社

开　　本 787mm×1092mm　1/16　**印张** 17.5　**字数** 438千字
版次印次 2021年7月第1版　2021年7月第1次印刷
书　　号 ISBN 978-7-5693-1462-5
定　　价 56.00元

如发现印装质量问题,请与本社发行中心联系、调换。
订购热线:(029)82665248　(029)82665249
投稿热线:(029)82668803　(029)82668804
读者信箱:med_xjup@163.com

前　　言

中医药职业教育是我国现代职业教育体系的重要组成部分，肩负着培养新时代中医药行业多样化人才、传承中医药技术技能、促进中医药服务健康中国建设的重要职能。中医外科学是中医学专业的核心课程之一，在中医临床学科中占有重要的地位。

根据中医外科学教学大纲的要求，本教材编写坚持以科学性、先进性、实用性为原则，并注重突出专科特色和中医药特色；以服务于中医类专业教学为原则，以市场为导向，以岗位能力为前提，以综合职业能力为基础，强化专业目标。

本教材的编写特色和基本要求包括以下几点。①科学定位，教学体系合理：教材内容设置以培养技能型人才、提升学习者动手能力为出发点，重视理论与实践相结合。②突出中医药特色：教材内容的选编保持了中医药特色，涵盖的中医理论知识较为宽泛。③根据中医学专业的课程教学计划设计编写内容。教材内容分为总论和各论两篇：总论阐述了外科疾病的病因病机、辨证与治法；各论包括外疡、乳房疾病、皮肤病、性传播疾病、男性前阴病、肛门直肠疾病、瘿、周围血管疾病及其他外科疾病共9个模块。此外，将中医外科学常用方剂及考纲提示附于书末，以供学习者参考。

本教材的编写人员均为中医药高职高专院校的一线教师以及相关教学医院的一线临床医师，一方面可保证教材编写质量，另一方面可使教材内容和临床有效对接。本教材主要适合中医学、针灸推拿、中医骨伤等专业学生使用。

限于编写人员的学识水平，教材中难免存在疏漏或不足之处，恳请使用本教材的教师和学生提出宝贵意见和建议，以便再版修订时进行完善。

编　者

2021年2月

目　　录

上篇　总　论

绪　论……………………………………………………………………（2）
模块一　中医外科疾病的病因病机……………………………………（5）
项目一　中医外科疾病的致病因素………………………………………（5）
项目二　中医外科疾病的发病机制………………………………………（7）
模块二　中医外科疾病的辨证…………………………………………（10）
项目一　四　诊……………………………………………………………（10）
项目二　辨阴证与阳证……………………………………………………（11）
项目三　辨肿痛痒脓………………………………………………………（12）
项目四　辨善恶顺逆………………………………………………………（15）
项目五　辨经络……………………………………………………………（16）
模块三　中医外科疾病的治法…………………………………………（18）
项目一　内治法……………………………………………………………（18）
项目二　外治法……………………………………………………………（24）
项目三　外科疾病的调护…………………………………………………（35）

下篇　各　论

模块四　外　疡…………………………………………………………（38）
项目一　疖…………………………………………………………………（38）
项目二　痈…………………………………………………………………（40）
附:颈　痈…………………………………………………………………（42）
项目三　有头疽……………………………………………………………（43）
项目四　疔…………………………………………………………………（46）
项目五　丹　毒……………………………………………………………（50）
项目六　走黄与内陷………………………………………………………（52）
项目七　附骨疽……………………………………………………………（55）

项目八　流　痰……………………………………………………………………………………（57）
项目九　瘰　疬……………………………………………………………………………………（60）
项目十　发………………………………………………………………………………………（62）

模块五　乳房疾病……………………………………………………………………………（66）
项目一　概　论……………………………………………………………………………………（66）
项目二　乳　痈……………………………………………………………………………………（68）
项目三　乳　癖……………………………………………………………………………………（70）
项目四　乳　核……………………………………………………………………………………（72）
项目五　乳　岩……………………………………………………………………………………（73）

模块六　皮肤病…………………………………………………………………………………（76）
项目一　概　论……………………………………………………………………………………（76）
项目二　热　疮……………………………………………………………………………………（85）
项目三　蛇串疮……………………………………………………………………………………（86）
项目四　疣………………………………………………………………………………………（88）
项目五　黄水疮……………………………………………………………………………………（91）
项目六　癣………………………………………………………………………………………（92）
项目七　疥　疮……………………………………………………………………………………（96）
项目八　接触性皮炎………………………………………………………………………………（98）
项目九　湿　疮……………………………………………………………………………………（100）
项目十　瘾　疹……………………………………………………………………………………（103）
项目十一　药　疮…………………………………………………………………………………（105）
项目十二　白　疕…………………………………………………………………………………（108）
项目十三　摄领疮…………………………………………………………………………………（111）
项目十四　黧黑斑…………………………………………………………………………………（113）
项目十五　白癜风…………………………………………………………………………………（115）
项目十六　粉　刺…………………………………………………………………………………（117）
项目十七　油　风…………………………………………………………………………………（119）
项目十八　红蝴蝶疮………………………………………………………………………………（121）
项目十九　白屑风…………………………………………………………………………………（125）
项目二十　虫咬皮炎………………………………………………………………………………（126）

模块七　性传播疾病……………………………………………………………………………（130）
项目一　概　论……………………………………………………………………………………（130）
项目二　淋　病……………………………………………………………………………………（131）
项目三　非淋菌性尿道炎…………………………………………………………………………（134）

项目四　梅　毒……………………………………………………………………（136）
项目五　艾滋病……………………………………………………………………（140）
项目六　尖锐湿疣…………………………………………………………………（143）
项目七　生殖器疱疹………………………………………………………………（145）

模块八　男性前阴病……………………………………………………………（148）
项目一　概　论……………………………………………………………………（148）
项目二　子　痈……………………………………………………………………（151）
项目三　水　疝……………………………………………………………………（154）
项目四　子　痰……………………………………………………………………（157）
项目五　精　浊……………………………………………………………………（158）
项目六　精　癃……………………………………………………………………（161）
项目七　尿石症……………………………………………………………………（165）

模块九　肛门直肠疾病…………………………………………………………（168）
项目一　概　论……………………………………………………………………（168）
项目二　痔…………………………………………………………………………（176）
项目三　肛　裂……………………………………………………………………（182）
项目四　肛　痈……………………………………………………………………（186）
项目五　肛　漏……………………………………………………………………（189）
项目六　息肉痔……………………………………………………………………（191）
项目七　脱　肛……………………………………………………………………（194）
项目八　锁肛痔……………………………………………………………………（196）

模块十　瘿………………………………………………………………………（199）
项目一　概　论……………………………………………………………………（199）
项目二　气　瘿……………………………………………………………………（202）
项目三　肉　瘿……………………………………………………………………（204）
项目四　石　瘿……………………………………………………………………（206）
项目五　瘿　痈……………………………………………………………………（207）

模块十一　周围血管疾病………………………………………………………（210）
项目一　概　论……………………………………………………………………（210）
项目二　股　肿……………………………………………………………………（216）
项目三　青蛇毒……………………………………………………………………（218）
项目四　筋　瘤……………………………………………………………………（221）
项目五　臁　疮……………………………………………………………………（222）

项目六　脱　疽………………………………………………………………………………（224）

模块十二　其他外科疾病………………………………………………………………（229）

项目一　冻　疮……………………………………………………………………………（229）

项目二　破伤风……………………………………………………………………………（231）

项目三　烧　伤……………………………………………………………………………（234）

项目四　毒蛇咬伤…………………………………………………………………………（238）

项目五　褥　疮……………………………………………………………………………（242）

项目六　肠　痈……………………………………………………………………………（243）

项目七　瘤…………………………………………………………………………………（246）

参考文献…………………………………………………………………………………（250）

附　录……………………………………………………………………………………（251）

附录一　中医外科学常用方剂汇编………………………………………………………（251）

附录二　中医外科学考纲摘要……………………………………………………………（270）

上篇

总　论

绪　论

学习目标

掌握：明清时期中医外科学三大学术流派的代表人物、代表著作及学术思想。

熟悉：中医外科学的研究范围及中医外科学发展历史中有代表性的名医、名著。

了解：中医外科学的发展历史。

中医外科学历史悠久，源远流长，历代名医辈出，著作浩瀚，几千年来，曾为中华民族的繁衍昌盛做出了历史性贡献，如今仍在为人类的健康事业继续发挥着重要作用。中医外科学内容丰富，独具特色和优势，在中医临床学科中占有重要地位，有着广阔的发展前景。

一、中医外科学的研究范围

中医外科学是以中医学理论为指导的，研究外科疾病的病因病机、诊断、辨证论治以及预防调摄的一门中医临床学科。中医外科学历史悠久，几千年来经历了起源、形成、发展、成熟等阶段，如今已发展成为了成熟的学科体系。由于中医外科学的分工不断细化，其研究范围亦在不断变化之中，因此学习中医外科学需掌握本学科的研究范围，并明确工作对象。

凡外科疾病，多有体表症状可寻，一般用肉眼就能观察得到。西周时期，中医外科成为独立的专科，其研究范围包括肿疡、溃疡、金创和折疡一类疾病；但随着医学研究的发展，医学分科越来越细，如跌扑损伤、骨折等归属了伤科或骨伤科，发生于眼、耳、鼻、咽喉等的疾病归属了眼科和五官科，痄腮归属了小儿科，等等。因此，目前中医外科临床已将中医外科学分设为疮疡科、皮肤科、肛肠科（亦称痔瘘科）、肿瘤科、乳腺病科、周围血管科等，主要研究外科体表感染、皮肤病、性传播疾病、男性前阴病、肛门直肠病、体表肿瘤、周围血管病以及其他外科杂病等。

二、中医外科学的发展概况及历史成就

中医外科学起源于人类的生产实践活动，几千年来始终与人类的生产实践、生活和科技进步紧密联系在一起。

（一）起源时期

原始社会时期到周代是中医外科学的起源时期。原始社会时期，中华民族的祖先为了生存，必须与恶劣的自然环境抗争，与野兽搏斗，险恶的生活、劳动和生产环境受到的创伤，这些都属于外科疾病。在抗争的过程中，人们学会了选用自然界的泥土、野草、树叶等涂敷伤口、压迫止血等治疗方法，形成了最早的外科治疗方法。到了新石器时代，创制砭石刺开排脓治疗脓肿，这是最早的外科手术器械。公元前 14 世纪的殷商时期出现的甲骨文，已有“疾自（鼻）、疾耳、疾齿、疾足、疾止（指或趾）、疥、疕”等外科病名的记载。至周代，外科成为独立的专科，外科医生则被称为“疡医”，如《周礼・天官》中便将医生分为疾医、疡医、食医和兽医，其中的疡医即

指外科医生，主治肿疡、溃疡、金创和折疡，从而为研究和发展中医外科学奠定了基础。

(二)形成时期

春秋战国到秦汉时期是中医外科学基础理论的形成阶段。此期外科实践内容日益丰富，并且有杰出的外科医家出现及著作问世，中医外科学初步形成了独立的学科。

1973 年，马王堆汉墓出土的帛书《五十二病方》是我国现存最早的医学文献，书内载有痈、疽、痔疾、冻伤、肿瘤、皮肤病等 38 种外科疾病，手术方面也达到了一定水平。《黄帝内经》中涉及外科病名虽仅有 30 多种，但书中所阐述的"高粱之变，足生大丁"及"因而饱食，筋脉横解，肠澼为痔"等外科疾病的病因病机论述，为中医外科学的发展奠定了理论基础，并最早提出应用截趾术治疗脱疽，是世界上最早关于截肢术的记载。战国时期出现了第一位外科医生——医竘，在《尸子》中有"为宣王割痤，为惠王割痔，皆愈"的记载。

汉代名医张仲景在其所著的《伤寒杂病论》中，也有关于肠痈、寒疝、狐惑病等病证的论述，并记载了甘草泻心汤、大黄牡丹汤、薏苡附子败酱散、乌梅丸等治疗外科疾病的方剂，张仲景还进一步发展了外治法，如烟熏、洗浴、涂抹、脐疗、滴鼻等，并发明了肛门栓剂、阴道栓剂、灌肠术等，一直为后世医家习用。有"外科鼻祖"之誉称的名医华佗，精通内、外、妇、儿、针灸各科，尤其擅长外科技术，是世界上第一位应用麻沸散给患者做全身麻醉并进行死骨剔除和剖腹等手术的医家，其麻醉思想对后世影响深远。西汉前后的《金创瘈疭方》是我国第一部外科专著，可惜已经失传。

(三)发展时期

两晋、南北朝、隋唐五代、宋元时期是中医外科学全面发展的时期。葛洪所著的《肘后备急方》中记载的用海藻治瘿病，是世界上最早提出用含碘食物治疗甲状腺疾病的记载；记载用疯犬脑组织外敷治疗疯犬咬伤，开创了用被动免疫治疗狂犬病之先河。晋代龚庆宣所著的《刘涓子鬼遗方》是我国现存的第一部外科专著，它总结了晋代之前的外科学成就和医疗经验，内容涉及金创、痈疽、皮肤病等，载有内治、外治处方 140 个，其中详细记载了脓的有无的辨证、内治法、外用药物剂型及手术疗法。

隋代巢元方等编著的《诸病源候论》是我国现存第一部论述病因病机的专著，书中有 6 卷专门论述了外科疾病的病因病机，尤其对皮肤病的病因病机论述较为详尽。本书最早提出了疥疮是由疥虫引起的，并有"人有禀性畏漆，但见漆便中其毒"的认识，提出漆疮与个体素质有关，以上论述均为世界首创。

唐、宋、金元时期论述外科病的著作亦较多。例如，唐代孙思邈所著的《千金要方》记载了许多外科的治疗方剂和疗法，提倡饮食疗法，如食用动物肝脏治疗夜盲症，牛乳、羊乳治疗脚气病等，记载的用葱管导尿是有关导尿术最早的记载；宋元时期的外科学家多重视整体与局部的关系，治疗注重扶正与祛邪相结合，如《太平圣惠方》首次提出"五善七恶"，治疗上提出了内消和托里的方法，并首先提出使用烧灼法消毒手术器械；陈自明的《外科精要》最早明确了"外科"之称。此外，王焘的《外台秘要》、朱震亨的《外科精要发挥》、危亦林的《世医得效方》、齐德之的《外科精义》等也是此期比较有名的外科学著作；唯有李迅的《集验背疽方》则为专论"背疽"一种外科疾病的专著，对后世有一定影响。

(四)成熟时期

明清时期，中医外科学的发展逐渐成熟。这一时期，名医、名著较多。据统计，明代外科学专著就有60多种，清代则多达100余种。例如，薛己的《外科发挥》和《外科枢要》首次论述了新生儿破伤风的诊治；汪机的《外科理例》倡“治外必本诸内”；其他还有陈实功的《外科正宗》、申斗垣的《外科启玄》、窦梦麟的《疮疡经验全书》、张景岳的《外科钤》、王肯堂的《疡医准绳》、陈司成的《霉疮秘录》、祁广生的《外科大成》、顾世澄的《疡医大全》、王维德的《外科全生集》、高秉钧的《疡科心得集》、吴谦等的《医宗金鉴·外科心法要诀》等，其中陈司成的《霉疮秘录》是我国第一部论述梅毒的专书，其记载应用雄黄、朱砂等制成丸、丹治疗梅毒，是世界上最早提出用含汞、砷的药物治疗梅毒的记载。

明清时期影响最大的是已基本形成的“正宗派”“全生派”和“心得派”三大学术流派。“正宗派”以明代陈实功所著的《外科正宗》为代表，后世医家称该书为“列证最详，论治最精”。“正宗派”在外治方面重视手术，在外科手术方面记载了“脱疽指趾关节离断术、食管异物取出术、腹腔穿刺排脓术、鼻息肉摘除术、自刎断喉吻合术、缺耳缺唇矫形术、口唇创伤缝合术”等14种方式，都有很实用的价值，并代表了当时医学的先进性；在内治方面重视脾胃，外科尤以调理脾胃为要。“全生派”以清代王维德的《外科证治全生集》为代表。该书创立的以阴阳为主的辨证论治法则将外科疾病划分为阴、阳两类，主张“以消为贵，以托为畏”，反对滥用刀针、腐蚀药，创立的阳和汤、醒消丸、小金丹、犀黄丸等仍为后世所广泛使用。“心得派”以清代高秉钧的《疡科心得集》为代表，提出“外疡实从内出论”，注重外证与内证的关系，强调三焦辨证，揭示了外科疾病的病因与发病部位的关系，认为上部多风温风热、中部多气郁火郁、下部多湿火湿热，并将温病学应用于外科学中，首先将犀角地黄汤、紫雪丹、至宝丹等用于疔疮走黄、疽毒内陷的治疗中，将有头疽病程分为四候，将疽毒内陷分为火陷、干陷、虚陷。

中华人民共和国成立以后，由于西医学与中医学的不断结合，加上党和国家非常重视中医药事业的发展，因此中医外科学进入了一个全新的历史发展时期，不仅独具特色和优势的传统中医外科学理论与技术得以全面发挥，而且中医外科学与西医学理论和实践相结合，如采用中西医结合治疗附骨疽、皮肤病、肛门直肠病、急腹症、烧烫伤，肛肠病的结扎法，注射术及挂线法治疗肛痈等，都取得了举世瞩目的成果，从而使中医外科学具备了更为广阔的发展前景。

总而言之，中医外科学的发展历史悠久，有着广阔的发展前景，尤其是随着社会的进步，经济生活水平的提高，医疗、养生保健行业的快速发展，需要我们不断努力学习和发扬中医外科学的相关理论知识和技能，为人类健康事业做出贡献。

复习思考题

(1)简述中医外科学的研究范围。

(2)简述明清时期中医外科学三大学术流派的代表人物、代表著作和观点。

(3)简述历代中医外科学的主要代表性著作。

模块一　中医外科疾病的病因病机

学习目标

掌握:中医外科疾病的致病因素及总的发病机制。

熟悉:外科常见致病因素的致病特点,外科疾病与脏腑、经络、气血的关系。

了解:外科疾病病因与部位的关系。

项目一　中医外科疾病的致病因素

各种致病因素作用于人体,导致人体内部的阴阳失去相对平衡,脏腑功能失调,从而会发生各种各样的外科疾病。辨证求因,推求疾病的病因病机,可为治疗提供依据。中医外科疾病的致病因素常见的有外感六淫、情志内伤、感受特殊之毒、外来伤害、饮食不节、房劳损伤六个方面。

一、外感六淫邪毒

风、寒、暑、湿、燥、火六淫邪毒均可致病而发为外疡,其中以“热毒”“火毒”最为常见。六淫邪毒侵袭与人体正气强弱有着密切关系,正气强盛则不易为其害,反之则易患病。六淫致病又具有季节性和地域性,在发病过程中,六淫邪毒不仅常互相兼夹,并可在一定条件下相互转化,如风、寒、暑、湿、燥诸邪在病理变化中皆能化热生火,所以外疡中以“热毒”“火毒”为最常见的病因。六淫所致外科疾病有以下特点。

1. 风邪

风为春季主气,为百病之长。风邪多为阳邪,善行而数变,发病迅速,患处可出现红肿或皮色不变,或痛无定处,或痉挛抽搐;风性向上,易在面颈、上肢等上部体表部位发病,如颈痈、颜面部丹毒等。风邪每易兼夹他邪,常风热、风寒、风湿等相合为病。例如,瘾疹可见风热与风寒两种证型,皮损见或红或苍白的风团,风团呈游走性,发生快,消退快,消退后无任何痕迹。因此,风邪所致外科疾病的特点是多发生于人体上部或皮肤,漫肿宣浮,游走不定,皮损多见风团、丘疹等,或红,或皮色不变;伴恶寒、发热等全身症状。

2. 寒邪

寒为冬季主气。寒邪为阴邪,其性凝滞收引,易致血瘀脉塞,或趁机体阳虚而直中于里,如脱疽、冻疮、流痰等。例如,脱疽可见肢体发凉、怕冷、疼痛、麻木等。因此,寒邪所致外科疾病的特点是多属阴证,肿块散漫,皮色不变或紫黯,痛处固定、发凉、怕冷、得温则减,化脓迟缓;全身症状可见恶寒、肢凉、小便清长等。

3. 暑邪

暑为夏季主气。暑邪为阳邪，每多夹湿，有明显的季节性，暑湿熏蒸，蕴阻肌肤，多伤于人体头面肌腠，致气血阻滞，化腐成脓而为暑疖或暑湿流注。因此，暑邪所致外科疾病的特点为皮红、灼热、肿胀、糜烂、酿脓或滋水，或痒，或痛；可伴有发热、胸闷、口渴、神疲乏力等全身症状。

4. 湿邪

湿为长夏主气。湿邪为阴邪，易遏伤阳气，阻碍气机，并能随所偏盛而化寒或化热。湿邪重浊黏滞，患病多缠绵难愈；湿性趋下，好侵犯人体下部，如足癣、下肢丹毒、湿疮等，其中湿疮以水疱、糜烂、渗出为主要表现，易发展为慢性，病程缠绵难愈，易反复。因此，湿邪所致外科疾病的特点为水疱、糜烂、脓肿、滋水、渗出明显，伴瘙痒，留滞于关节可见关节重着，病程反复，缠绵难愈；常伴有纳差、腹胀、大便黏滞等全身症状。

5. 燥邪

燥为秋季主气。燥邪易伤津液，多为皮肤病的致病因素，外疡致病者罕见。燥邪损伤津液，使肌肤失润，则皮肤干燥皲裂，如鹅掌风；燥邪损伤阴血，使血燥生风，则瘙痒无度，如肛裂、慢性湿疮等；营卫受损，则可见脱屑，如白疕见皮肤红斑，上覆有银白色鳞屑。因此，燥邪所致外科疾病的特点为肌肤干燥、粗糙、脱屑、皲裂或呈苔藓样变，毛发干枯，伴瘙痒；全身症状可见口燥咽干、大便秘结等。

6. 火邪

火为阳邪，其性炎上；火为热之极，热为火之渐；五气过极皆能化火生热。因此，火热之邪为外疡最常见的致病因素，正如《医宗金鉴·外科心法要诀》所说："痈疽原是火毒生，经络阻塞气血凝"。临床常见的痈、疽、疔、疖、丹毒等均与火热之邪有关，临床表现多为皮红、肿胀、灼热、疼痛，火邪内攻脏腑，可见疔疮走黄。因此，火邪所致外科疾病的特点为患处红肿、灼热、疼痛，易化脓，变化快；全身症状可见口渴咽干、喜饮、便秘、溲赤等。

二、感受特殊之毒

在外科疾病中，一些不能用六淫邪毒解释、较为特殊的致病因素，统称为特殊之毒，如感受虫蛇毒、疯犬毒、药毒、食物毒、疫疠之毒或无名肿毒。虫蛇毒多因虫蛇咬伤所致，如蛇咬伤、隐翅虫皮炎；药毒多因口服、注射、外用药物等引起，如药疮；食物毒多因食用某些食物，如鱼、虾、蟹、花生、牛奶等，患者无法耐受引起，如瘾疹；漆毒多因皮肤或黏膜接触某种物质引起，如漆疮、膏药风等；无名肿毒指未能明确致病病邪者。特殊之毒致病，具有发病急骤、病情变化快等特点，部分可具有传染性。

三、外来伤害

凡跌扑损伤、沸水、火焰、木刺、刀剑等外因，均可直接损害人体，引起局部气血凝滞，热盛肉腐，而发生瘀血流注、肌肤创伤、烧伤等病。同时，亦可因外伤后染毒而发生手足疔、破伤风等病。

四、饮食所伤

饮食所伤包括饥饱无度、过食生冷、饮食偏嗜、饮食不节，均可导致外科疾病的发生。《黄帝内经》曰："高粱之变，足生大丁"，恣食膏粱厚味、辛辣炙煿之品，或饥饱失度、过食生冷等饮食不节，均可使脾胃功能失调。外科疾病与脾胃的关系密切，如外疡、皮肤病、乳腺病、肛肠病等均与脾胃关系密切。脾胃失调，湿热火毒内蕴，若同时感受外邪，就易发生痈、有头疽、颜面疔等病。湿热下注肛肠，气血失和，热毒壅滞，可发生肛痈、肠痈。由饮食失节所致的外科疾病，可伴有纳差、脘腹胀满、大便秘结等全身症状。饮食不洁致肠道染虫，可见腹痛、腹泻、发热等，亦有可能导致肠结、蛔厥等急腹症。

五、情志内伤

喜、怒、忧、思、悲、恐、惊等情志的变化是人体正常的情志活动，若超过人体生理功能所能调节的范围，则可使体内的气血、经络、脏腑功能等失调而发生外科疾病。外科疾病的发病以忧思郁怒、内伤脏腑致病者多见，如郁怒伤肝，肝气郁结，郁久化火；忧思伤脾，脾失健运，痰湿内生，以致气郁、火郁、痰湿阻于经络，气血凝滞，结聚成块而发为肿块。凡情志内伤所致的外疡，其发病部位大都在乳房、胸胁、颈之两侧等肝、胆经循行部位，如瘿、乳核、乳癖等，见患处肿块或软如棉馒，或硬如结核，皮色不变，伴烦躁易怒、抑郁紧张等情志失调表现；产后精神紧张，肝郁胃热，乳汁积聚可生乳痈，则见乳房红肿、灼热、疼痛。

六、房劳损伤

房劳主要指房事过度或早婚、生育（含人工流产）过多等，导致肾精耗伤、肾气亏损、冲任不调，小儿则由于先天不足、肾精不充，这些原因均能导致身体衰弱、正气不足，易为外邪所侵，而发生外科疾病。肾藏精、主骨，肾亏骨空，风寒痰浊可乘虚入侵骨骼而发为流痰。肾阴不足，虚火灼津为痰，痰火互结于颈部，可致瘰疬。肾阳不足，外感寒湿，经络阻滞不通，可致脱疽。房劳损伤所致的外科疾病病程较长，病变多发生于骨、关节。

综上所述，引起外科疾病的病因有外因、有内因，既可以单独致病，也可相兼致病。此外，外疡的致病因素与其发病部位有着一定的联系，如发生于人体上部（头面、颈项、上肢）的，多因风温、风热所致，因风性上行；凡生于人体中部（胸、腹、腰背）的，多因气郁、火郁所为，因气火多发于中；凡发生于人体下部（臀、腿、胫、足）的，多因湿火、湿热而成，因湿性趋下。在临床诊治外科疾病时，须四诊合参，全面分析局部和全身症状，辨别病因，才能审证求因，正确地认识疾病的本质。

项目二　中医外科疾病的发病机制

外科疾病的发生、发展与变化机制，与气血、脏腑、经络的关系极为密切。人体的气血相辅而行，循环全身，周流不息。当致病因素作用于人体，破坏了气血的正常运行时，即可形成局部的气血凝滞，阻于肌肤，或留于筋骨，或致脏腑功能失调，从而发生外疡。经络分布于人体各部，具有运行气血、联络内外器官的作用，内连于脏腑，外通于体表的皮、肉、筋、脉、骨等处，所以当各种致病因素引起气血凝滞后，势必形成经络阻塞。在气血凝滞、经络阻塞、毒邪壅遏（包括各种致病因素的毒邪以及病理产物的毒邪）后，病变部位即可发生红、肿、热、痛和功能障碍。当病邪炽盛时，由外传里，内侵脏腑；或脏腑内在的病变由里达表，均需通过经络的传导。总之，经络阻塞、气血凝滞、脏腑功能失调等病理变化是外科疾病总的发病机制。

一、外科疾病与气血的关系

1. 气血盛衰影响外科疾病的发展及预后

气血盛衰可影响外科疾病是否发生以及外科疾病的发展和预后。气血旺盛者，即使外感六淫邪毒或情志内伤，也不一定发病；反之则易于发病。气血旺盛者，若人体受内、外致病因素影响而发病，患病后，正气盛，则病轻；若气血不足者，人体容易发病，若正邪交争，正不胜邪，则病重。故气血亏虚是外科疾病发生的根本原因，其基本的病理变化取决于邪正交争的结果，若正胜邪者，则多表现为阳证、实证、顺证，预后良好；若正不胜邪，则多表现为阴证、虚证、逆证，预后较差。因此，在外科疾病的治疗过程中应注意观察气血盛衰，及时调治，促使疾病向好的方向转化，争取早日痊愈。

2. 气血凝滞是外科疾病发生的病理基础

人体的气血循环不息，当各种致病因素作用于人体，破坏气血的正常运行时，可致局部气血凝滞，壅阻肌肤或留于筋骨，或有脏腑失调，局部形成经络阻塞，就会产生各种外科疾病，病变部位可见皮红、肿胀、灼热、疼痛等，故气血凝滞是外科疾病发生的病理基础。治疗时，要针对这些致病因素采取措施，促使气血凝滞得以消散，气血运行正常，则疮疡就能消散。

3. 气血凝滞在病机过程中的转化

疾病的发生和发展是一个动态的过程，病变过程也是在不断发展和变化的。当致病因素导致气血凝滞后，通过治疗，除去致病因素，使气血运行正常，则外疡得以消散吸收而痊愈。若局部气血凝滞进一步发展，则局部郁而化热，热盛肉腐，血肉腐败，酝酿液化而为脓，当脓肿形成后，若治疗得当，及时切开引流，或人体正气不虚，则可托毒外出，脓肿自行溃破，脓液畅泄，毒从外解，腐肉脱尽，则新肉渐长，疡口愈合。

二、外科疾病与脏腑的关系

外科疾病与脏腑的关系表现在三个方面。第一，脏腑功能失调可以导致外科疾病的发生，“外之症必根其内”，外科疾病病因中的情志内伤、饮食所伤、房劳损伤分别可导致肝郁气滞、脾失健运、肾气亏损等脏腑功能失调的情况发生，从而引发相关的疾病，如乳癖、流痰、痈疽等。第二，发生于体表的外科疾病也可通过经络影响脏腑功能，如发生于颜面部的疔疮走黄由毒邪炽盛、内攻脏腑而成，有头疽内陷则因正不胜邪，内陷脏腑，导致脏腑功能失调。第三，脏腑的盛衰可影响外疡的发展及预后，脏腑功能情况可作为判断外科疾病预后的一个重要依据。

三、外科疾病与经络的关系

外科疾病与经络的关系表现在两个方面。一方面，局部经络阻塞是外科疾病的病理基础，经络运行气血，气血凝滞后引起经络阻塞，发为外科疾病；另一方面，经络是体表与脏腑病变传达的途径，生理情况下，经络具有运行气血、联络人体内外各个组织器官的作用。在疾病的情况下，通过经络的传导，体表的毒邪可由外传里，内攻脏腑，脏腑内在的病变也可由里达表。例如，有头疽、颜面部疔疮等病，可因“热毒”“火毒”炽盛，或因气血不足，而使毒邪走散，内攻脏腑，均需通过经络传达，故经络与外科疾病的发生、发展、变化也有着密切的关系。

综上所述，外科疾病虽多发生于体表，但其发生、发展及变化与人体的气血、脏腑、经络的关系极为密切。因此，外科疾病在辨证时要局部与整体结合，考虑患者机体正气的强弱与邪正斗争的关系，分清阴阳，在辨证求因过程中抓住八纲辨证，只有做出正确辨证，才能正确诊治。

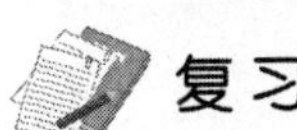

复习思考题

(1)简述外科疾病的致病因素。

(2)简述外科疾病总的发病机制。

(3)简述外科疾病与脏腑、经络、气血的关系。

模块二　中医外科疾病的辨证

学习目标

掌握：外科疾病的阴阳辨证，肿、痛、痒、脓辨证，五善七恶及经络辨证方法。

熟悉：四诊在外科疾病诊断中的应用。

四诊，即望、闻、问、切四种中医诊察疾病的基本方法的合称。望、闻、问、切是诊断外科疾病的重要手段，通过四诊将外科疾病的全身症状和局部症状收集起来，再运用八纲、卫气营血、脏腑、经络等辨证方法进行综合分析、归纳，方能得出正确的诊断和辨证。

项目一　四　诊

望、闻、问、切的一般内容同《中医诊断学》中的相关阐述，此处不再赘述。本项目内容只介绍四诊在外科疾病中的应用特点。

一、望诊

外科疾病多在局部出现有形表现，望局部是望诊的重点，望诊时需观察病变部位、颜色、肿胀形态、高度、范围、脓液色泽等局部症状，以判断病因、病性、机体正气的虚实等情况，如肿疡色红、高突、根脚收束，则多为热证、实证、阳证；若肿疡色白、平塌、根脚散漫，则多为寒证、虚证、阴证。除望局部外，再结合望舌质、舌苔和望神色等，以综合判断病情和预后。

二、闻诊

闻诊包括听和嗅两个方面。外科疾病的闻诊应主要嗅病变部位分泌物的气味，以判断病性、病情、转归和预后情况，如脓液气味微腥，则多为气血未衰，容易治愈；味臭为蓄毒已久，病位较深，难以治愈；儿童头癣结有黄痂，并有鼠尿味，则多为肥疮；有头疽伴有烂苹果味，则多伴有消渴。

三、问诊

问诊是通过询问患者或知情者，了解患者的主诉、既往史、个人史、家族史等，以便于进行外科疾病的正确诊断和治疗。

四、切诊

切诊包括切脉和触诊。外科疾病的切诊主要是通过手接触病变部位，了解病灶深浅及范围、病变的性质、脓的有无、肿块的软硬度及移动度等，以做出疾病的诊断与鉴别诊断，如皮温灼热、疼痛拒按、肿胀高起,多属热证、实证、阳证;皮温不热或微热、隐痛或不痛、肿胀平塌散漫,多属寒证、虚证、阴证。辨脓液有无时,触诊时按之应指,为有脓;肿块硬,不应指,为无脓。对于肿块,推之活动,多为良性;推之不移,并与周围皮肤粘连,多为恶性。此外,切脉对判断外科疾病的病因病机、病情变化、正气盛衰等亦有一定意义。

项目二　辨阴证与阳证

阴阳是八纲辨证的纲领,阴阳辨证在外科疾病辨证中尤为重要,历代外科医家都比较重视阴阳辨证。因此,在诊断外科疾病时,需辨清其阴阳属性。

一、发病缓急

外疡急性发作的属阳,慢性发作的属阴。

二、病位深浅

外疡发生于皮肉的属阳,发生于筋骨的属阴。

三、局部表现

皮肤颜色:红活焮赤的属阳;紫暗或皮色不变的属阴。

皮肤温度:灼热的属阳;不热或微热的属阴。

肿胀高度:肿胀高起的属阳;平坦下陷的属阴。

肿胀范围:肿胀局限,根脚收束的属阳;肿胀范围不局限,根脚散漫的属阴。

肿块硬度:肿块软硬适度,溃后渐消的属阳;肿块坚硬如石,或柔软如棉的属阴。

疼痛感觉:疼痛较剧烈的属阳;不痛、隐痛、酸痛或抽痛的属阴。

脓液稀稠:溃后脓液稠厚的属阳;稀薄或为纯血水的属阴。

四、病程长短

外疡病程较短的属阳,病程较长的属阴。

五、全身症状

外疡初期常有形寒发热、口渴、纳呆、大便秘结、小便短赤等症状,溃后症状逐渐消失的属阳;初期一般无明显症状,酿脓期常有骨蒸潮热、颧红,或面白神疲、乏力盗汗等表现,溃后尤甚的属阴。

六、预后顺逆

外疡易消、易成脓、易溃、易敛,预后好的属阳;外疡难消、难成脓、难溃、难敛,预后差的属阴。

辨阴证与阳证需要注意的内容主要包括以下几个方面:一是以上阴证和阳证的分类是根据外科疾病的局部和全身症状,采用类比的方法概括分类的;二是一种疾病的症状表现往往较为复杂,不一定单纯表现为阴证或阳证,往往阴中有阳,阳中有阴,或介于阴阳之间,如丹毒属阳,但其肿胀不高起,这一表现则属阴;三是在疾病不断发展和变化的过程中,疾病的阴阳属性亦会随着病情的变化而转化,有初期为阳证,日久正虚而变为阴证的,如附骨疽、肛痈;也有因治之不当而阳证变为阴证的;也有因治疗护理得法,阴证转为阳证的。因此,在阴阳辨证的过程中,既要全面综合分析,又要进行动态观察,明确阴阳的本质,把握阴阳辨证的规律。

项目三　辨肿痛痒脓

肿、痛、痒、脓是外疡的四大局部症状。引起这些症状的原因不同,表现亦异。根据这些症状的不同情况,可以分辨出外疡的病因、病性,便于诊断和治疗。

一、辨肿

肿是由各种致病因素作用于人体,引起局部经络阻塞、气血凝滞所致。由于原因不同,因此引起肿的性质、程度也会各异。

(1)风:漫肿宣浮,不红微热。

(2)寒:肿而木硬,皮色不泽,不红不热。

(3)湿:肿而皮肉重垂胀急,重按之如烂棉不起。

(4)火:肿而色红,皮薄光泽。

(5)痰:肿势或软如棉馒,或硬如结核,不红不热。

(6)气:肿势皮紧内软,不红不热,常随喜怒而消长。

(7)郁结:肿势坚硬,如石如岩,边缘有棱角,不红不热。

(8)瘀血:肿且胀,由暗褐色转为青紫,最后逐渐变黄消退。

(9)虚:肿势平坦,根盘散漫。

(10)实:肿势高起,根盘收束。

对于肿胀,可因部位、深浅不同,以及组织致密与疏松的不同,肿势亦会有差异。若病变发生于皮肤、肌肉之间,则肿势高突而焮红,发病较快,并有易成脓、易溃、易敛之特点;若病变发生于筋骨、肌肉之间,则肿势平坦而皮色不变,发病较缓,及至脓熟,仅透红一点,并有难成脓、难溃、难敛之特点。若组织致密,则肿势不甚,但疼痛剧烈。例如,附骨疽发生于大腿,肌肉丰厚,肿势虽甚,但外观不明显,且初期白肿痛剧;头面部丹毒肿势不甚,但疼痛剧烈。

二、辨痛

痛的形成是由气血凝滞、经络阻滞不通所致的。痛势的增减常为病势进展与消退的标志。

1. 辨痛的病因

(1)热痛:皮色焮红,灼热疼痛,遇冷则痛减,如痈、疖等。

(2)寒痛:皮色不红,不热,酸痛,得温则痛缓,如脱疽、流痰等。

(3)风痛:痛无定处,忽彼忽此,走注甚速,遇风则剧,如行痹。

(4)气痛:攻痛无常,时感抽掣,喜缓怒甚,如乳癖。

(5)湿痛:痛而酸胀,肢体沉重,按之出现凹陷性水肿或见糜烂流滋,如臁疮、股肿等。

(6)痰痛:疼痛轻微,或隐隐作痛,皮色不变,压之酸痛,如脂瘤、肉瘤。

(7)化脓:痛势急胀,痛无止时,如同鸡啄,按之中软应指,如疮疡成脓期。

(8)瘀血:初期隐痛,胀痛,皮色不变或皮色暗褐,或见皮色青紫、瘀斑,如创伤或创伤性皮下出血。

2. 辨痛的性质

(1)刺痛:痛如针刺,病变多在皮肤,如蛇串疮。

(2)灼痛:痛且有灼热感,病变多在肌肤,如疖、有头疽、颜面疔疮、丹毒等。

(3)裂痛:痛如撕裂,病变多在皮肉,如肛裂、手足皲裂。

(4)钝痛:疼痛滞钝,病变多在骨与关节间,如流痰、附骨疽由阳入阴者。

(5)酸痛:又酸又痛,病变多在关节,如流痰。

(6)抽掣痛:除痛时有抽掣外,并伴有放射痛,传导于邻近部位,如乳岩、石瘿、失荣的晚期。

(7)啄痛:痛如鸡啄,并伴有节律性疼痛,病变在肌肉,多在阳证疮疡化脓阶段发生,如蛇头疔、乳痈等。

临床上,因肿和痛常并见,故多把肿和痛结合在一起进行辨证。一般先肿后痛,病在肌肤;先痛后肿,病在筋骨;数处疼痛并肿胀者,为流注;肿势蔓延而痛在一处,为毒已结聚;肿势散漫而痛在多处者,为毒邪扩散。

三、辨痒

痒是由风、湿、热、虫、血虚等因素客于皮肤肌表,引起皮肉间气血运行不畅所致的。痒与痛只是程度上的差异,即痛之轻者则为痒。气血不通则痛,气血不畅则痒;热盛则痛,热微则痒。痒多见于皮肤病,是皮肤病的一个主要自觉症状,虽在外疡的肿疡、溃疡病程中少见,但亦可发生。

1. 按成因辨痒

(1)风痒:常走窜无定处,遍体作痒,抓破血溢,随破随收,不致化腐,多为干性,如瘾疹、牛皮癣等。

(2)湿痒:常渗出、浸淫,黄水淋漓,易沿皮表蚀烂,越腐痒越甚,多为湿性,或有传染性,如急性湿疮、黄水疮等。

(3)热痒:皮肤瘾疹,焮红灼热作痒,或只发生于暴露部位,或遍布全身,甚则糜烂,滋水淋漓,结痂成片,常不传染,如接触性皮炎。

(4)虫:浸淫蔓延,黄水频流,状如虫行于皮中,瘙痒甚剧,最易传染,如足癣、疥疮等。

(5)毒:皮损有红肿、丘疹、水疱、风团、糜烂等多种形态,瘙痒或痛,轻则局限于一处,重则泛发全身,来去甚速,有明显某种物质的接触史或毒虫叮咬史。

(6)血虚:皮肤肥厚、干燥、脱屑、作痒,很少有糜烂滋水,如牛皮癣、慢性湿疮等。

2. 外疡辨痒

(1)肿疡作痒:较为少见,常发生于有头疽、疔的初期,由邪气搏结引起局部气血运行不畅所致,表示病势在发展,但病情处在相对较轻的阶段,此时若处理不当,则病情发展较快。

(2)溃疡作痒:如外疡破溃之后,局部肿痛即逐渐减轻或消失,而忽然患部感觉灼热瘙痒,可由治疗或护理不当、脓液浸渍皮肤所致,或因应用汞、砒制剂等引起皮肤过敏而生。溃疡经治疗后,腐肉已脱、新肉渐生之际作痒,这是毒邪趋尽,气血渐充,助养新肉,将要收口的佳象。

四、辨脓

脓是肌腠之内热盛肉腐蒸酿而成，是由气血所化生的。当气滞血瘀进一步发展，外疡无法消散，发展到中期则形成脓，因此，脓是肿疡在不能消散状态下所出现的主要表现，是正气载毒外出的现象。辨脓时，须辨脓的有无、成熟与否和部位的深浅，以确定手术的适宜时机、切口位置及方向。

1. 辨脓的有无

(1)有脓：肿势高突，根脚已收，肿块软而按之应指（指起即复），为脓已成。

(2)无脓：肿势不高突，根脚未收，肿块仍硬，指起不复（不应指），为脓未成。

2. 辨脓的操作方法

(1)按触法：适用于浅表脓疡。一般用两手食指的指端轻放于患部，间隔一定距离，然后以一手指端稍用力按压几下，则另一手指端即有一种波动的感觉，这种感觉称为应指。若应指明显者，则为有脓。在检查时，注意两手指应放于相对的位置，并且在上、下、左、右四处相垂直的方向均应检查。若脓肿范围较小，不能用两手检查时，则可用左手拇、食指固定于脓肿的两侧，以右手的食指按脓肿的中央，如有应指，则为有脓。

(2)透光法：适用于甲下脓肿。医生以左手遮住患指（趾），同时以右手持手电筒放在患指（趾）下面，对准患指（趾）照射，然后注意观察指（趾）部上面，如见深黑色的阴影，则为有脓；如尚未化脓时，则可见清晰的鲜红色。需要注意的是，不同部位的脓液积聚，其阴影可在不同的部位显现，如蛇眼疔甲根后的脓液积聚，可在指甲根部见到轻度的阴影。

(3)穿刺法：适用于深部脓肿。发生于深部的脓疡，当脓已成而脓液不多，或部位较深，用按触法辨脓有困难时，则可采用注射器穿刺抽脓的方法。这种方法不仅可以用来判断脓的有无，而且可以用于采集脓液标本，以辨别脓的形质、色泽、气味。需要注意的是，穿刺法应在按触法的基础上和局部麻醉下进行，在操作时还必须注意严格消毒。

(4)点压法：用于脓液较少的手指（趾）等处。医生可用棉签或探针在患处轻轻点压，若出现局限性剧痛点，即为脓肿。

(5)B超：可协助确定脓肿部位及范围大小，并且可协助引导穿刺或切开排脓。

3. 辨脓的形质、色泽和气味

(1)辨脓的形质：脓液宜稠不宜稀。一般脓液稠厚者，元气较充；脓液稀薄者，元气多弱。若先出黄而稠厚的脓液，次出黄稠滋水，则为将敛佳象；若脓由稀薄转为稠厚，则为体虚渐复，有收敛之象；脓由稠厚转为稀薄，为体质渐衰，一时难敛；若脓成日久不溃，一旦溃破，脓质虽如水直流，但其色不晦，其气不臭者，则未为败象；如脓稀似粉浆，或夹有败絮样物质，而色晦气臭者，则为气血衰竭，属败象。

(2)辨脓的色泽：脓液宜明净而不宜污浊。若脓液黄白质稠、色泽鲜明者，则为气血充足之佳象；若脓液黄浊质稠、色泽不净者，则为气火有余，尚属顺证；若脓液黄白质稀、色泽洁净者，则为气血虽虚，但不是败象。若脓液色绿黑而稀薄者，则为蓄毒日久，有损伤筋骨之可能；若脓液夹有瘀血或血丝者，则为血络损伤；若脓液如姜汁者，则患者多兼有黄疸，病势较重。

(3)辨脓的气味：脓液一般略带腥味，其质必稠，多是顺证；脓液污秽恶臭，其质必薄，多为逆证，而且往往是穿膜入骨之征。

项目四 辨善恶顺逆

辨善恶顺逆系指通过局部和全身症状来综合判断外科疾病预后的好坏。善、恶、顺、逆系指病理过程的相对而言，并不是指生理功能的正常情况。善恶多指全身情况及脏腑功能而言。善是佳兆，好的现象，表示脏腑功能正常，预后好。恶是坏的现象，表示脏腑功能紊乱、衰竭，预后差。五善指五脏功能正常，七恶指五脏功能不正常加上脏腑衰败、气血衰竭。顺逆多指局部情况，外疡在其发展过程中按顺序出现应有的症状者，即称为顺证；反之，凡不按顺序而出现不良的症状者，即称为逆证。临证时，既要观察局部症状的顺逆，又要结合全身症状的善恶，才能进行全面的预后判断。

一、辨善恶

1. 善证

(1)心善：表现为精神爽朗，言语清亮，舌润不渴，寝寐安宁。

(2)肝善：表现为身体轻便，不怒不惊，指甲红润，二便通利。

(3)脾善：表现为唇色滋润，饮食知味，脓黄而稠，大便和调。

(4)肺善：表现为声音响亮，不喘不咳，呼吸均匀，皮肤润泽。

(5)肾善：表现为并无潮热，口和齿润，小便清长，夜卧安静。

2. 恶证

(1)心恶：表现为神志不清，心烦舌燥，疡色紫黑，言语呢喃。

(2)肝恶：表现为身体强直，目难正视，疡流血水，惊悸时作。

(3)脾恶：表现为形容消瘦，疡陷脓臭，不思饮食，纳药呕吐。

(4)肺恶：表现为皮肤枯槁，痰多音喑，呼吸喘急，鼻翼扇动。

(5)肾恶：表现为时渴引饮，面容惨黑，咽喉干燥，阴囊内缩。

(6)脏腑衰败：表现为身体浮肿，呕吐呃逆，肠鸣泄泻，口糜满布。

(7)气血衰竭：表现为疡陷色暗，时流污水，汗出肢冷，嗜卧音低。

二、辨顺逆

1. 顺证

(1)初期：表现为由小渐大，疡顶高突，焮红疼痛，根脚不散。

(2)已成：表现为顶高根收，皮薄光亮，易脓易腐。

(3)溃后：表现为脓液稠厚黄白，色鲜不臭，腐肉易脱，肿消痛减。

(4)收口：表现为疡面红活鲜润，新肉易生，疡口易敛，知觉正常。

2. 逆证

(1)初期：表现为形如粟米，疡顶平塌，根脚散漫，不痛不热。

(2)已成:表现为肿硬紫暗,不脓不腐,疡顶软陷。

(3)溃后:表现为皮烂肉坚无脓,时流血水,肿痛不减。

(4)收口:表现为脓水清稀,腐肉虽脱,新肉不生,色败臭秽,疡口经久难敛,疡面不知痛痒。

善恶顺逆的辨证在临床上还应当注意即使见到善证、顺证,也不能疏忽,应时刻防止其转成恶证、逆证;若见到恶证、逆证,也不要惊慌,应及时进行救治,如治疗得当,也能转为善证、顺证。

项目五　辨经络

辨经络是依据外科疾病所患部位和经络在人体的循行分布,可以推求外疡所属经络,进一步确定发病原因、病变性质和发病机制的一种辨证方法,从而指导临床按经用药。

一、人体各部的经络归属

(1)头顶:正中属督脉;两旁属足太阳膀胱经。

(2)面部、乳部:属足阳明胃经(乳房属胃经,乳外属足少阳胆经,乳头属足厥阴肝经)。

(3)耳部前后:属足少阳胆经和手少阳三焦经。

(4)手、足心部:手心属手厥阴心包经;足心属足少阴肾经。

(5)背部:总属阳经(因背为阳,中间为督脉所主,两旁属足太阳膀胱经)。

(6)臀部:外侧属足三阳经;内侧属足三阴经。

(7)腿部:外侧属足三阳经;内侧属足三阴经。

(8)腹部:总属阴经(因腹为阴,中间为任脉所主)。

此外,疾病生于目部的为肝经所主,生于耳内的为肾经所主,生于鼻内的为肺经所主,生于舌部的为心经所主,生于口唇的为脾经所主。

二、辨经络的应用

1. 选用引经药

通过辨经络,选用引经药,可使药力直达病所。例如,手太阳小肠经用黄柏、藁本,足太阳膀胱经用羌活,手阳明大肠经用升麻、石膏、葛根,足阳明胃经用白芷、升麻、石膏,手少阳三焦经用柴胡、连翘、地骨皮(上焦)、青皮(中焦)、附子(下焦),足少阳胆经用柴胡、青皮,手太阴肺经用桂枝、升麻、白芷、葱白,足太阴脾经用升麻、苍术、白芍,手厥阴心包经用柴胡、牡丹皮,足厥阴肝经用柴胡、青皮、川芎、吴茱萸,手少阴心经用黄连、细辛,足少阴肾经用独活、知母、细辛,等等,可使药力直达患处,以提高治疗效果。

2. 经络特性

由于十二正经循行气血的多少不同,因此发生于各经的外科疾病也各有特性。例如,手阳明大肠经、足阳明胃经为多气多血之经,发生于这二经的外科疾病多为实证,应注重行气活血;手太阳小肠经、足太阳膀胱经、手厥阴心包经、足厥阴肝经为多血少气之经,发生于这些经络的外科疾病应注重破血补托；手少阳三焦经、足少阳胆经、手少阴心经、足少阴肾经、手太阴肺经、足太阴脾经为多气少血之经，发生于这些经络的外科疾病应注重行气、滋养。

复习思考题

(1)简述如何根据局部症状和全身症状辨别阴阳。

(2)简述如何辨脓液的有无。

(3)简述辨脓液的方法。

(4)简述五善、七恶的内容。

(5)简述顺证、逆证的内容。

模块三　中医外科疾病的治法

学习目标

掌握：中医外科疾病内治法总原则的具体应用、外用药物疗法的应用。

熟悉：切开疗法和砭镰法。

了解：其他外治法。

中医外科疾病的治疗分为内治法和外治法两大类。内治法基本上与内科相同，需从整体观念出发，进行辨证施治，根据外科疾病病程的发展特点，又有透脓、托毒等法，与内科又有所区别；外治法中的药物疗法、手术疗法和物理疗法等则为外科疾病所独有。在临证时，外科疾病需内治与外治有机结合，两者并重，进行辨证论治，但一些轻浅小恙，亦可专用外治法收功。

项目一　内治法

内治法除从整体观念、辨证施治着手外，还要依据外科疾病的发病过程，明确各个阶段的病机特点，采用不同的治疗原则。外科疾病的发展过程一般可分为初期、成脓期、收口期三个阶段，内治法可按照这三个不同阶段，分别立出消法、托法、补法三个总的治则，然后再遵循此治则运用具体的治疗方法。

一、内治法的三大原则

（一）消法

消法是针对病因所采取的用不同的治疗方法和方药，使初期未成脓的肿疡得以消散的一种内治方法，适用于没有成脓的初期肿疡，以及一切外疡的初期。

消法的运用应辨证求因，审因论治，灵活地采用不同的治疗方法，如有表邪者解表，里实者通里，湿阻者理湿，热毒蕴结者清热，寒邪凝结者温通，痰凝者祛痰，气滞者行气，血瘀者和营祛瘀，等等。同时，还应结合患者的体质强弱、肿疡所属经络部位以及局部病机等选用相应的药物。

外疡“以消为贵”，消法运用得当，可使外疡在初期时即消散而愈，从而缩短病程和免受化脓开刀之苦。若疡形已成，则不可概用消散之法，以免毒散不收，气血受损，反使溃后难敛，不易速愈。

（二）托法

托法是用补益气血和透脓托毒的药物扶助正气，托毒外出，以免毒邪内陷的一种内治方法，适用于外疡成脓期（中期），即脓始成至脓熟未溃或脓腐脱落阶段。

托法可分为补托法和透托法，若正虚不能托毒外出，表现为肿形平塌或难腐难溃的虚证，则用补托法，代表方剂为托里消毒散、神功内托散等，托里消毒散可益气托毒，神功内托散可补益气血、温阳托毒；若正气不虚者，表现为肿势高突、根脚收束、疼痛剧烈等实证，则用透托法，代表方剂为透脓散。

托法是外疡的重要内治法则，具有“脓未成者，使脓早成；脓已成者，使脓早溃”的作用，运用得当，未成脓的实证肿疡的病位可以移深着浅，加速破溃，以缩短病程，减少患者痛苦，减轻患者经济负担；外疡中期，毒邪一般比初期更甚，故临床上多与消法并用，单独用托法者少见。

（三）补法

补法是用补养的药物恢复正气，助养新生，使疡口早日愈合的一种内治方法，适用于外疡溃后收口期，毒邪已去，元气虚弱，脓水清稀，疡口难敛者。

疡口收敛全赖气血，故凡气血虚弱者，宜补养气血，代表方为八珍汤；脾胃虚弱，气血生化乏源者，宜健脾和胃，代表方为参苓白术散；肾精亏损，精不能生血者，宜益肾填精，代表方为六味地黄丸。此外，补法还可使用益气的四君子汤、养血的四物汤等。补法遵循“虚则补之”的原则，需要注意的是，外疡溃后收口之时，正气不虚，不必用补法；毒邪未尽时，更勿遽用补法，以免留邪为患，助邪鸱张，而犯“实实之戒”；若确显虚象者，方可补益，临证时应根据辨证灵活应用。

二、内治法的具体应用

消法、托法、补法虽是治疗外科疾病的三个总则，但由于疾病的病因与病程发展变化的不同，在临床具体运用时，还需要用到更多的治法，归纳起来有解表、通里、清热、温通、祛痰、理湿、行气、和营、内托、补益、养胃11个治法。

（一）解表法

解表法是用解表发汗的药物，使表邪从汗而解的一种治法。《黄帝内经》曰：“汗之则疮已”。具体应用时，解表法可分为辛凉解表与辛温解表两法。

1. 辛凉解表法

辛凉解表法的常用方为牛蒡解肌汤、银翘散。辛凉解表法适用于外感风热证。症见疮疡焮红肿痛，或咽喉疼痛，或皮肤间出现急性泛发性皮损，皮损色红，伴有恶寒轻、发热重、汗少、口渴、小便黄，舌苔薄黄，脉浮数，如颈痈、乳痈、瘾疹（风热型）、药疮等。

2. 辛温解表法

辛温解表法的常用方为荆防败毒散、万灵丹。辛温解表法适用于外感风寒证。症见疮疡肿痛酸楚，或皮肤间出现急性泛发性皮损，皮损色白，或皮肤麻木，伴有恶寒重、发热轻、无汗、头痛、身痛、口不渴，舌苔白，脉浮紧，如瘾疹（风寒型）、麻风病初起等。

注意点：疮疡溃后，日久不敛，身体虚弱者，即使有表证存在，也不宜发汗太过，否则汗出过多，身体更虚，易引起痉厥、亡阳之变。所以《伤寒论・辨太阳病脉证并治》说：“疮家，身虽疼痛，不可发汗，汗出则痉。”

（二）通里法

通里法是用泻下药物使蓄积在脏腑内部的毒邪得以疏通排出，从而达到除积导滞、逐瘀散结、泻热定痛、邪去毒消目的的一种治法。通里法又可分为攻下(寒下)和润下两法。

1. 攻下法

攻下法的常用方为大承气汤、内疏黄连汤、凉膈散。攻下法适用于表证已罢,热毒入腑,内结不散等外科疾病的实热证。症见焮红高肿,疼痛剧烈,皮肤病的皮损发红灼热,伴有口干饮冷、壮热烦躁、呕恶便秘,舌苔黄腻或黄糙,脉沉数有力。

2. 润下法

润下法的常用方为润肠汤。润下法适用于阴虚肠燥便秘,外科疾病(如疮疡、肛肠病、皮肤病等)的阴虚火旺证。症见胃肠津液不足,口干食少,大便秘结,脘腹痞胀,舌干红,苔黄腻或薄黄,脉细数。

注意点:运用通里法时,必须严格掌握适应证,年老体衰患者、妇女妊娠或月经期应慎用,使用时应中病即止,不宜过剂,否则会损耗正气,尤其在化脓阶段,过下之后,正气一虚,则脓腐难透,疮势不能起发,反使病情恶化,且若用之不当,还会损伤肠胃,耗伤正气,易使毒邪内陷。

(三)清热法

清热法是用寒凉的药物使内蕴之热毒得以清解的一种治法。清热法在具体运用时,必须分清热之盛衰、火之虚实,具体可分为清热解毒、清热泻火、清热凉血、养阴清热四法。

1. 清热解毒法

清热解毒法的常用方为五味消毒饮。清热解毒法适用于红、肿、热、痛的阳证,如疮疡中的疔疮、疖、痈、有头疽等。

2. 清热泻火法

清热泻火法的常用方为黄连解毒汤。清热泻火法适用于红肿或皮色不变、灼热肿痛的阳证,如颈痈、流注、附骨疽、接触性皮炎、脓疱疮等。症见皮红灼热,脓疱,糜烂,伴有发热、口渴、喜冷引饮、大便燥结、小便短赤,舌苔薄黄或黄腻,脉数或滑数等。在临床上,清热泻火法与清热解毒法有时很难截然分开,常合并应用。

3. 清热凉血法

清热凉血法的常用方为犀角地黄汤、清营汤。清热凉血法适用于表现为焮红灼热的外科疾病,如烂疔、发、大面积烧伤,皮肤病之红斑、瘀点、灼热,以及丹毒、红蝴蝶疮、血热型白疕等,可伴有高热,口渴不喜饮,舌红,苔黄腻,脉弦数或弦滑数等。

4. 养阴清热法

养阴清热法的常用方为知柏地黄丸,以及清骨蒸潮热方(如清骨散)。养阴清热法适用于阴虚火旺的慢性炎症、红蝴蝶疮,或走黄、内陷后阴伤有热者;清骨蒸潮热法适用于瘰疬、流痰等虚热不退的病症。

清热解毒法、清热泻火法、清热凉血法在热毒炽盛时(表现为热毒内传而见烦躁不安、神昏谵语、舌红绛、苔焦黑而干、脉洪数或细数)可同时运用;若伴有疔疮走黄、有头疽内陷,又当加清心开窍法,常用药物为安宫牛黄丸或紫雪丹。

注意事项:应用清热药切勿太过,必须兼顾胃气,如过用苦寒,势必损伤胃气,而致嗳气、反酸、便溏、纳呆等,尤其在疮疡溃后更应注意,过于寒凉易影响疮口愈合。

(四)温通法

温通法是用温经通络、散寒化痰等药物驱散阴寒凝滞之邪以治疗寒证的一种治法。临床运用时,温通法可分为温经通阳、散寒化痰和温经散寒、祛风化湿两法。

1. 温经通阳、散寒化痰法

温经通阳、散寒化痰法的常用方为阳和汤。温经通阳、散寒化痰法适用于体虚寒痰阻于筋骨,出现患处隐隐酸痛、漫肿不显、不红不热、口不作渴、形体恶寒、小便清利、舌苔白、脉迟等内寒现象者,如流痰、脱疽等。

2. 温经散寒、祛风化湿法

温经散寒、祛风化湿法的常用方为独活寄生汤。温经散寒、祛风化湿法适用于体虚而风寒湿邪袭于筋骨,出现患处酸痛麻木、漫肿、不红不热、恶寒重、发热轻、苔白腻、脉迟紧等外寒现象者,如麻风病初起。

注意事项:以上两法中的阳和汤以温阳补虚为主,多用于体虚者;而独活寄生汤是祛邪补虚并重,对于体实者,只要去其补虚之品,仍可应用。需要强调的是,阴虚有热者不可施用本法,因温燥之药能助火劫阴,若应用不当,能造成其他变证。

(五)祛痰法

祛痰法是用咸寒化痰软坚的药物使因痰凝聚的肿块得以消散的一种治法。祛痰法在临床运用时,需针对不同病因,配合其他治法使用,才能达到化痰、消肿、软坚的目的,可分为疏风化痰、解郁化痰、养营化痰等法。

1. 疏风化痰法

疏风化痰法的常用方为牛蒡解肌汤合二陈汤。疏风化痰法适用于风热夹痰的病症,如颈痈。

2. 解郁化痰法

解郁化痰法的常用方为逍遥散合二陈汤。解郁化痰法适用于气郁夹痰的病症,如瘰疬、乳癖、肉瘿等。

3. 养营化痰法

养营化痰法的常用方为香贝养营汤。养营化痰法适用于体虚夹痰的病症,如瘰疬、乳岩日久的体虚者。

注意事项:因痰所致的外科病,每与气滞、火热相合,故应慎用温化之品,以免有助火生热之弊。

(六)理湿法

理湿法是用燥湿或淡渗的药物以祛除湿邪的一种治法。外科疾病中由湿邪而致者,多夹热,其次夹风、夹寒。因此,理湿法很少单独使用,多结合清热、祛风、散寒等法,以达到治疗的目的。具体运用时,理湿法可分为清热利湿、祛风除湿、健脾燥湿等法。

1. 清热利湿法

清热利湿法的常用方为二妙丸、萆薢渗湿汤、五神汤、龙胆泻肝汤等。清热利湿法适用于湿、热并见之证,如湿疮、接触性皮炎、臁疮等见肌肤焮红作痒、滋水淋漓者,下肢疮疡,以及皮肤病有糜烂渗液者。

2. 祛风除湿法

祛风除湿法的常用方为羌活胜湿汤。祛风除湿法适用于风湿袭于肌表之病，如白驳风。

3. 健脾燥湿法

健脾燥湿法的常用方为平胃散。健脾燥湿法适用于外科疾病兼有胸闷呕恶、腹胀腹满、神疲乏力、食欲不振、舌苔厚腻者。

注意事项：因湿为黏腻之邪，易聚难化，常与热、风、寒、暑等邪相合而发病，又可化燥、化寒，故治疗时必须同时应用清热、祛风、散寒、清暑等法。理湿药过用每能伤阴，故阴虚、津液亏损者应慎用或不用。

（七）行气法

行气法是用理气的药物使气机流畅、气血调和，从而达到消肿散坚止痛目的的一种治法。具体运用时，行气法可分为理气解郁法、理气活血法。

1. 理气解郁法

理气解郁法的常用方为逍遥散。理气解郁法适用于外科疾病中的肝郁气滞者，症见肿块坚硬、不红不热，或肿势皮紧内软，随喜怒而消长，如乳癖、乳岩等病。

2. 理气活血法

理气活血法的常用方为舒肝溃坚汤。理气活血法适用于外科疾病因气滞而致血瘀结肿者。

注意事项：行气药多辛温香燥，易耗气伤阴，故气虚、阴虚或火盛的患者慎用。此外，行气法在临床上常与祛痰、和营等法配合使用。

（八）和营法

和营法是用调和营血的药物使经络疏通、血脉调和流畅，从而达到疮疡肿消痛止目的的一种治法。疮疡多因“营气不从，逆于肉理”而成，故和营法在外科内治法中应用广泛。此外，和营活血法也是治疗皮肤病的一种主要方法。

和营法的常用方为桃红四物汤、活血散瘀汤等。和营法适用于经络阻隔、瘀血凝滞、肿疡或溃后肿硬疼痛不减、结块色红较淡或不红或青紫者，而以急性化脓性炎症性疾病迁移至慢性炎症阶段最为适宜；还可用于辨证属血瘀证的皮肤病，症见皮损表现有结节、赘生物、肿块、毛细血管扩张、紫癜、肥厚等，如瓜藤缠、白疕（血瘀型）、硬皮病等。

注意事项：和营法在临床上常与其他治法合并应用。有寒邪者，宜与祛寒药同用；血虚者，宜与养血药同用；痰、气、瘀互结为患，宜与理气化痰药同用。和营祛瘀的药品一般性多温热，所以火毒炽盛的疾病应慎用，以防助火；对气血亏损者，破血药也不宜过用，以免伤血。

（九）内托法

内托法是用透托和补托的药物托毒外出，使疮疡毒邪移深就浅，早日液化成脓，并使扩散的证候趋于局限，邪盛者不至于脓毒旁窜深溃，正虚者不至于毒邪内陷，从而达到脓出毒泄、肿消痛止目的的一种治法。临床应用时，内托法可分为透托法和补托法两类。

1. 补托法

补托法的常用方为托里消毒散、神功内托散等。补托法适用于肿疡毒势盛，正气已虚，不能托毒外出，以致疮形平塌、根盘散漫、难溃难腐，或溃后脓水稀少、坚肿不消，并出现精神不振、面色无华、脉数无力等表现者。

2. 透托法

透托法的常用方为透脓散。透托法适用于肿疡已成，毒盛而正气不虚，尚未溃破或溃而脓出不畅的实证。

注意事项：透脓法不宜用之过早，肿疡初期未成脓时勿用。补托法在正实毒盛的情况下不可施用，否则不但无益，反而能滋长毒邪，使病势加剧，而犯“实实”之戒。此外，因脓由气血凝滞、热盛肉腐而成，故内托法多与和营、清热等法同用。

(十)补益法

补益法是用补虚扶正的药物，使体内气血充足，消除各种虚弱现象，恢复人体正气，助养新肉生长，促进疮口早日愈合的一种治法。补益法通常可分为益气、养血、滋阴、温阳四法。

1. 益气法

益气法的常用方为四君子汤。益气法适用于外科疾病属气虚者。症见呼吸气短，语声低微，疲乏无力，自汗，饮食不振，舌淡苔少，脉虚无力。

2. 养血法

养血法的常用方为四物汤。养血法适用于外科疾病属血虚者。症见面色苍白或萎黄，唇色淡白，头晕眼花，心悸失眠，手足发麻，脉细无力。

3. 滋阴法

滋阴法的常用方为六味地黄丸。滋阴法适用于外科疾病属阴虚者。症见口干咽燥，耳鸣目眩，手足心热，午后潮热，形体消瘦，舌红少苔，脉细数。

4. 温阳法

温阳法的常用方为金匮肾气丸。温阳法适用于外科疾病属阳虚者。症见疮疡肿形散漫，不易酿脓腐溃，溃后肉色灰暗，新肉难生，舌淡苔薄，脉微细。

注意事项：补益法应灵活运用，若有气血两虚、阴阳两虚者，宜气血双补、阴阳双补。应用补益法时宜以“见不足者补之”为原则。一般阳证溃后或毒邪炽盛、正气未衰之时，不宜用补法；阳证溃后如需应用，也多以清热养阴醒胃之法，当确显虚象之时，方可加补益之品；若火毒未清而见虚象者，当以清理为主，佐以补益之品，切忌大补；若元气虽虚，但胃纳不振者，则应先以健脾醒胃为主，之后再进补。

(十一)养胃法

养胃法是用扶持脾胃的药物，使脾胃强健、纳谷旺盛，从而促进气血生化的一种治法。凡外疡溃后脓血大泄，必须靠水谷之营养以助气血恢复，加速疮口愈合；若胃纳不振，则生化乏源，气血不充，溃后难敛。在具体运用时，养胃法可分为理脾和胃、和胃化浊及清养胃阴等法。

1. 理脾和胃法

理脾和胃法的常用方为异功散。理脾和胃法适用于脾胃虚弱，运化失职之证，如溃疡见纳呆食少、大便溏薄、舌淡苔薄、脉濡者。

2. 和胃化浊法

和胃化浊法的常用方为二陈汤。和胃化浊法适用于湿浊中阻，胃失和降之证，如疔疮或有头疽溃后见胸闷泛恶、食欲不振、苔薄黄腻、脉濡滑者。

3. 清养胃阴法

清养胃阴法的常用方为益胃汤。清养胃阴法适用于胃阴不足之证，如疔疮走黄、有头疽内陷见口干少液而不喜饮、胃纳不香或伴口糜、舌光红、脉细数者。

注意事项：理脾和胃、和胃化浊两法的运用，适应证中均有胃纳不佳，但前者适用于脾虚而运化失常，后者适用于湿浊中阻而运化失常，区分的要点在于腻苔之厚薄、舌质淡与不淡，以及有无便溏、胸闷、呕恶之症。而清养胃阴法，重点在于抓住舌光质红。如果三法用之不当，则更增胃浊或更伤其阴。

以上各种内治法，虽均各有其适应证，但病情的变化错综复杂，在具体运用时需数法合并使用。因此，外科疾病在治疗时应根据全身和局部情况、病程阶段，按病情的变化和发展，辨证选方用药，才能取得满意的治疗效果。

项目二　外治法

外治法是直接作用于病变部位以达到治疗目的的一种治疗方法。常用的外治法有药物疗法、手术疗法和其他疗法。“外治之理，即内治之理”，外治法的运用也需进行辨证，应根据疾病的不同发展过程和不同证候，选用不同的药物、制剂和方法。

一、药物疗法

药物疗法是根据辨证将配方药物加工成不同的剂型，施于患处，使药效直达病所的疗法。常用的剂型有膏药、油膏、箍围药、掺药、草药等。

（一）膏药

1. 膏药的制作

膏药在古代称为薄贴，现称硬膏。膏药是按配方将若干药物浸于植物油中煎熬，去渣存油，加入黄丹再煎，利用黄丹在高热下经过物理变化，凝结而成的制剂，俗称药肉；也有不用煎熬，经捣烂而成的膏药制剂，再用竹签将药肉摊在纸或布上制成。

2. 膏药的作用

膏药富有黏性，敷贴患处，能固定患部，使患部减少活动；膏药还可保护溃疡疮面，以避免外来刺激和细菌感染。膏药使用前应加温软化，趁热敷贴患部，使患部得到较长时间的热疗，以改善局部血液循环，增加抗病能力。至于膏药具体的功用，则依据所选药物的功用不同而发挥不同功效，如对肿疡可起到消肿定痛的作用，对溃疡可起到提脓去腐、生肌收口的作用。

3. 膏药的适应证

一切外科疾病初期、成脓、溃后各阶段均可应用膏药。

4. 膏药的用法

由于药物组成不同，因此膏药有温、凉之异。例如，太乙膏性偏清凉，功能消肿、清火、解毒、生肌，适用于阳证，为肿疡、溃疡通用之方；阳和解凝膏性偏温热，功能温经和阳、祛风散寒、调气活血、化痰通络，适用于阴证疮疡未溃者；千捶膏性偏寒凉，功能消肿、解毒、提脓、去腐、止痈，初期贴之能消，成脓贴之能溃，溃后贴之能去腐，适用于痈、有头疽、疔、疖等一切阳证；咬头膏具有腐蚀性，功能蚀破疮头，适用于肿疡脓成不能自破，以及患者不愿接受手术切开排脓者。

5. 注意事项

(1)膏药摊制的形式有厚、薄之分，在具体运用上也各有所宜。例如，薄型的膏药多适用于溃疡，宜于勤换；厚型的膏药多适用于肿疡，宜于少换，一般5～7天更换1次。

(2)凡疮疡使用膏药，有时可能会引起皮肤焮红，或起丘疹，或发生水疱、瘙痒异常甚则溃烂等现象，这是因为皮肤过敏，形成了膏药风(接触性皮炎)；或溃疡脓水过多，由于膏药不能吸收脓水，淹及疮口，浸淫皮肤，而引起了湿疮。凡见此等情况，可以改用油膏或其他药物。

(3)膏药不可去之过早，否则疮面不慎受伤，再次感染，复致溃腐；或使疮面形成红色瘢痕，不易消退，有损美观。

(二)油膏

1. 油膏的制作

油膏是将药物与油类煎熬或捣匀成膏的制剂，现称软膏。目前，油膏的基质有猪脂、羊脂、松脂、麻油、黄蜡、白蜡以及凡士林等。

2. 油膏的作用

在应用上，油膏的优点有柔软、滑润、无板硬黏着不舒的感觉，尤其对病灶在凹陷折缝之处者，或大面积的溃疡，使用油膏更为适宜，故近代医者常用油膏来代替膏药。

3. 油膏的适应证

油膏适用于肿疡、溃疡、皮肤病糜烂结痂且渗液不多者、肛门病等。

4. 油膏的用法

由于油膏方剂的组成不同，疾病的性质和发病阶段各异，因此具体运用时应有针对性地进行选择。例如，金黄膏、玉露膏适用于阳证肿疡；冲和膏适用于半阴半阳证；回阳玉龙膏适用于阴证；生肌玉红膏具有活血去腐、解毒止痛、润肤、生肌、收口的作用，适用于一切溃疡腐肉未脱、新肉未生之时，或日久不能收口者；生肌白玉膏具有润肤、生肌、收敛的作用，适用于溃疡腐肉已净、疮口不敛者，以及乳头皲裂、肛裂等病；红油膏具有防腐生肌的作用，适用于一切溃疡；青黛散油膏具有收湿止痒、清热解毒的作用，适用于蛇串疮、慢性湿疮等皮肤焮红痒痛、渗液不多之病症；疯油膏具有润燥、杀虫止痒的作用，适用于牛皮癣、慢性湿疮、皲裂等；消痔膏具有消痔退肿、止痛的作用，适用于内痔、赘皮外痔、血栓痔等出血、水肿、疼痛之病症。

5. 注意事项

(1)凡皮肤湿烂，疮口腐化已尽，摊贴油膏应薄而勤换，以免脓水浸淫皮肤，不易干燥。

(2)目前调制油膏大多应用凡士林。凡士林系矿物油，也可刺激皮肤引起皮炎，若出现此现象，应改用植物油或动物油；若对药物过敏者，则改用其他药。

(3)油膏用于溃疡腐肉已脱、新肉生长之时，摊贴宜薄，若过于厚涂，则可使肉芽生长过剩而影响疮口愈合。

(三)箍围药

1. 箍围药的调制

箍围药是将配伍好的药物研磨成粉，使用时加液体调涂的制剂。调制箍围药的液体多种多样，可选用醋、酒、菊花汁、丝瓜叶汁、金银花露、葱汁、姜汁、韭菜汁、蒜汁、鸡蛋清等，应根据病情需要选用。

2. 箍围药的作用

箍围药借助药粉具有箍集围聚、收束疮毒的作用，可使肿疡初期轻者消散，即使毒已结聚，也能促使疮形缩小，趋于局限，达到早日成脓和破溃的目的，即使破溃后余肿未消者，也可用它来消肿，截其余毒。

3. 箍围药的适应证

凡外疡，不论初期、成脓及溃后，肿势散漫不聚，而无集中之硬块者，均可使用箍围药。

4. 箍围药的用法

由于箍围药的药性有寒、热的不同，因此在应用时也应根据病情需要选择使用，才能收到预期效果。例如，金黄散、玉露散药性寒凉，有清热消肿、散瘀化痰之功，适用于红、肿、热、痛的一切阳证。肿而有结块者，用金黄散，对急性炎症控制后形成慢性迁移性炎症时更为适宜；漫肿无块者，用玉露散，对丹毒见漫肿无块者效果更佳。

5. 注意事项

（1）箍围药用于外疡初期时，宜敷满整个病变部位。若毒已结聚，或溃后余肿未消，宜敷于患处四周，不要完全涂布，敷贴应超过肿势范围。

（2）箍围药敷后一旦干燥，宜时时用液体湿润，以免药物剥落及干板不舒。

（四）掺药

1. 掺药的制作

掺药也称散剂，指将配伍好的药物研制成粉末，因把少量的药粉掺布在膏药的中间，贴在肿疡上而得名；也可以掺布于油膏上，或直接掺布于疮面上，或黏附于药线上而插入疮内。

2. 分类

（1）消散药：具有渗透和消散作用，适用于肿疡初期肿势局限于一处者。例如，阳毒内消散、红灵丹有活血止痛、消肿化痰之功，适用于一切阳证；阴毒内消散、桂麝散、黑退消有温经活血、破坚化痰、散风逐寒之功，适用于一切阴证。

注意事项：若病变部位肿势不局限者，则选用箍围药较宜。

（2）提脓去腐药：具有提脓去腐的作用，能使疮疡内蓄之脓毒早日排出，腐肉迅速脱落；适用于溃疡初期，脓栓未溶，腐肉未脱，或脓水不净，新肉未生的阶段。一切外疡在溃破之初，必须先用提脓去腐药。若脓水不能外出，则攻蚀越深，腐肉不去则新肉难生，不仅增加患者的痛苦，而且影响疮口的愈合，甚至造成病情变化而危及生命。

提脓去腐的主药是升丹，有小升丹和大升丹之分。升丹又可依其炼制所得成品的颜色不同而分为“红升”和“黄升”两种。目前采用的是一种小升丹，临床使用时，若疮口大者，可掺于疮口上；疮口小者，可黏附在药线上插入，亦可掺于膏药、油膏上盖贴。若使用纯升丹，则药性太猛，须加赋形药（熟石膏）使用，常用的有九一丹、八二丹、七三丹、五五丹、九黄丹等。在腐肉已脱、脓水已少的情况下，掺药更宜减少升丹含量。此外，尚有不含升丹的提脓去腐药，如黑虎丹，可用于对升丹过敏者。

需要注意的是，升丹属有毒及刺激药品，凡对升丹过敏者应禁用，对大面积疮面应慎用，以防药物被过多吸收而发生汞中毒;凡见不明原因的高热、乏力、口有金属味等汞中毒症状时,应立即停用;若病变在眼部、唇部附近者,宜慎用,以免因腐蚀而损及容貌。此外,升丹放置陈久使用,可使药性缓和而减轻疼痛;升丹为汞制剂,宜用黑瓶贮藏,以免氧化变质。

(3)腐蚀药与平胬药:腐蚀药又称追蚀药,具有腐蚀组织的作用,掺布患处,能使疮疡不正常的组织得以腐蚀枯落。平胬药具有平复胬肉的作用,能使疮口增生的胬肉回缩。凡肿疡在脓未溃时,或痔疮、瘰疬、赘疣、息肉等病溃疡破溃以后疮口太小、引流不畅、疮口僵硬、胬肉突出、腐肉不脱等妨碍收口时,均可使用腐蚀药与平胬药。

由于腐蚀平胬类的药物组成不同,药性作用有强有弱,因此在临床上需根据其适应证而分别使用。例如,白降丹适用于溃疡疮口太小、脓腐难去者,可用桑皮纸或丝绵纸做成裹药,插入疮口,使疮口开大、脓腐易出;如肿疡脓成不能穿溃,同时素体虚弱而不愿接受手术治疗者,也可用白降丹少许,以水调和,点放疮顶,代刀破头;其他如赘疣,点之可以腐蚀枯落;另有以米糊作条,用于瘰疬,则能起到攻溃拔核的作用。枯痔散一般用于痔疮,将此药涂敷于痔核表面,能使痔核焦枯脱落。三品一条枪插入患处,能腐蚀瘘管,也可以蚀去内痔,攻溃瘰疬。平胬丹适用于疮面胬肉突出,掺药其上,能使胬肉平复。

需要注意的是,腐蚀药一般含有汞、砒成分,因汞、砒的腐蚀力较其他药物大,故在应用时须谨慎;尤其在头面、指、趾等肉薄近骨之处,不宜使用过烈的腐蚀药物;即使需要应用,也必须加赋形药减低其药力,以免伤及周围正常组织,待腐蚀目的达到后,即应改用其他提脓去腐或生肌收口药。此外,对汞、砒过敏者,则应禁用腐蚀药。

(4)生肌收口药:具有解毒、收涩、收敛、促进新肉生长的作用,掺布疮面能使疮口加速愈合。疮疡溃后,当脓水将尽或腐脱新生时,若仅靠机体的修复能力来长肉收口,则较为缓慢。因此,生肌收口是促进溃疡愈合的一种基本方法。生肌收口药适用于溃疡腐肉已脱、脓水将尽时。常用的生肌收口药,如生肌散、八宝丹等,不论阴证、阳证,均可掺布于疮面上应用。

需要注意的是,脓毒未清、腐肉未净时,若早用生肌收口药,则不仅无益,反增溃烂,延缓治愈,甚至可引起迫毒内攻之变。若已成瘘管之证,即使用之,勉强收口,仍可重新溃破,此时需配以手术治疗,方能达到治愈的目的。若溃疡肉色灰淡而少红活,新肉生长缓慢,则宜配合内服药补养和食物营养,内外兼施,以助新生。若臁疮日久难敛,则宜配以绑腿缠缚,改善局部的血液循环。

(五)草药

1. 草药的制作

新鲜的植物药洗净,用 1∶5000 高锰酸钾溶液浸泡后捣烂,直接外敷于患处。

2. 草药的作用

草药具有清热解毒、消肿止痛、收敛止血的作用。

3. 草药的适应证

草药可用于一切外科疾病之阳证者,或皮肤病、蚊虫叮咬、毒蛇咬伤、浅表创伤出血等。

4. 草药的应用

临床常采用具有清热解毒、止血、解毒止痒功效的草药,如马齿苋、蒲公英、仙人掌、紫花地丁、芙蓉花叶等具有清热解毒的功效,用于阳证外疡;旱莲草、丝瓜叶、白茅根等具有止血的功效，用于浅表创伤出血；地肤子、苦参、蛇床子等可止痒，用于瘙痒性皮肤病。

需要注意的是，草药外敷后易干燥，干燥后应立即更换药物或用冷开水淋湿，保持敷药湿润，以便于药力渗透。

二、手术疗法

手术疗法是运用各种器械和手法操作进行治疗的一种治疗方法，是治疗外科疾病的重要方法。常用的手术疗法有切开法、烙法、砭镰法、挂线法、结扎法等，可针对疾病的不同情况选择应用。手术操作时必须正确使用麻醉，严格消毒，保证无菌操作，并注意防止出血和刀晕等手术并发症的发生。

（一）切开法

切开法是运用手术刀把脓肿切开，以使脓液排出，从而达到疮疡毒随脓泄、肿消痛止、逐渐向愈目的的一种手术方法。

1. 适应证

一切外疡，不论阴证、阳证，确已成脓者，均可使用切开法。

2. 用法

使用切开法之前，应当辨清脓成熟的程度、脓的深浅、患部的经络位置等情况，然后决定切开与否，具体运用如下。

（1）把握切开的有利时机：即辨清脓成熟的程度，准确把握切开排脓的有利时机。当肿疡成脓之后，脓肿中央出现透脓点（脓腔中央最软的一点），即为脓已成熟，此时予以切开最为适宜。若疮疡脓未成熟，过早切开，则徒伤气血，脓反难成。

（2）切口位置：以低位引流为原则，应使脓液畅流而不致袋脓。

（3）切口方向：一般疮疡宜循经直开，刀头向上，免伤血络；乳房部应以乳头为中心，呈放射状切开，免伤乳囊；面部脓肿应尽量沿皮肤的自然纹理切开；手指脓肿应从侧方纵行切开；关节区附近的脓肿，切口应尽量避免损坏关节；若为关节区脓肿，一般施行横切口。

（4）切开的深浅：不同的病变部位，进刀深浅必须适度，如脓腔浅的，或疮疡生在皮肉较薄的头、颈、胁肋、腹、手指等部位，必须浅开；如脓腔深的，或生在皮肉较厚的臀、臂等部位，稍深无妨，但总以得脓为度。如疮疡脓浅而深开，则脓虽出，而好肉损伤；脓深而浅开，则脓不得外泄，反致走泄。

（5）切口大小：切口长度应根据脓肿范围大小以及病变部位的肌肉厚薄而定，以达到引流通畅为度。凡是脓肿范围大、肌肉丰厚而脓腔较深的，切口宜大；脓肿范围小、肉薄而脓肿较浅的，切口宜小。一般切口不能过大，以免损伤好肉筋络，并使愈合后瘢痕较大；但切口也不能过小，以免脓水难出，延长治愈日期。

（6）操作方法：手术时，以右手持刀，刀锋向外，拇、食二指夹住刀口要进刀的位置，其余三指把住刀柄，并把刀柄的末端顶在鱼际上 1/3 处，这样能使进刀有力准确，同时左手拇、食二指按在所要进刀部位的两侧，进刀时刀口宜向上，在脓点部位向内直刺，深入脓腔即止，如欲把刀口开大，则可将刀口向上或向下轻轻延伸，然后将刀直出即可。如采用西医手术刀，可应用小号尖角刀以反挑式的执刀法进行直刺，如欲把刀口开大，则可将刀口向上或向下轻轻延伸。

3. 注意事项

在关节和筋脉的部位宜谨慎开刀，以免损伤筋脉，致使关节不利。如患者过于体弱，应先内服调补药物，然后切开，以免晕厥。凡颜面疔疮，尤其在鼻唇部位，忌早期切开，以免疔毒走散，并发走黄危证。切开后，由脓自流，切忌用力挤压，以免感染扩散、毒邪内攻。

(二)烙法

烙法是把针和烙器在火上加热后进行手术操作的一种治疗方法。烙法分为两种，一种是火针烙法，另一种是烙铁烙法。

1. 火针烙法

火针烙法古称燔针焠刺，指将针具烧红后刺激患部的治疗方法。火针分粗针与细针两种，粗针用以刺脓，细针用以消散。粗针形如细筷，由铁或铜制成，长 18～21cm，针头尖细而圆，针柄较粗，或圆或方，是借着灼烙的作用来代替开刀，从而达到脓肿溃破引流，并能防止出血的目的。

(1)适应证：火针烙法适用于附骨疽、流痰等肉厚脓深的阴证，以及脓熟未溃，或虽溃而疮口过小、脓出不畅者。

(2)用法：使用时，将针头蘸麻油，在炭火或酒精灯上烧红，在脓腔低处向上方斜入烙之，脓随之流出。若需要疮口开大，可在拔针时向上一拖，取斜出方向；需要疮口开小，可在拔针时取直出方向。一烙不透，可以再烙，烙后可插入药线，使疮口一时不至于黏合，便于引流排脓。

(3)注意事项：红肿焮痛的阳毒小疮，用之反增肿痛，加深溃烂；筋骨关节之处，用之恐焦筋灼骨，导致残疾；胸胁、腰、腹等部位不可深刺，否则易伤及内脏；头面为诸阳之会，而且皮肉较薄，也应禁用本法。

2. 烙铁烙法

烙铁在古代使用的是银制品，现改用铁制品或铜制品，目前临床已用电灼器代替烙铁烙法。

(1)适应证：烙铁烙法适用于创伤脉络断裂出血，以及赘疣、息肉突出等。

(2)用法：先在患处做局部浸润麻醉后，再用烙器烧红烙之。如脉络断裂，可向出血点烧灼；又如赘疣、息肉等，可用剪刀齐根剪除后再烙。

(3)注意事项：使用时避免让患者看见，以免引起其精神紧张，发生晕厥。血瘤、岩肿等病，禁用烙灼。

(三)砭镰法

砭镰法俗称飞针，是用三棱针或刀锋在疮疡患处浅刺皮肤或黏膜，放出少量血液，促使内蕴热毒随血外泄的一种治疗方法。

1. 适应证

砭镰法适用于急性阳证疮疡，如丹毒、红丝疔等。

2. 用法

砭镰法应先常规消毒，然后用三棱针或刀锋直刺皮肤或黏膜，迅速移动击刺，以患部出血或排出黏液、黄水为度。

3. 注意事项

慢性的阴证、虚证禁用砭镰法；砭刺不可刺得太深，以免伤及经络；刺后可再敷药包扎；头面部丹毒禁用砭镰法；使用砭镰法必须保证无菌操作。

(四)挂线法

挂线法指采用普通丝线、药制丝线、纸裹药线、橡皮筋线等挂在瘘管或窦道上，利用线的紧力，促使气血阻绝、肌肉坏死，以达到切开目的的一种治疗方法。挂线法包括橡皮筋线挂线法、普通丝线挂线法和纸裹药线挂线法，后两者在挂线以后须每隔 2～3 天解开线结收紧 1 次，因而会延长切开日期，而橡皮筋线因有弹性，一般 1 次结紧后即可自动收紧切开，故目前多采用橡皮筋线挂线法。

1. 适应证

凡疮疡溃后，脓水不净，虽经内服、外敷等治疗无效而形成瘘管或窦道者；或疮口过深、生于血络丛处而不宜采用切开手术者，均可使用挂线法。

2. 操作

挂线法的操作详见肛痈、肛漏。

3. 注意事项

如果瘘管管道较长，发现挂线松弛时，则必须将线收紧，以免不能达到切开的目的；此外，须仔细探查瘘管管道，以免形成假道，而不能达到治愈的目的。

(五)结扎法

结扎法又名缠扎法，是利用线的紧力，通过结扎，促使患部经络阻塞、气血不通，结扎上部的病变组织失去营养而致逐渐坏死脱落，从而达到治疗目的的一种治疗方法。对较大脉络断裂而引起活动性出血，利用此法结扎血管，可以制止出血。

1. 适应证

结扎法适用于赘疣、痔、脱疽等病，以及脉络断裂引起的出血。

2. 用法

凡头大蒂小的赘疣、痔核等，可在根部以双套结扣住扎紧；凡头小蒂大的痔核，可用缝针贯穿它的根部，再用“8”字结扎法或“回”字结扎法，两线交叉扎紧；如截除脱疽坏死的趾、指，可在其上端预先用丝线缠绕十余转，渐渐扎紧；如脉络断裂，可先找到断裂的络头，再用缝针引线贯穿出血底部，然后系紧打结。结扎所使用的线的种类有普通丝线、药制丝线、纸裹药线等，目前多采用较粗的普通丝线或医用缝合线。

3. 注意事项

内痔用缝针穿线，不可穿过患处的肌层，以免化脓；扎线应扎紧，否则不能达到完全脱落的目的；扎线未脱，应等其自然脱落，不要硬拉，以防出血。

三、其他外治法

其他外治法有引流法、垫棉法、药筒拔法、针灸疗法、熏法、熨法、热烘疗法、滚刺疗法、洗涤法等。

(一)引流法

引流法是在脓肿切开或自行溃破后，运用药线、导管或扩创等使脓液畅流，腐脱新生，防止毒邪扩散，促使溃疡早日愈合的一种治法。引流法包括药线引流法、导管引流法和扩创引流法等。

1. 药线引流法

药线俗称纸捻或药捻，多用桑皮纸，也可应用丝绵纸或拷贝纸等，按临床实际需要，将纸裁成宽窄、长短适度，搓成大小、长短不同线形的药线备用。药线的类别有外粘药物及内裹药物两类，目前临床上大多应用外粘药物的药线。药线是借助药物及物理引流的作用，插入溃疡疮孔中，使脓水外流，同时利用药线之线形，能使坏死组织附着于药线而使之外出。此外，药线也能探查脓肿的深浅，以及有否死骨的存在。探查有否死骨也是利用药线绞形之螺纹，如触及粗糙骨质者，则为疮疡已损骨无疑。采用药线引流和探查具有方便、痛苦少、患者能自行更换等优点。目前将捻制成的药线经过高压蒸汽消毒后应用，使之无菌，从而更臻完善。

(1)适应证：药线引流法适用于溃疡疮口过小、脓水不易排出者，或已成瘘管、窦道者。

(2)用法：药线引流的用法可分为外粘药物法和内裹药物法两种。①外粘药物法：分有两种，一种是将搓成的纸线临用时放在油中或水中润湿，蘸药插入疮口；另一种是预先用白及汁与药和匀，黏附在纸线上，候干存贮，随时取用。目前大多采用前法。外粘药物多用含有升丹成分的方剂或黑虎丹等，因其有提脓去腐的作用，故适用于溃疡疮口过深过小、脓水不易排出者。②内裹药物法：将药物预先放在纸内，裹好搓成线状备用。内裹药物多用白降丹、枯痔散等，因其具有腐蚀作用，故适用于溃疡已成瘘管或窦道者。

(3)注意事项：药线插入疮口中，应留出一小部分在疮口之外，并应将留出的药线末端向疮口侧方向下方折放，再以膏药或油膏盖贴固定。如脓水已尽，流出淡黄色黏稠液体时，即使脓腔尚深，也不可再插药线，否则会影响收口的时间。

2. 导管引流法

古代导管用铜制成，长 1cm 左右，粗约 0.3cm，中空，一端平面光滑，另一端呈斜尖式，在斜尖下方之两侧各有一孔(以备脓腐阻塞导管腔头部后仍能起引流的作用)，即为导管的形状，消毒备用。这种导管引流法较之药线引流法更能使脓液畅出，从而达到脓毒外泄的目的。

(1)适应证：导管引流法适用于附骨疽、流痰、流注等脓腔较深、脓液不易畅流者。

(2)用法：将消毒的导管轻轻插入疮口，达到底部后，再稍退出一些即可。当管腔中已有脓液顺畅排出时，即用橡皮膏固定导管，外盖厚层纱布，放置数天(纱布可每天更换)，当脓液减少后，再改用药线引流。导管的另一种用法：当脓腔位于肌肉深部时，切开后脓液不易畅流，可将导管插入，引流脓液外出，待脓稍少后，即拔去导管，再用药线引流。导管引流法目前在体表脓肿已很少采用，大多应用于腹腔手术后，且导管均改用塑料管或橡皮管(导尿管)，以替代钢制导管。

(3)注意事项：导管应放在疮口较低的一端，以使脓液畅流；导管必须固定，以防滑脱或落入疮口内；管腔如被腐肉阻塞，可松动引流管或轻轻冲洗，以保持引流通畅。

3. 扩创引流法

扩创引流法是采用手术的方法来进行引流，大多应用于脓肿溃破后有袋脓现象，以及经其他引流法、垫棉法等无效者。

(1)适应证:扩创引流法适用于痈或有头疽溃后有袋脓者、瘰疬溃后形成空腔者以及脂瘤继发感染化脓者。

(2)用法:在消毒、局麻下,对脓腔范围较小者,只需用手术刀将疮口上下扩创;如脓腔范围较大者,可用剪刀做"十"字形扩创。瘰疬之溃疡除扩创外,还须将空腔之皮进行修剪,剪后使疮面全部暴露。有头疽溃疡的袋脓,除做"十"字形扩创外,切忌将空腔之皮剪去,以免愈合后形成较大的瘢痕,影响活动功能。脂瘤继发感染化脓的扩创,做"十"字形切开后,将疮面两侧皮肤稍做瘢痕修剪,便于嵌塞棉花,并用刮匙将渣样物质及囊壁一并刮净。

(3)注意事项:扩创后,须用消毒棉花按疮口大小蘸八二丹或七三丹嵌塞疮口以去腐,并加压固定,以防止出血,后期可按溃疡处理。

(二)垫棉法

垫棉法是用棉花或纱布折叠成块以衬垫疮部的一种辅助疗法。垫棉法是借助加压的力量使溃疡的脓液不至于潴留,或使过大的溃疡空腔皮肤与新肉得以黏合而达到愈合的目的。

1. 适应证

垫棉法适用于溃疡脓出不畅而有袋脓者,或瘘口、窦道形成脓水而不易排尽者,或溃疡脓腐已尽、新肉已生,但皮肉一时不能黏合者。

2. 用法

袋脓者使用垫棉法时,将棉花或纱布垫衬在疮口下方空隙处,并用宽绷带绷住固定。对窦道深而脓水不易排尽者,可用棉垫压迫整个窦道空腔,并用绷带扎紧。溃疡空腔的皮肤与新肉一时不能黏合者使用垫棉法时,可将棉垫按空腔的范围稍微放大,满垫在疮口之上,再用阔带绷紧。至于腋部、腘窝部的疮疡,因最易形成袋脓或形成空腔,影响疮口愈合或虽愈合而易复溃,故应早日使用垫棉法。具体应用时,需根据不同部位,在垫棉后采用不同的绷带予以加压固定,如项部用四头带包扎,腹壁用多头带包扎,会阴部用丁字带包扎,腋部、腘窝部用三角巾包扎,小范围的用阔橡皮膏加压固定。

3. 注意事项

在急性炎症的红、肿、热、痛尚未消退时,不可应用垫棉法,否则有促使炎症扩散之弊。若应用本法未能获得预期效果时,则宜采取扩创引流手术。

(三)药筒拔法

药筒拔法是采用一定的药物与若干个竹筒同煎,趁热急合疮上,借助药筒吸取脓液毒水,从而达到脓毒自出、毒尽疮愈目的的一种治法。药筒拔法具有宣通气血、拔毒泻热的作用。

1. 适应证

药筒拔法适用于有头疽坚硬散漫不收、脓毒不得外出者;或毒蛇咬伤,肿势迅速蔓延,毒水不出;或反复发作的流火等。

2. 用法

先用鲜菖蒲、羌活、独活、紫苏、蕲艾、白芷、甘草各 15g,连须葱 60g,以清水 10 碗煎数十滚,待药浓熟为度,备用;次用鲜嫩竹数段,每段长 23cm,径口为 4.2cm,一头留节,刮去青皮留白,厚约 0.3cm,靠节钻一小孔,以杉木条塞紧,放入先前药水内煮数十滚(药筒浮起时用物压住),如疮口小,可用拔火罐筒。将药水锅放在病床前,取筒,倒去药水,趁热急对疮口合上,按紧,会自然吸住,待片刻药筒已凉(5～10 分钟),拔去杉木塞,其筒自落。视病情需要和病体强弱,每天可拔 1～2 筒或 3～5 筒。如患者坚肿不消,或肿势继续扩散,脓毒依然不能外出者,翌日可以再次吸拔,如此连用数天。如应用于丹毒,可将患部消毒后,先用砭镰法放血,再用药筒吸拔,待吸拔处血液自然凝固后,用纱布包扎。

3. 注意事项

药筒拔法必须验其筒内拔出的脓血,若红黄稠厚者,则预后较好;纯是败浆稀水,气秽黑绿者,则预后较差。此外,操作时须避开大血管.以免出血不止。

(四)针灸疗法

针灸疗法包括针法与灸法,两者各有其适应证。在外科方面,古代多采用灸法,但近年来针法较灸法应用更为广泛,很多外科疾病均可配合针刺治疗而提高临床疗效。灸法是用药物在患处燃烧,借助药力、火力的温暖作用,可达到和阳祛寒、活血散瘀、疏通经络、拔引郁毒的目的,如此则肿疡未成者易于消散,既成者易于溃脓,既溃者易于生肌收口。

1. 适应证

针刺治疗适用于瘰疬、乳痈、乳癖、湿疮、瘾疹、蛇串疮、脱疽、内痔术后疼痛、排尿困难等。灸法适用于肿疡初期坚肿,特别是阴寒毒邪凝滞筋骨,而正气虚弱,难以起发,不能托毒外达者;或溃疡久不愈合,脓水稀薄,肌肉僵化,新肉生长迟缓者。

2. 用法

针刺的用法,一般采取病变远隔部位取穴,手法大多应用泻法,不同疾病取穴各异,详见各论。灸的方法虽多,但主要有两类,一种是明灸,单纯用艾绒做成艾炷着皮肤施灸,此法有灼痛,且易引起水疱,故比较少用;一种是隔灸,捣药成饼,或切药成片(如以豆豉、附子等作饼,或姜、蒜等切片),上置艾炷,于疮上灸之。此外,还有用艾绒配伍其他药物,做成药条,隔纸燃灸,称为雷火神针灸。隔豆豉饼灸、隔姜灸、隔蒜灸等适用于疮疡初期而毒邪壅滞之证,取其辛香之气,行气散邪之功用。隔附子饼灸适用于气血俱虚、风寒湿邪凝滞筋骨之证,取其温经散寒,调气行血之功用。雷火神针灸适用于风寒湿邪侵袭、经络痹痛之证,取其香窜经络,祛风除湿之功用。灸炷的大小以及壮数的多少须视疮形的大小及疮口的深浅而定,总之务必使药力达到病所,以"痛者灸至不痛,不痛者灸至觉痛"为度。

3. 注意事项

凡针刺,一般不宜直接刺于病变部位。疔疮等实热阳证,不宜灸之,以免以火济火;头面为诸阳之会,颈项接近咽喉,灸之恐逼毒入里;手指等皮肉较薄之处,灸之更增疼痛。此外,在针灸的同时,应根据病情需要,可与内治、外治等法共同施治。

(五)熏法

熏法是将药物燃烧后,取其烟气上熏,借助药力与热力的作用,使腠理疏通、气血流畅而达到治疗目的的一种治法。熏法包括神灯照法、桑柴火烘法、烟熏法等。

1. 适应证

肿疡、溃疡均可应用熏法。

2. 用法

神灯照法功能活血消肿、解毒止痛，适用于痈疽轻证，可使未成脓者自消、已成脓者自溃、不腐者即腐。桑柴火烘法功能助阳通络、消肿散坚、化腐生肌、止痛，适用于疮疡坚而不溃、溃而不腐、新肉不生、疼痛不止之症。烟熏法功能杀虫止痒，适用于干燥而无渗液的各种顽固性皮肤病。现代临床熏法已较少运用，具体用法略。

3. 注意事项

随时听取患者对治疗部位热感程度的反馈，不得引起皮肤灼伤；室内烟雾弥漫时，要适当流通空气。

（六）熨法

熨法是把药物加酒、醋炒热，以布包熨摩患处，使腠理疏通、气血流畅而达到治疗目的的一种治疗方法。

1. 适应证

熨法适用于风寒湿痰凝滞筋骨肌肉者，以及乳痈的初期或回乳。

2. 用法

熨风散药末：取赤皮葱连须 240g，捣烂后与药末和匀，醋拌炒热，布包熨患处，稍冷即换，有温经祛寒、散风止痛之功，适用于附骨疽、流痰皮色不变、筋骨酸痛等。又如，取芒硝 80g，置布袋中，覆于乳房部，再把热水袋置于布袋上，待其熔化吸收，有消肿回乳之功，适用于乳痈初期或哺乳期的回乳。

3. 注意事项

随时听取患者对治疗部位热感程度的反馈，不得引起皮肤灼伤；一般阳证肿疡禁用。

（七）热烘疗法

热烘疗法是在病变部位涂药后，再加热烘，通过热力的作用，使局部气血流畅，腠理开疏，药物渗入，从而达到活血祛风以减轻或消除痒感、活血化瘀以消除皮肤肥厚等治疗目的的一种治疗方法。

1. 适应证

热烘疗法适用于鹅掌风、慢性湿疮、牛皮癣等皮肤干燥、瘙痒之症。

2. 用法

热烘疗法依据病情选择药膏，如鹅掌风、牛皮癣用疯油膏，慢性湿疮用青黛膏等。操作时，先将药膏涂于患部，须均匀极薄，然后用电吹风烘（或用火烘）患部，每天 1 次，每次 20 分钟，烘后即可将所涂药膏擦去。

3. 注意事项

热烘疗法操作时应防止皮肤灼伤，且禁用于一切急性皮肤病。

（八）浸渍法

浸渍法古称溻渍法，是将药物煎汤淋洗患部，使疮口洁净，祛除病邪，从而达到治疗目的的一种治疗方法。

1. 适应证

浸渍法适用于疮疡溃后脓水淋漓或腐肉不脱，皮肤病瘙痒、脱屑，内、外痔肿胀疼痛等。

2. 用法

临床上常用的浸渍法有淋洗、坐浴、浸泡等。例如，2%～10%黄柏溶液有清热解毒作用，适用于疮疡溃后脓水淋漓或腐肉不脱、疮口难敛者；苦参汤有祛风除湿、杀虫止痒之功，可以洗涤尖锐湿疣、白疕等病；香樟木有调和营卫、祛风止痒之功，可以煎汤沐浴，适用于瘾疹；五倍子汤有消肿止痛、收敛止血的作用，可煎汤坐浴，适用于内、外痔肿痛及脱肛等；鹅掌风浸泡方有疏通气血、杀虫止痒之功，加醋同煎，待温，每天浸泡1～2小时，连用7天，适用于鹅掌风。

3. 注意事项

在浸渍时，冬季宜保暖，夏季宜避风，以免感冒。

项目三　外科疾病的调护

外科疾病除了内治与外治并重之外，调护也是临床中不可缺少的环节，对疾病的治疗及康复有着重要的意义。外科疾病的调护包括饮食、情志、房事、起居等方面。

一、饮食宜忌

凡膏粱厚味（如禽肉类）、醇酒炙煿（如酒类、油煎火烤类、辛辣类等）食品，均能助火生热、碍脾生湿，一般阳证、实证患者（如痈、疔、有头疽、多发性疖病等）均应忌食或少食；而阴证、虚证患者宜根据病情需要适当进食一些富有营养的高蛋白质饮食，如乳品类，慎食生冷瓜果。皮肤病（如湿疹、瘾疹、白疕等）患者饮食宜清淡；过敏性皮肤病患者若对鱼、虾、蟹等过敏，则应禁食。

二、情志宜忌

情志内伤可导致外科疾病的发生。患病之后，若不重视对情志的调理，则不利于病损的愈合，畅情志不仅可消除病因，同时能调动机体的内在积极性，增强患者战胜疾病的信心，有利于疾病的痊愈。例如，肉瘿、乳癖、摄领疮等与情志不调关系密切，保持乐观情绪除可预防这些疾病外，还可促进这些疾病的康复。

三、房事宜忌

凡患外疡，其间均宜忌房事，尤其是与肾虚精亏有关的疾病，如流痰，更应忌房事、节生育（含人工流产）、保肾精，以促进疾病早日痊愈。

四、起居宜忌

凡外疡，如痈、有头疽、疔、流注等，伴有高热者，均应卧床休息。如患在下肢的外疡，应减少活动，抬高患足；手部外疡忌持重物，并应以三角巾悬吊。反复发作的皮肤病，在起居上应注意避免诱发因素，保持生活规律，加强锻炼。

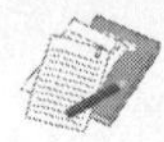

复习思考题

(1)简述内治法三大原则的定义、适应证及其运用。

(2)简述外用药物疗法常见剂型及其常用药物的运用。

(3)简述砭镰法的适应证及注意事项。

(4)简述外科疾病手术疗法中切开法的适应证。

下篇

各论

模块四 外 疡

学习目标

掌握：常见外疡的临床表现和辨证论治。

熟悉：常见外疡的定义、病因病机。

了解：常见外疡的预防与调护。

外疡指感染因素引起的一切体表化脓性疾患的总称，相当于西医学的外科感染，包括特异性感染性疾病和非特异性感染性疾病。

外疡的病因主要是“热毒”“火毒”为患；总的发病机制为气血凝滞，经络阻塞，脏腑功能失调。外疡的病理发展过程是正邪交争的结果，在治疗上应遵循“消、托、补”三大原则。

项目一 疖

疖是生于皮肤浅表的急性化脓性疾病，根据局部表现可分为有头疖和无头疖；根据病因病机的不同，可分为暑疖和多发性疖病。疖是单个毛囊及其皮脂腺或汗腺的急性化脓性疾病，相当于西医学的毛囊炎、疖、疖病。

【病因病机】

1. 暑疖

暑疖因夏、秋季节酷热干燥，感受暑毒而成；或因天气闷热，汗泄不畅，暑湿蕴肤，引起痱子，再因瘙痒而抓破，感染毒邪而成。

2. 多发性疖病

多发性疖病常因饮食不节，恣食肥甘炙煿、辛辣、荤腥之品，湿热火毒内生，复外感风邪，两相搏结，蕴阻肌肤为患。病久不愈或反复发作的，多为正虚毒恋。

西医学认为，本病的常见致病菌为金黄色葡萄球菌或白色葡萄球菌。

【诊断】

1. 临床表现

（1）暑疖：好发于夏、秋季节，多见于儿童头面部，也可散发于身体其他部位，初起局部皮肤潮红，继之肿痛，根脚浅表，范围局限，多在 3cm 左右。暑疖可表现为有头疖和无头疖两种，临床上以无头疖为多见。有头疖是先有黄白色脓头，随后疼痛加剧，能自行破溃，流出黄白色脓液，肿痛即逐渐减轻，2～3 天即愈。无头疖是结块无头，红肿疼痛高突，3～5 天成脓，脓出黄稠，再经 2～3 天即能收口。暑疖一般无全身症状，但若感受暑热毒邪较重而遍体泛发者，则可伴有恶寒、发热、头痛、全身不适、心烦、口渴、便秘、溲赤等全身症状。

(2)多发性疖病:指多个有头疖在一定的部位或散在身体各处发生,并有此愈彼起、反复发作、缠绵难愈等特点。本病好发于项后发际、背部肩胛、臀部等处,多见于中老年人,有消渴者更易罹患本病。本病的病程可持续数月,甚至数年。

2. 辅助检查

多发性疖病患者应检查血常规、血糖和尿糖,必要时还应做脓液或血液的细菌培养以及药物敏感试验。

【鉴别诊断】

1. 颜面疔

颜面疔初起在颜面部的皮肤上有粟粒样脓头,其形小根深,坚硬如钉,多伴有恶寒、发热等全身症状。

2. 有头疽

有头疽多见于中老年人,好发于项背等皮厚肉坚之处,初起一个肿块上虽只有一个脓头,酷似有头疖,但很快发展成一个肿块上有多个粟粒状脓头,范围也扩大,直径超过 9cm,溃后状似蜂窝,全身症状明显,病程较长。

【辨证论治】

本病若病情较轻,全身症状不明显者,多以局部治疗为主,可适当配合清热解毒的中成药或抗生素等进行全身治疗。若毒盛病重时,应中西医结合、内外并治。多发性疖病的治疗应以中医辨证论治为主。伴有消渴者,应同时积极治疗原发病。

(一)内治法

1. 暑湿蕴结证(暑疖)

证候:疖肿多发生于夏、秋季节,数目多;全身伴有发热、口渴、胸闷、便秘、溲赤等症状;苔薄腻,脉滑数。

治法:清暑化湿,解毒散结。

方药:清暑汤合五味消毒饮加减。

2. 湿热内蕴,外感风热证(多发性疖病)

证候:疖肿多发生于人体上部,数目较多,此愈彼起,反复发作,病程长;全身伴有大便干结、小便短赤等症状;舌质红,脉滑数或弦数。

治法:清热化湿,祛风解毒。

方药:防风通圣散合五味消毒饮去麻黄、荆芥等。

3. 正虚邪恋证

证候:疖肿反复发作,经久不愈;全身伴有低热、烦躁口渴、神疲乏力等,或伴有消渴;舌质嫩红,苔少,脉细无力。

治法:益气养阴,泻火解毒。

方药:生脉散合五味消毒饮加黄芪、生地黄、玄参等。

(二)外治法

(1)初期:以金黄膏(散)或玉露膏(散)外敷。

(2)中期:脓熟切开;溃后用九一丹、八二丹掺于金黄膏或玉露膏中外敷,或用药线引流。

(3)后期:脓尽新生,用生肌散掺于生肌玉红膏或生肌白玉膏中敷贴。

【预防与调护】

(1)局部皮肤宜保持清洁,避免挤压、碰撞等。

(2)多发性疖病患者饮食宜清淡、清凉,忌食膏粱厚味、辛辣之品,忌烟、酒,保持大便通畅。若有消渴等慢性疾病者,要积极治疗原发病。

(3)患部周围有毛发者,应剪去或剃去,以便于换药或盖贴敷料。

(4)体虚者应注意锻炼身体,增强机体抵抗力。

项目二　痈

痈是一种发生于皮肉之间的急性化脓性疾病。痈在临床上可分为内痈和外痈,此处只论述外痈。外痈可分为一般痈和特殊部位的痈,一般痈相当于西医学的蜂窝织炎,而特殊部位的痈则相当于急性化脓性淋巴结炎。特殊部位的痈因发病部位不同而有不同名称,如生于颈部的称为颈痈,生于腋下的称为腋痈,生于胯腹部的称为胯腹痈,生于委中穴的称为委中毒。

痈的临床特点是发病迅速,局部光软无头、红肿疼痛(特殊部位的痈初起局部表现为白肿疼痛),范围多在6～9cm,易肿、易脓、易溃、易敛,一般不会损伤筋骨,也不易内陷。

【病因病机】

痈多为外感六淫邪毒以及饮食不节而内郁湿热火毒,或因皮肤外来伤害而感染毒邪等,导致邪毒壅聚,致使营卫不和、经络阻塞、气血凝滞而成。特殊部位的痈多兼夹痰火,发生于上部的,如颈痈,多兼有风温、风热;发生于中部的,如腋痈、脐痈,多兼有气郁、火郁;发生于下部的,如胯腹痈、委中毒,多兼有湿热。

西医学认为,本病的致病菌主要是乙型溶血性链球菌和金黄色葡萄球菌。

【诊断】

1. 临床表现

痈发无定处,随处可生,可发生于任何年龄、性别。

(1)初期:局部光软无头,很快结块,焮红(特殊部位的痈初期皮色如常),肿胀,灼热疼痛,日后逐渐扩大,边界不清;轻者无全身症状,重者则有恶寒、发热、头痛、泛恶等;舌苔黄腻,脉洪数。

(2)成脓期:7天左右,局部肿势高突,疼痛剧烈,痛如鸡啄,边界清楚;全身可有发热持续不退,便秘溲赤;苔黄腻,脉滑数。肿块局部按之中软应指者,为脓已成。

(3)溃后期:溃破脓出,黄白稠厚,或夹有紫色血块。若排脓通畅,则局部肿消痛止,逐渐收口而愈。

病变在深部者,初期局部红肿不明显,常只有局部水肿和深压痛,但发热等全身症状较明显。发生于口底、颌下的喉痈,多见于小儿,可并发喉头水肿或压迫气管,引起呼吸困难甚至窒息，应予以高度重视。

2. 辅助检查

血常规检查提示白细胞总数及中性粒细胞比例升高。

【鉴别诊断】

1. 痄腮

发生于颈部的颈痈初期时应与痄腮相鉴别。痄腮多见于儿童，发生于腮部，可见以耳垂为中心的色白漫肿，触之边界不清、肿不甚硬，自觉酸胀、疼痛轻，常双侧相继发病，不化脓，1 周左右消退，并有传染性。而颈痈初期虽亦于耳垂旁可见色白漫肿，但以手触之边界清楚且较硬。

2. 臀核

头面、口腔、耳等部位的疾病可引起颈部臀核，当与颈痈相鉴别。臀核的肿核较小，皮色如常，推之能活动，一般不化脓。

3. 有头疽

有头疽多发生于项后、发际等皮厚肉坚之处，初期皮肤上即有粟米状脓头，红、肿、热、痛明显，范围大，直径常超过 9cm，脓头也相继增多，溃后如蜂窝，病程长，全身症状明显。

【辨证论治】

本病宜采用内外兼治，严重时应积极配合西医进行救治。

（一）内治法

1. 风热证（初期）

证候：局部皮肤焮红，灼热疼痛；可伴有恶寒，发热，头痛；舌质红，苔薄黄，脉浮数或滑数。

治法：疏风清热，消肿解毒，行瘀活血。

方药：仙方活命饮加减。一般痈可去贝母、天花粉、防风、白芷，加紫花地丁、蒲公英等；特殊部位的痈可去防风、白芷，加夏枯草以清热散结。发生于上部者，可选加牛蒡解肌汤以兼祛风清热、化痰消肿；发生于中部者，可选加柴胡清肝汤以兼清肝解郁、化毒消肿；发生于下部者，可选用五神汤以清热解毒利湿。

2. 热毒炽盛证（成脓期）

证候：局部红肿灼热，疼痛剧烈；可伴有发热，口渴，头痛，食欲不振，便秘，溲赤；舌质红，苔黄，脉滑数。

治法：清热泻火解毒，托毒透脓。

方药：黄连解毒汤合透脓散加减。

本病至溃后期，多脓出毒泄肿消，无须内治；但若表现为正气不足者，亦可应用补法治疗。

（二）外治法

（1）初期：以金黄膏（散）或玉露膏（散）满敷，或用太乙膏、千捶膏外贴。

（2）中期：脓成切开排脓，将九一丹、八二丹掺于金黄膏或玉露膏中围敷，或用药线引流。发生于口底及颌下的痈，必要时应尽早切开减压，以防喉头水肿引起窒息。

（3）后期：脓尽新生，用生肌散掺于生肌玉红膏或生肌白玉膏中敷贴。

【预防与调护】

(1)患者饮食宜清淡,忌食膏粱厚味、辛辣等刺激性食品,忌烟、酒。

(2)患者应保持皮肤清洁,勤洗澡、换衣、剪指甲,及时治疗外伤。

(3)痈发生于深部者,局部引流宜通畅;有袋脓时,可用棉垫加压包扎,并清除无效腔。

(4)年老体弱者,应注意其生命体征的观察和生活护理。

附:颈　痈

颈痈是发生在颈部的急性化脓性疾病,俗称“痰毒”,其临床特点是多见于儿童,初期局部皮色不变,肿胀,疼痛,灼热,肿块边界不清。颈痈相当于西医学的颈部急性化脓性淋巴结炎。

【病因病机】

颈痈外因外感风温、风热,内因情志内伤,气郁化火,或恣食辛辣、厚腻之品,致肝胃火毒夹痰热侵袭,蕴结于颈侧而发;也有因乳蛾、口疳、龋齿、头面疖肿或附近皮肤、黏膜破损等感染毒邪流窜致颈部而发。

【诊断】

1. 临床表现

颈痈多见于儿童,肿块好发于颈部两侧,也可见于颌下、耳后、颏下等处。颈痈起病急,初期患部结块,形如鸡卵,色白,肿胀,灼热,疼痛,活动度不大,此期可消散,也可继续发展。若继续发展,经 7～10 天,结块处皮色发红,肿势高突,疼痛加剧,如鸡啄米样,按之中软,有波动感,可伴有恶寒、发热、头痛、口干、便秘、尿赤等,为已成脓。溃后流脓,脓液黄白稠厚,流出顺畅,肿消痛减,10 天左右可愈合。

若溃后脓水清稀,肿势不消,病程迁延,疮口愈合缓慢,可伴有神疲乏力、精神不振、面色萎黄等,此时若治疗得当,可使脓液转稠,疮面红活,趋向愈合。

2. 辅助检查

颈痈患者的血常规检常查示白细胞总数及中性粒细胞比例升高。

【辨证论治】

(一)内治法

1. 风热痰结证

证候:颈侧或耳下、缺盆处白、肿、热、痛,疼痛牵引肩部及上臂,肿块形如鸡卵,活动度差;伴有恶寒,发热,头痛,咳嗽;舌质淡红,苔黄,脉浮数。

治法:疏风清热,化痰消肿。

方药:牛蒡解肌汤加减。热盛者,加黄芩、生石膏;肿块坚硬者,加玄参、赤芍、天花粉;口渴者,加天花粉、鲜生地黄;便秘者,加莱菔子、瓜蒌仁、枳实。

2. 气郁化火证

证候:发生于颈部一侧,病势较缓,渐渐肿起,可达鸡蛋大小,皮色渐渐转红,肿胀,疼痛,后可中软应指,有波动感,为脓液已成;伴有烦躁易怒,失眠,胸胁胀痛,口苦咽干;舌红苔黄,脉弦数。

治法：疏肝清热，消肿散结。

方药：柴胡清肝汤加减。胸胁疼痛者，加川楝子、延胡索；火毒郁结者，加夏枯草、金银花、石决明。

3. 胃热壅盛证

证候：颌下部皮肤焮红，肿胀，疼痛，肿痛可延及颏下，甚者可至腮颊，咀嚼困难，齿龈肿痛，口苦咽干，唇干；伴有头痛，发热，便秘；舌红少津，脉洪数。

治法：清胃泻热，散结消肿。

方药：玉女煎加减。热盛者，加连翘、牛蒡子、板蓝根；便秘者，加郁李仁、麻子仁。

4. 气虚邪恋证

证候：溃后脓水稀薄，病程迁延，疮面色灰暗，久不收口；伴有倦怠乏力，精神不振，面色萎黄；舌淡苔薄，脉细弱。

治法：补益气血，透脓托毒。

方药：托里消毒散加减。气虚者，重用黄芪；脓液少者，加皂角刺。

（二）外治法

（1）初期：可外敷金黄散或玉露散；或用新鲜的具有清热解毒功效的草药，如紫花地丁、蒲公英等捣烂外敷。

（2）成脓期：若脓已成，则应切开排脓。

（3）溃后期：用九一丹或八二丹药线引流，外盖金黄膏或红油膏，脓尽后可改用生肌散、生肌白玉膏。

【预防与调护】

（1）患者应积极治疗原发病，如乳蛾、口疳、头面部疖。

（2）患者应注意气候变化，适寒温，避免风热之邪外袭。

（3）患者饮食宜清淡，忌食鱼腥、辛辣、炙煿之品。

项目三　有头疽

有头疽是一种发生于肌肉之内的急性化脓性疾患，相当于西医学的痈。有头疽因发病部位的不同而名称各异，如发生于脑后的称为脑疽，发生于头顶的称为百会疽，发生于额部的称为额疽，发生于膻中穴的称为膻中疽，发生于背部的称为发背疽等。有头疽虽名称繁多，但治法基本一致。

有头疽的临床特点是好发于项后、背部等皮厚肉坚之处，初期即有粟米样脓头，红、肿、热、痛明显，范围逐渐扩大，脓头相继增多，溃后如蜂窝，范围在9～12cm，病程为1个月左右。

有头疽若治疗护理不当，导致毒盛正虚，毒邪内攻而转成陷证，则预后不良。一般来说，有头疽发生于项后、背部者，常不易透脓，内陷变证较多见，病情较重；发生于四肢者，容易透脓，内陷变证较少见，病情较轻。

【病因病机】

有头疽内因多为情志内伤、气郁化火，或劳伤精气、肾气亏损、水亏火炽，或平素过食膏粱厚味及辛辣炙煿之品，以致脾胃运化失司，湿热火毒内生；外因多为外感风温及湿热毒邪而成。以上因素均可导致脏腑蕴毒，复感风温、火热之毒，两相搏结，凝聚肌表，以致营卫不和、气血凝滞、经络阻塞而发为本病。若正气不足者，则更易发病，故本病多见于年老体弱之人及消渴患者。

本病若发生于气血两虚者，往往毒滞难化，不能透毒外出；阴虚者，可因水亏火炽而使热毒蕴结更甚。有些正气不足者，往往容易导致疽毒内陷，而出现危重症候。

西医学认为，本病是相邻的多个毛囊及其所属皮脂腺的急性化脓性疾病，致病菌主要为金黄色葡萄球菌，感染可从一个毛囊开始，然后沿着皮下脂肪柱蔓延到皮下组织，并沿深筋膜向四周扩散，侵及邻近的多个脂肪柱，再向上传入毛囊群，从而形成多个脓头的痈。糖尿病患者较易并发痈。

【诊断】

1. 临床表现

有头疽多见于中老年人，好发于项背等皮厚肉坚之处，依据病程演化，临床可分为三期。

(1)初期：患处起一肿块，上有粟粒状脓头，痛痒相兼，继而肿块逐渐向周围扩大，脓头亦相继增多，形成多个脓头，色红灼热，高肿疼痛；全身伴有恶寒、发热、头痛、食欲不振；舌苔白腻或黄腻，脉象滑数。

(2)溃脓期：脓头一个个渐渐腐溃，状似蜂窝，肿胀范围逐渐增大，在后项部的，大者可上系枕骨，下至大椎，旁及两耳；在背部的，其面积可大如手掌或如茶盘，局部胀痛剧烈，常影响睡眠和饮食。当病情进展时，全身症状亦随之加重，多伴有壮热、口渴、便秘、溲赤等。当脓腐渐化、脓毒畅泄、腐肉渐脱时，则病情逐渐停止发展，全身症状也可随之减轻或逐渐消失。

(3)收口期：脓腐渐尽，新肉开始生长，以后逐渐生肌收口而愈。少数患者亦有腐肉虽脱，但新肉生长迟缓的，多由气血两虚所致。

病情不严重者，病程多在 1 个月左右。若病情重、范围大，或正气不足，则病程多可延长。若阴虚或气血两虚者，则可有以下表现。

若阴虚之体火毒炽盛者，局部肿形平塌，根盘散漫，疮色紫滞，不易化脓腐脱，溃出脓水稀少或带血水，疼痛剧烈，伴有高热、唇燥口干、食欲不振、便秘、溲赤，舌质红，苔黄，脉细数，多见于老年瘦弱之人。如治疗护理得当，阴液恢复，火毒渐化，则溃脓期和收口期与一般顺证相仿；但若治疗护理不当，阴更虚，火更旺，则可致火毒内陷，而发生火陷证。

若气血两虚，不能透毒外出者，局部肿形平塌，根脚散漫，疮色灰黯，化脓迟缓，腐肉难脱，脓水清稀，色带灰绿，闷肿胀痛，溃口易成空壳，伴有发热、精神不振、面色苍白，舌质淡红，苔白腻，脉数无力，多见于老年肥胖之人。如气血恢复，毒邪外泄，则溃脓期和收口期与一般顺证相仿；但若治疗护理不当，气血更虚，则可并发干陷证。

若合并内陷证时，患者则可出现神昏谵语、气息急促等严重的全身症状。内陷证多见于脑疽、发背疽的患者，尤以脑疽为多见；发生于上唇者，容易引起颅内感染，危险性更大。

2. 辅助检查

血常规检查提示白细胞总数及中性粒细胞比例升高，必要时还应测定血糖和尿糖。

【鉴别诊断】

发生于后项的脑疽初期，局部仅有一个脓头，但之后范围扩大，可出现多个脓头，应与项后部的多发性疖病相鉴别。多发性疖病有时虽亦有单个较大的肿块，但始终为一个脓头，且有反复发作的病史，局部症状和全身症状均较有头疽轻。

【辨证论治】

本病应内治与外治并重，以中医辨证论治为主，必要时可中西医结合治疗。患有消渴者，应同时给予积极治疗。

(一)内治法

1. 风热蕴结证(初期)

证候：肿块初起，上有粟粒状脓头，痛痒相兼，并逐渐形成多个脓头；伴有恶寒，发热；苔薄黄，脉浮数。

治法：散风清热，活血消肿。

方药：仙方活命饮加减。

2. 火毒炽盛证

证候：局部红肿、灼热、疼痛，脓头渐腐，形如蜂窝，肿胀范围较大，肿势高突，脓液稠厚；伴有高热，口渴，大便干结，小便短赤；舌质红，苔黄，脉数有力。

治法：清热解毒，和营托毒。

方药：黄连解毒汤合透脓散加减。

3. 阴虚火炽证

证候：肿形平塌，根盘散漫，疮色紫滞，脓水稀少或带血水，脓腐难化；伴有高热，烦躁，口渴，大便干结，小便短赤；舌质红，苔黄燥，脉细弦数。

治法：养阴生津，清热解毒。

方药：竹叶黄芪汤加减。

4. 气虚毒滞证

证候：肿形平塌，根脚散漫，疮色紫滞，脓腐难化，脓水稀少，易成空腔；伴有精神萎靡，面色苍白；舌质淡，苔白或微黄，脉虚无力。

治法：补益气血，托毒透脓。

方药：托里消毒散加减。

(二)外治法

(1)初期：可选用金黄膏、玉露膏或清热解毒的鲜草药捣烂外敷。

(2)溃脓期：脓熟时应切开排脓。病变范围较大者，脓成切开时，一般可做“十”字形切开引流；溃后用九一丹、八二丹掺于金黄膏、玉露膏中外敷，或用药线引流。若溃口脓腐厚而不脱，则可用手术剪将之除去。

(3)收口期：脓尽新生，用生肌散掺于生肌玉红膏或生肌白玉膏中敷贴。疮口有空壳者，可用垫棉法或手术清创后，再用生肌散之类外敷。

【预防与调护】

(1)实证者饮食宜清淡，忌食膏粱厚味、辛辣炙煿之品，忌烟酒；虚证者可适当补充易消化的高蛋白、高营养饮食，如鸡汤、鱼汤、牛奶、蛋类等，以利于伤口愈合。

(2)疮面忌挤压碰撞，周围应保持清洁，可用2%～10%黄柏溶液拭净，以免脓水浸淫。

(3)高热者应注意卧床休息，多饮水。

(4)有糖尿病者，要积极治疗原发病，并严格控制饮食。

项目四 疔

疔是一种发病迅速而危险性较大的急性化脓性疾病，以其形小根深，坚硬如钉而得名。若治疗、护理不当，发生于颜面部的疔容易引起走黄，可有生命危险；发生于手足部的疔可损伤筋骨而影响肢体功能。

疔按发病部位和性质的不同可分为颜面疔、手足疔、红丝疔、烂疔、疫疔，本项目只介绍病因病机相似的颜面疔、手足疔、红丝疔。

一、颜面疔

颜面疔指发生于颜面部的急性化脓性疾病，其特征是初期形小根深，坚硬如钉，发病迅速，全身热毒症状明显，因容易引起走黄而有生命危险。颜面疔相当于西医学颜面部的疖、痈。

由于发生部位的不同，颜面疔的名称各异，如生于眉心的称为“眉心疔”，生于两眉棱的称为“眉棱疔”，生于眼胞的称为“眼胞疔”，生于颧部的称为“颧疔”，生于人中的称为“人中疔”，生于人中两旁的称为“虎须疔”，生于口角的称为“锁口疔”。

【病因病机】

颜面疔主要是火毒为患，可因过食膏粱厚味、醇酒辛辣炙煿之品，以致脏腑蕴热，火毒结聚而成；或因感受火热之邪；或因昆虫咬伤、破伤皮肤等，复感毒邪，蕴蒸肌肤，以致经络阻塞，气血凝滞所致。

因头面为诸阳之会，故易助益火势，火毒蕴结于此，反应剧烈，变化迅速，如不及时治疗，或妄加挤压，或不慎碰伤，或过早切开，皆能助益火毒；若正不胜邪，毒邪扩入营血，则可引起走黄；若毒邪内传脏腑，则又可引起内脏器官的转移性脓肿；若毒邪流注于肌肉、经络，则可形成流注；若毒邪流窜，附着于骨骼，则可形成附骨疽。

西医学认为，本病多为金黄色葡萄球菌或白色葡萄球菌感染所致的单个毛囊及周围组织的急性化脓性感染。本病发生于上唇和鼻部的危险三角区时，如被挤压或挑破，则易引起化脓性海绵窦静脉炎，危险性较大。

【诊断】

1.临床表现

本病多发生于额前、颧、颊、鼻、口唇等部位，病程一般为10～14天，依据病程变化可分为三期。

(1)初期：在颜面部的皮肤上有一粟粒样脓头，或痒或麻，继则渐渐出现红、肿、热、痛，其形小根深，坚硬如钉；轻者无全身不适，重者可伴有恶寒、发热等全身症状。

(2)成脓期：在第5～7天，肿形逐渐增大，红热明显，疼痛加剧；在第7～10天，肿势局限，顶高根软，全身可伴有发热、口渴、便干、溲赤等火毒炽盛等表现。

(3)溃后期:脓头溃破,脓栓(疔根)随脓外出,肿消痛止,身热渐退,疮口愈合。

若毒盛未能及时得到治疗,或受挤压碰撞,或过早切开等,疮顶可突然干陷无脓,肿势扩散,甚至头面、耳、项俱肿,疡口周围皮肤暗红;全身可伴有壮热烦躁、恶心呕吐、神昏谵语、舌质红绛、苔黄糙、脉洪数等,乃是疔毒走黄之逆证。

2. 辅助检查

血常规检查提示白细胞总数及中性粒细胞比例升高,病重时应做溃疡面脓液或血液的细菌培养及药物敏感试验。

【辨证论治】

因颜面疔治疗及护理不当,均易造成危险,故本病应治疗及时,护理恰当,采用内外并重、中西医结合治疗的措施。

(一)内治法

1. 热毒蕴结证

证候:局部肿块渐渐焮红肿痛,肿块范围较小;伴有轻度发热;舌红,苔薄黄,脉稍数。

治法:清热解毒。

方药:五味消毒饮加减。局部红、热、肿胀明显者,加赤芍、牡丹皮,以清热消肿。

2. 火毒炽盛证

证候:局部肿块增大,四周浸润明显,疼痛加剧;伴有高热,烦躁,口渴,便秘,溲赤;舌苔黄腻,脉滑数。

治法:泻火解毒。

方药:黄连解毒汤合五味消毒饮。

(二)外治法

(1)初期:可用金黄膏或玉露膏外敷,亦可用太乙膏或千捶膏外贴。

(2)中期:可用九一丹或八二丹掺于玉露膏中外敷,或用药线引流。

(3)后期:脓尽新生,用生肌散掺于生肌玉红膏或生肌白玉膏中敷贴。

【预防与调护】

(1)患者饮食宜清淡,宜进食富含维生素、易消化之品,食物应软烂,以减少咀嚼动作;忌食膏粱厚味、辛辣之品,忌烟、酒。

(2)患者宜保持心情舒畅,忌心烦易怒;应多卧床休息,减少活动。

(3)患者应保持皮肤清洁,及时处理各种疮口,减少感染的机会;局部忌挤压、碰撞、挑刺、施用灸法、早期切开,忌发散、温燥药物。

(4)全身症状较重者,宜卧床休息。

二、手足疔

手足疔指发生于手足部的急性化脓性疾病,手部发病率高于足部,主要因手使用率高,防护措施少,容易受到损伤和感染。因发病部位和形态不同,故手足疔有很多不同的名称,如生于指头的称为“蛇头疔”,又名“螺纹疔”;生于指腹的称为“蛇肚疔”;生于甲内的称为“沿爪疔”;生于指(趾)关节间的称为“蛀节疔”;生于指甲旁的称为“蛇眼疔”;生于掌心的称为“托盘疔”;

生于涌泉穴的称为“涌泉疔”。总之，病名虽异，而其病因病机、症状、治疗大致相同，故合并论述。手足疔若不及时治疗，容易引起筋骨损伤，影响局部功能，甚至有走黄的危险。

本病相当于西医学的手足部急性感染，包括甲沟炎、化脓性指头炎、化脓性腱鞘炎、掌中间隙感染等。

【病因病机】

本病内因脏腑火毒蕴结、血瘀毒滞；外因外伤，如针刺、竹、木、鱼骨、修甲刺伤，昆虫咬伤等感染邪毒，阻于皮肉之内，留于经络之中，致经络阻塞、气血凝滞而成。

西医学认为，手足部的化脓性感染多因局部外伤引起的细菌感染所致，而手掌深部间隙感染则多因中指或无名指的腱鞘炎蔓延所引起，致病菌多为金黄色葡萄球菌。

【诊断】

1. 临床表现

(1)蛇眼疔(甲沟炎)：初起时指甲一侧边缘的皮下组织有轻微的红肿、疼痛，一般2～3天即可化脓，但局部仅出现白点而不易破溃出脓。若不及时治疗，炎症可蔓延到对侧而形成指甲周围炎，脓液侵入甲下，可形成甲下脓肿，进而形成蛇头疔。感染严重时，患者常有局部疼痛剧烈，并伴有发热症状。

(2)蛇头疔(化脓性指头炎)：初期有麻木作痒及肿胀感，继则出现灼热疼痛，有的红肿明显，有的红肿不明显；中期肿势逐渐扩大，手指末节呈蛇头状膨大，红肿明显，疼痛剧烈，呈搏动性或如鸡啄样痛(跳痛)，可引起同侧肘或腋部淋巴结肿大、疼痛，1～2周后可成脓，伴有恶寒、发热等全身症状；溃后一般脓出黄稠，脓畅泄后逐渐肿消痛止而愈合。若溃脓迟缓，在10～14天才穿溃，而且溃后脓水臭秽，经久不尽，余肿不消，则多是损骨之现象。

(3)蛇肚疔(急性化脓性腱鞘炎)：发病迅速，疼痛明显。患指除末节外，呈明显的圆柱状肿胀，皮肤极度紧张、发亮；患指呈轻度屈曲，不能伸展，任何轻微的被动伸指活动都会引起剧烈的疼痛；可伴有发热、全身不适等全身症状；一般7～10天可成脓，但由于指侧皮肤坚厚，因此不易出现波动感。如不及时切开引流或减压，鞘内因脓液积聚，压力迅速升高，使肌腱发生坏死，或炎症向上蔓延到手腕、前臂引起手掌深部间隙和滑液囊的感染。

(4)托盘疔(手掌深部间隙感染)：手掌深部间隙被掌腱膜与第三掌骨相连的纤维中隔分为掌中间隙(尺侧)和鱼际间隙(桡侧)，因此，手掌间隙感染又可分为掌中间隙感染和鱼际间隙感染。

1)掌中间隙感染：掌心凹陷变浅，或手掌中央隆起，正常凹陷消失，局部皮肤紧张、发白，压痛明显，中指、无名指和小指处于半屈位，被动伸指可引起剧痛。由于手掌部淋巴毛细血管网与淋巴管多数经指蹼间隙引流到手背部，因此掌中间隙感染常使手臂肿胀严重，可伴有发热、头痛、舌苔黄、脉数等。

2)鱼际间隙感染：大鱼际和拇指指蹼明显肿胀，压痛明显，但掌心凹陷仍在，拇指外展略屈，食指半屈，活动受限，表现为拇指不能对掌，可伴有发热症状。

2. 辅助检查

血常规检查提示白细胞总数及中性粒细胞比例升高。病重时应做溃疡面脓液或血液的细菌培养及药物敏感试验。病程日久者应做X线摄片、CT检查，以明确有无死骨的存在。

【辨证论治】

手足疔的治疗包括全身治疗和局部治疗，但由于手、足部的解剖特点，因此更应注意局部及时切开引流或减压，以免引起指(趾)骨坏死或肌腱受损而影响手、足部的功能。

(一)内治法

手足疔的内治法可参照“颜面疔”。

(二)外治法

由于手部组织解剖的特殊性及其功能的重要性，因此发生不同部位的感染脓成后其手术方法不尽相同。发生于指端的蛇头疔，脓成时宜尽早切开，以免引起指骨坏死。

蛇眼疔切口一般沿甲旁纵行切开，若有甲下脓肿，则可拔除指甲；蛇头疔可在指(趾)掌面一侧纵行切开，必要时做对口引流；蛇肚疔可在手指侧面纵行切开，长度不超过上、下关节；托盘疔可在掌横纹切开。所有切口均应保持引流通畅。

【预防与调护】

(1)患者饮食宜清淡，忌食膏粱厚味、辛辣之品，忌烟、酒。

(2)手部疔忌持重，并以三角巾悬吊；足部疔宜将患足抬高，并避免行走及活动。

(3)病愈后影响屈伸功能者，宜早期加强功能锻炼。

(4)患者参加劳动时应注意做好保护，防止手、足部皮肤损伤，一旦受伤，应及时治疗。

三、红丝疔

红丝疔指多发生于四肢内侧，有红丝向上蔓延走窜的急性感染性疾病，相当于西医学的急性管状淋巴管炎。

【病因病机】

本病多由手、足外伤，或因发生疔、足癣糜烂、皮肤破损感染毒邪，以致邪毒扩散，流于经脉，蔓延走窜而发病。

西医学认为，本病多由溶血性链球菌感染所致。溶血性链球菌可从破损的皮肤与黏膜或其他的感染病灶，如疔、疖、痈、足癣等处入侵，引起淋巴管及其周围组织的急性炎症反应。严重者可波及附近淋巴结，导致急性淋巴结炎。

【诊断】

1. 临床表现

本病好发于四肢内侧，尤以下肢多见。病变先在手、足部生有疔、疖或皮肤破损之处出现红、肿、热、痛，继则局部有红丝一条或数条由远心端向近心端迅速蔓延走窜，上肢的可停于肘部或腋部，下肢的可停于腘窝或胯间，病变附近淋巴结有肿痛。患者可伴有恶寒、发热、头痛、食欲不振、全身不适、苔黄、脉数等表现。浅部的红丝多细且红色明显；深部的红丝多呈暗红色或不见红丝，但患肢可出现条索肿胀和压痛。红丝疔一般不化脓，即使化脓，溃后也易收口。本病若不及时治疗或治疗不当，严重时也可导致走黄。

2. 辅助检查

血常规检查提示白细胞总数及中性粒细胞比例升高。

【辨证论治】

(一)内治法

1. 火毒入络证

证候:患肢见红丝较细;全身症状轻;舌红,苔薄黄,脉濡数。

治法:清热解毒,行气和血。

方药:五味消毒饮加赤芍、牡丹皮。发生于下肢者,加牛膝、茯苓等;痛重者,加乳香、没药。

2. 火毒入营证

证候:患肢红丝粗,肿胀明显,迅速向近心端蔓延;伴有高热,寒战,烦躁,头痛,口渴等全身症状;舌红,苔黄腻,脉洪数。

治法:清营凉血,解毒散结。

方药:犀角地黄汤合黄连解毒汤加减。

(二)外治法

本病若早期应用砭镰法,则取效较快。局部皮肤消毒后,用三棱针沿红丝所过之处寸寸挑断,并用手指轻轻挤捏针孔周围皮肤,令其出血而泻热排毒。

【预防与调护】

及时彻底处理原发病灶,尤其是糜烂型足癣应彻底进行治疗,其他同“颜面疔”。

项目五　丹　毒

丹毒是一种皮肤突然发红,色如丹涂的急性感染性疾病。根据发病部位的不同,丹毒又有不同的名称,如发生于头面部者,称为抱头火丹;发生于胸腹、腰胯者,称为内发丹毒;发生于下肢者,称为流火;发生于新生儿者,称为赤游丹。本病多不化脓。西医学亦称本病为丹毒,或称其为急性网状淋巴管炎。

【病因病机】

丹毒多因素体血分有热,外受火毒,热毒蕴结,郁于肌肤而发;或皮肤黏膜破损,如鼻腔黏膜破损、皮肤擦伤、毒虫咬伤、足癣糜烂等,毒邪乘虚侵入而成;总由血热火毒为患。丹毒因所发部位不同,其所兼夹之邪会有所不同,如发生于头面部者,每多兼夹有风热;发生于胸腹、腰胯者,每多兼夹有肝火;发生于下肢者,每多兼夹有湿热;发生于新生儿者,每多兼夹有胎毒火热。

西医学认为,本病是溶血性链球菌经由皮肤、黏膜微小创口入侵,引起皮肤网状淋巴管的急性炎症。发生于小腿者,多因糜烂型足癣继发链球菌感染所致。

【诊断】

1. 临床表现

本病好发于小腿、颜面等处,尤以小腿部多见,也可发生于其他部位;发病前可有皮肤黏膜破损史,如糜烂型足癣、口腔溃疡等。

患者起病多急骤,常先出现恶寒、发热、头痛、纳差、便秘、溲赤等全身症状,继之局部皮肤可见小片红斑,边界清楚,迅速蔓延成大片鲜红斑,略高于皮肤表面。患处表面紧张光亮,触之灼手,肿胀、触痛较明显。5～6天后,红斑自中央开始逐渐消退,转为棕黄,有脱屑。本病一般预后良好,愈后不留痕迹。

病情严重者,红斑之上可有紫癜、水疱,甚至血疱,偶有化脓或皮肤坏死;亦有一边消退,一边发展,缠绵数周者。病变附近臖核可有肿大、疼痛。

丹毒发生于下肢者,多由糜烂型足癣引起。足癣可致本病反复发生。反复发作者,可导致小腿持续性肿胀,形成大脚风(象皮腿)。新生儿丹毒常游走不定,多有皮肤坏死,伴有高热、烦躁、呕吐等严重的全身症状,可危及生命。

2. 辅助检查

血常规检查显示白细胞总数及中性粒细胞比例明显升高。

【鉴别诊断】

1. 接触性皮炎

接触性皮炎发生于颜面者应与本病鉴别。接触性皮炎有某种物质接触史,皮损以红肿、水疱、丘疹为主,发生于接触部位,以暴露部位多见,自觉灼热、瘙痒,一般无全身症状,附近淋巴结多无肿痛。

2. 类丹毒

类丹毒好发于手部,常有猪骨或鱼虾之刺划破皮肤史,起病较慢,红斑范围小,症状轻,无明显全身症状。

【辨证论治】

本病是一种急性感染性疾病,应及时明确诊断并积极进行中西医结合治疗。

(一)内治法

1. 风热蕴毒证

证候:红斑多发生于头面部,局部皮肤焮红灼热,肿胀疼痛,继则蔓延扩散,重者游走迅速,眼胞肿胀难睁,或见水疱,耳后、颈侧臖核肿大;兼见恶寒,发热,头痛;舌质红,苔薄黄,脉浮数。

治法:疏风清热,解毒消肿。

方药:普济消毒饮合银花甘草汤加减。大便干者,加生大黄、芒硝;咽痛者,加生地黄;高热神昏者,加生石膏。

2. 肝火蕴毒证

证候:红斑多发生于胸胁或腰腹,局部皮肤灼热、疼痛,或见水疱、血疱;伴有发热或高热,口苦咽干,胸胁胀痛,便秘,溲赤;舌质红,苔黄腻,脉弦滑数。

治法:清肝泻火,利湿解毒。

方药:龙胆泻肝汤加减。

3. 湿热蕴毒证

证候:红斑多发生于下肢,局部红赤肿胀,灼热疼痛,或见水疱、紫斑,甚至结毒化脓或皮肤坏死,或反复发作而形成大脚风;伴有发热,纳差,便秘等;舌质红,苔黄腻,脉滑数。

治法:清热利湿解毒。

方药:五神汤合萆薢渗湿汤加减。伴大脚风者,加防己、苍术、泽泻、升麻等。

4. 胎火蕴毒证

证候：见于新生儿，多见于臀部、脐周，局部红肿、灼热，亦可游走不定，多有皮肤坏死；伴有高热，烦躁，恶心，呕吐，纳呆，便干，溲赤；舌质红绛，苔黄，指纹透关射甲。

治法：凉血清热解毒。

方药：犀角地黄汤、黄连解毒汤、五味消毒饮三方合并加减。阴虚而见舌红绛、无苔者，加玄参、麦冬、石斛等；壮热烦躁、神昏谵语者，加服安宫牛黄丸或紫雪丹。

(二)外治法

(1)外敷法：金黄散或玉露散，用冷开水调敷；或用鲜野菊花叶、鲜蒲公英、鲜紫花地丁、鲜马齿苋等任选一种，洗净，捣烂外敷。

(2)砭镰法：患部消毒后，用三棱针或七星针等轻轻叩刺皮肤，放血排毒，或配合拔火罐，待出血后，外敷金黄膏或玉露膏。此法只适宜于下肢丹毒，禁用于抱头火丹及赤游丹。

(3)熏洗法：伴大脚风者，可用鲜乌桕、鲜樟树叶、松针各 60g，生姜 30g，切碎煎汤，每晚熏洗 1 次。

【预防与调护】

(1)患者应卧床休息，多饮温开水，床边隔离。患者用过的敷料要烧毁，换药器械应严格消毒。

(2)有皮肤黏膜破损者应及时治疗，以免感染毒邪。

(3)下肢有丹毒者应彻底治疗足癣。

(4)下肢有丹毒者应抬高患肢，以利于消肿。

(5)患者饮食宜清淡，忌辛辣、油腻、鱼腥等，多食用新鲜蔬菜、水果。

项目六　走黄与内陷

走黄是外疡毒邪炽盛，客于营血，内攻脏腑的一种急性危重证候；内陷是因正气内虚，毒邪不外泄，反客入营血，内陷脏腑的一种急性危重证候。因疔最易发生走黄，故常称为“疔疮走黄”。因有头疽最易发生内陷，故常称为“疽毒内陷”。实际上，一切痈、疽、疔、疖等阳证外疡，因毒邪炽盛，正不胜邪或人体正气虚弱，均可引起走黄或内陷。走黄和内陷相当于西医学的全身性化脓性感染，可分为败血症、脓血症、毒血症三种类型。

【病因病机】

走黄与内陷是由疔、有头疽或其他外疡因失治、误治或护理不当，以致火毒炽盛或正不胜邪，毒邪入里，客入营血，内攻(陷)脏腑所致。

1. 走黄

走黄见于疔疮失治，或挤压碰撞，或脓未成熟，过早切开；又或因过食辛辣、厚味等，使毒邪内攻脏腑所致。

2. 内陷

内陷的根本原因在于正气内虚，或治疗及护理不当，正不胜邪，反陷入里，陷于脏腑而发病。内陷可分为火陷证、干陷证、虚陷证三种类型。

(1)火陷证:多因阴液不足,火毒炽盛,复因挤压疡口,或治疗不当等,以致正不胜邪,毒邪内陷入里而成,多发生于有头疽的毒盛期。

(2)干陷证:多因气血两亏,正不胜邪,不能酿化为脓,托毒外出,反陷入里而成,多发生于有头疽的溃脓期。

(3)虚陷证:多因毒邪已衰退,而气血亦大伤,脾气不复,肾阳虚衰,生化乏源,阴阳两竭而成,多发生于有头疽的收口期。

总之,走黄与内陷的区别在于正气是否虚弱。走黄的发生多为毒邪炽盛,而正气亦不虚;内陷的发生多为正气已虚,无力抗邪所致。两者虽都为毒邪入里,但前者多为实证,后者多为虚证。

西医学认为,走黄与内陷是在人体免疫功能下降时,局部感染扩散到全身所引起的全身性感染。败血症是致病菌或条件致病菌侵入血液循环,并在血中生长繁殖,产生毒素而发生的急性全身性感染;脓血症指细菌栓子或脱落的感染血栓进入血液循环,并在身体各处的组织或器官内发生转移性脓肿,引起严重的全身症状者;毒血症指病原微生物产生大量外毒素进入血液循环,引起全身中毒反应的全身感染综合征。

【诊断】

1. 临床表现

走黄与内陷起病急,病情重,发展快;局部表现为肿势平塌,根盘散漫;患者常有发热,体温可达40~41℃。

(1)走黄:在原发病灶处,疮顶突然陷黑无脓,肿势迅速向周围扩散,边界不清,皮色暗红,疼痛剧烈,全身可伴有高热、头痛、烦躁不安、胸闷不畅、四肢酸软无力,舌质红绛,苔黄糙,脉洪数或弦滑数;或伴有咳嗽、喘息气促、胁痛、痰中带血;或伴有恶心呕吐、口渴喜饮、便秘腹胀、腹泻;甚或伴有神昏、谵语、发痉、发厥、肢体拘急;亦可并发附骨疽、流注等。

(2)内陷:在临床上多见于老年正气虚弱患者或消渴患者,临床可表现为以下三型。

1)火陷证:多见于老年瘦弱之人,常发生于有头疽初起之时。局部疡顶不高或平塌陷下,根盘散漫,疡色紫滞,疡面干枯无脓,灼热剧痛;可伴有壮热口渴,便秘溲赤,烦躁不安,神昏谵语;或有胁肋隐痛;舌质红绛,苔黄腻或糙,脉洪数或弦数。

2)干陷证:多见于老年肥胖之人,常发生于有头疽的溃脓期。局部脓腐不透,疡口中央糜烂,脓少而薄,疡色晦暗,胀痛或微痛,疡顶干枯;伴有发热,恶寒,神疲少食,自汗,胁痛,气息喘促,神昏谵语;舌质淡红,苔黄腻,脉虚数。患者亦可表现为体温不高,肢冷,大便溏薄,小便频数;舌质淡,舌苔灰腻,脉沉细。

3)虚陷证:多见于有头疽的收口期。局部肿势已退,疡口脓腐已脱,而脓水清稀或偶带绿色,新肉不生,状如镜面,光白板亮,不知痛感;可伴有虚热不退,精神萎靡,饮食减少;或有腹痛腹泻,肢冷自汗,气息低促;舌质淡红,苔薄白或无苔,脉沉细或虚大无力;随后患者可陷入昏迷厥脱,此属脾肾阳衰;若见舌光如镜、口舌生糜、舌质红绛、脉细数等,则属阴伤胃败。

2. 辅助检查

血常规检查显示白细胞总数和中粒细胞比例显著升高,血液或脓液细菌培养结果常呈阳性，并需做尿常规、肝肾功能等检查。

【辨证论治】

本病为全身性感染，故病情危重，应及时积极救治，以防止疾病危及患者生命。治疗应采取中西医结合治疗，以西医为主，配合中医辨证施治。

(一)内治法

1. 毒入营血证(走黄)

证候：局部疮顶陷黑无脓，肿胀迅速扩散，色暗红，边界不清；可伴有壮热不退、烦躁不安，或有神昏谵语，或有皮肤发斑；舌质红绛，苔黄燥或苔少而干，脉细数。

治法：清热凉血解毒。

方药：犀角地黄汤、黄连解毒汤、五味消毒饮三方合并加减。

2. 阴虚毒炽证(火陷证)

证候：局部肿形平塌，根脚散漫，疮色紫滞，疮口干枯无脓，灼热剧痛；可伴有壮热口渴，便秘溲赤，烦躁不安，神昏谵语；舌质红绛，苔少而干，脉细数。

治法：凉血清营解毒，养阴清心开窍。

方药：清营汤合黄连解毒汤加减。神昏谵语者，加安宫牛黄丸或紫雪丹。

3. 正虚毒陷证(干陷证)

证候：局部脓腐不透，脓水稀少，疮色晦暗，肿势平塌，散漫不聚，闷胀疼痛或微痛；可伴有发热，恶寒，神疲乏力，自汗，少食，胁痛，神昏谵语，气急喘促；舌质淡红，苔黄腻，脉虚数。

治法：补益气血，清热托毒，清心开窍。

方药：托里消毒散加减。

4. 脾肾阳虚证(虚陷证)

证候：局部肿势已退，腐肉已尽，脓水灰薄，新肉不生，不知痛痒；可伴有腹痛便溏，肢冷自汗，气息低促；舌质淡，苔薄白，脉沉细。

治法：温补脾肾。

方药：附子理中汤加减。

(二)外治法

走黄与内陷的外治法可参照疔、有头疽，同时应注意清除坏死组织、保持引流通畅等。

【预防与调护】

(1)患者饮食宜清淡，富有营养。

(2)应按重病护理，密切观察病情，每隔2～4小时为患者测体温、脉搏、呼吸、血压1次，昏迷者按昏迷常规处理。

(3)患颜面疔、有头疽者，局部忌挤压、碰撞、挑刺、艾灸、早期切开等，以免毒邪由局部扩散到全身而发为本病。

(4)保持病室清洁，注意通风，患者应充分休息。

项目七 附骨疽

附骨疽指毒气深沉，附着于骨的化脓性疾病，又有多骨疽、朽骨疽、咬骨疽之称。附骨疽相当于西医学的急、慢性化脓性骨髓炎。

附骨疽的临床特点为好发于儿童，以10岁以下的男孩为多见；多发生于四肢长骨的干骺端，以胫骨为最多，其次是股骨、肱骨、桡骨等；初期局部色白，漫肿无头，疼痛彻骨，溃后脓水淋漓不尽，可形成窦道，损伤筋骨。

【病因病机】

1. 余毒湿热

患者常有疔疮、疖等病史，因局部处理不当，或伤寒、麻疹等病后又患有全身疾病而气血虚弱，则余毒湿热深窜入里，致经络阻塞，气血凝滞而成。

2. 跌扑损伤

患者常因跌扑损伤致开放性骨折或外伤，复感邪毒，瘀血化热，使经络阻塞，气血凝滞而成。

西医学认为本病的主要致病菌是金黄色葡萄球菌、乙型溶血性链球菌，其他还有大肠杆菌、伤寒杆菌等。

【诊断】

1. 临床表现

(1)初期：起病急，全身症状明显，可见寒战、高热，体温可达39～40℃，咽干口燥，便秘，溲赤，舌苔黄腻，脉滑数。患肢色白漫肿，疼痛彻骨，1～2天即不能活动，之后可出现皮肤微红、微热，胖肿，骨胀感明显，有深压痛和纵轴叩击痛。

(2)成脓期：3～4周，局部焮红胖肿，疼痛剧烈，骨胀感加剧，若脓肿穿破骨膜，形成软组织深部脓肿，则疼痛反而减轻，但局部红、肿、热、痛更加明显，全身高热持续不退。

(3)溃后期：溃后初期脓液稠厚，后变稀薄，淋漓不尽，不易收口，可形成窦道，发展为慢性骨髓炎。慢性骨髓炎表现为患肢增粗，局部可触摸到骨骼粗大、高低不平，有一个或多个窦道，窦道口周围有色素沉着，流稀薄脓液，也可有小块死骨流出。患者全身症状一般不明显，有时会出现发热。

2. 辅助检查

(1)实验室检查：急性骨髓炎阶段可见白细胞总数明显增多。

(2)X线检查：早期X线无改变，2周后可出现骨端呈云雾状混浊的阴影、局限性脱钙、斑点透明区、骨膜阴影增加和不对称，1个月左右骨质被破坏，可见死骨阴影。

(3)CT检查：可提早发现病灶，精确显示病变范围。

【辨证论治】

附骨疽应在急性期即早期诊断、早期治疗，若发病5天内，使用足量合理的抗生素治疗配合中医辨证论治，可避免转入慢性。慢性骨髓炎需以中医辨证论治结合局部处理为主，可适当配合抗生素治疗。

(一)内治法

1. 湿热瘀阻证

证候:附骨疽初期,患肢疼痛彻骨,不能活动,继而患部漫肿,皮色不变,有深压痛和叩击痛;伴有高热,便秘,溲赤,渴喜冷饮;舌质红,苔黄腻,脉滑数。

治法:清热化湿,活血行瘀。

方药:仙方活命饮合五神汤加减。热重者,加黄连、黄柏、生栀子、生大黄;有外伤史者,加桃仁、红花。

2. 热毒炽盛证

证候:发病后1～2周,患肢肿胀、疼痛剧烈,皮肤发红、灼热;伴有咽干口渴,便秘,溲赤,全身高热持续不退,内已酿脓;舌红,苔黄腻,脉洪数。

治法:清热化湿,和营托毒。

方药:黄连解毒汤合仙方活命饮加减。

3. 脓毒蚀骨证

证候:溃后全身症状减轻,脓水淋漓不尽,形成窦道,日久患肢肌肉萎缩,可摸到粗大的骨骼,可触及死骨;伴有神疲乏力,头晕,心悸,低热;舌质淡红,苔薄,脉濡细。

治法:补益气血,清化余毒。

方药:八珍汤合四妙丸加减。

(二)外治法

(1)初期:可用金黄膏、玉露膏或如意金黄散外敷。

(2)成脓期:宜及时进行钻孔引流(图4-1),开窗减压(图4-2),保持引流通畅,彻底清理髓腔内脓液和坏死组织。

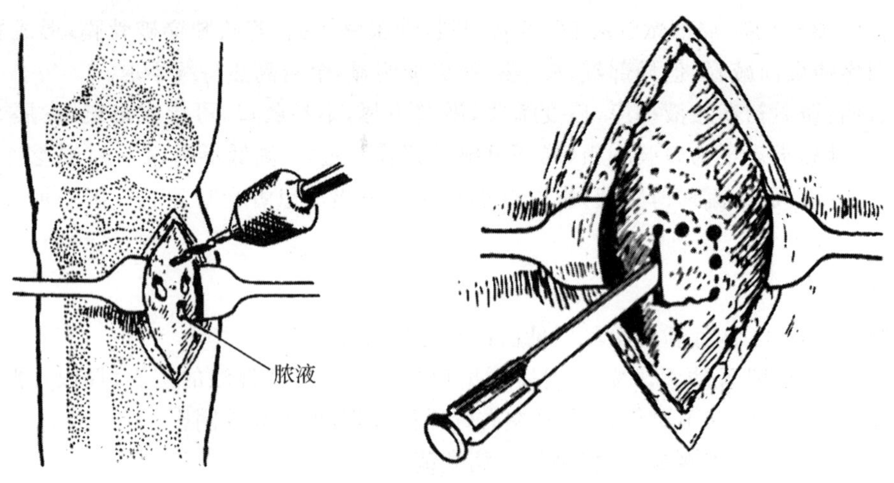

图4-1　胫骨干骺端钻孔术　　图4-2　开窗减压术

(3)溃后期:宜先用七三丹或八二丹药线引流,再用红油膏或冲和膏盖贴。如触及死骨松动者,可用镊子除去;形成窦道者,可用千金散或五五丹药线腐蚀窦道,扩大疮口,后改用八二丹药线，以太乙膏或红油膏盖贴；也可做手术清创，脓尽后改用生肌散，以生肌白玉膏盖贴。若死骨太大者，可行死骨摘除术，或行其他手术，如肌瓣填塞、闭式灌洗等。

【预防与调护】

(1)积极治疗原发病，患者初期饮食宜清淡，溃后期应加强营养。

(2)急性期患者宜卧床休息，抬高患肢，并用石膏托或夹板制动，以防止病理性骨折的发生和感染扩散。

项目八 流 痰

流痰是发生在骨与关节间的慢性化脓性疾病，因其成脓后可在病变附近或较远的空隙处形成脓肿，破溃后脓液稀薄如痰，故名流痰。本病可因发病部位不同而有许多不同名称，如发生于脊背的，称为龟背痰；发生在腰椎两旁的，称为肾俞虚痰；发生在环跳穴附近的，称为附骨痰；发生在膝部的，称为鹤膝痰；发生在足踝部的，称为穿拐痰；发生在手指骨节的，称为蜣螂蛀。本病的名称虽异，但其病因、证候和治法以及预后基本一致，故统称为流痰。本病相当于西医学的骨与关节结核。

流痰的临床特点是多见于儿童和青少年人，好发于骨和关节，以脊椎多见；病程进展缓慢；初期不红不热，化脓亦迟，脓水清稀，并夹有败絮样物质，溃后不易收口，易形成窦道，常可因损筋伤骨而致残疾，重者可危及生命。

【病因病机】

儿童多因先天不足，肾气未充，骨骼柔嫩，或外来损伤，致气血失和，风寒痰浊凝聚于筋骨而发病。成年人多因劳倦内伤，肾精亏损，骨骼空虚，正不胜邪，风寒痰浊乘虚而入，侵袭骨骼，气血凝滞而成。

总之，本病的形成根本原因是正虚，外邪和损伤为诱因。先天不足，肾亏髓空是其本；痰浊凝聚，风寒侵袭，或有所损伤是其标。本病在发展过程中，其始为寒，其久为热；当其化脓之时，寒化为热，肉腐成脓；后期则阴虚火旺，虚火灼津；又因脓水淋漓不断，故又常出现气血两虚的证候。

西医学认为本病因结核分枝杆菌感染而成。

【诊断】

1. 临床表现

流痰好发于儿童与青少年人，常可有其他部位的结核病病史，尤以肺结核最多。发病部位以脊椎最多，其次为下肢的髋、膝、踝关节，再次为上肢的肩、肘、腕、指等骨关节，一般多单发。

(1)初期：患处肿胀不明显，不红不热，仅觉隐隐酸痛，继则关节活动障碍，动则疼痛加剧，休息后可减轻；全身症状不明显。

(2)成脓期：病后半年至1年以上，病变部位渐渐肿起，病变附近或较远处形成脓肿，不红不热，或微红热。脓熟时，患处皮肤出现透红一点，按之应指，可伴发热，朝轻暮重。

(3)溃后期：溃破后，流出的脓液清稀，或夹有败絮样物质，久则疮口凹陷，周围皮色紫暗，易形成瘘管，难以收敛。如病在四肢者，则肌肉日渐萎缩；若病变在颈椎、胸椎、腰椎者，则四肢强直不遂或瘫痪不用，甚至二便失禁。如病久元气不支，食欲减退，则身体日渐消瘦，精神萎靡，或伴有面色无华，畏寒，心悸失眠，自汗；或伴有午后潮热，骨蒸盗汗，口燥咽干，纳差；或咳痰带血，渐成骨痨，预后较差。如脾胃未败，则尚有治愈的可能。凡病变在大关节者，治愈率较低；若病变在小关节者，则治愈率较高。

(4)特殊表现：流痰可因发病部位不同而有特殊的临床表现。

发生于颈椎部：可见斜颈畸形，头前倾，患者常以手托下颌而呈颈缩俯形之态，颈椎活动受限；脓肿多出现于颈部，可引起呼吸或吞咽困难。

发生于胸椎部：脊柱后凸，状如龟背，走路时常以两手支撑腰胁；脓肿多出现于椎旁或肾俞附近。

发生于腰椎部：腰部僵直，拾物试验阳性，腰部挺起如板状，小儿如患此病，则常失去正常生理前凸曲线；脓肿大多出现于少腹、胯间或大腿内侧。

发生于髋关节：患肢关节伸屈困难，大腿、臀部肌肉萎缩，两臀部肌肉不对称，可有跛行；患处不痛，痛反在膝部；脓肿可出现在髋关节附近或大腿外侧较远处。

发生于膝关节：可出现大腿及小腿肌肉萎缩，尤以大腿肌肉为甚，关节肿胀明显，状如鹤膝，患肢渐渐不能屈伸；脓肿发生在膝关节周围，日久可形成脱位、膝内翻或外翻畸形，患肢较正常肢体为短。

发生于踝部：踝关节外侧先肿胀，继则流窜向内侧，小腿肌肉萎缩，呈内翻畸形；脓肿出现在原发病灶附近。

2. 辅助检查

(1)实验室检查：血常规检查见白细胞总数和血红蛋白减少，淋巴细胞数升高；红细胞沉降增快。结核菌素试验用于5岁以下儿童，如结果为阳性，则表示已经感染过结核病，可抽取脓液做结核分枝杆菌培养或涂片检查，发现结核分枝杆菌即可确诊。

(2)X线摄片：显示早期有滑膜肿胀，骨质疏松，并有脱钙现象，以后关节软骨被破坏，或有病理性脱位，骨关节面明显被破坏，有死骨形成。

【鉴别诊断】

1. 附骨疽

附骨疽好发于长骨干骺端，起病较快，开始即有高热，疼痛剧烈，病变处胖肿，靠近关节的干骺端有明显叩击痛。

2. 流注

流注好发于肌肉深部，无固定部位，随处可生，大多为多发性，起病较快，疼痛较轻，成脓较快，不损伤筋骨，溃后易收口。

3. 历节风

历节风虽也发生在关节，日久也可出现肌肉萎缩、关节变形，但初期即有寒热汗出，肢节窜痛无定处，且有多发性关节炎病史。

【辨证论治】

患者经确诊后，应到专科医院治疗，争取做到早诊断、早治疗、坚持治疗、彻底治愈。

(一)内治法

1. 阳虚痰凝证

证候：患部隐隐作痛，不红不热，肿胀不显，继而关节活动障碍，动则痛甚；可伴神疲乏力，食欲减退，畏寒肢冷；舌淡红，苔薄白，脉沉细无力。

治法：益肾温经，散寒化痰。

方药：阳和汤加减。

2. 阴虚内热酿脓证

证候：局部肿胀明显，肤色转红，形成脓肿，按之应指；可伴身热朝轻暮重；舌质红，苔薄黄，脉弦细数。

治法：养阴清热，托毒透脓。

方药：六味地黄丸合清骨散、透脓散加减。

3. 阴虚火旺证

证候：破溃后流脓稀薄，夹有败絮样物，形成窦道；可伴午后潮热，颧红，盗汗，口燥咽干，食欲减退，心悸失眠；舌红少苔，脉细数。

治法：养阴除蒸。

方药：清骨散加减。

4. 气血两虚证

证候：溃后脓水稀薄，日久不愈；可伴面色无华，畏寒，心悸失眠；舌淡红，苔薄白，脉濡细。

治法：补养气血。

方药：人参养荣汤加减。伴腰膝酸痛、足痿软瘫者，加续断、杜仲、狗脊、菟丝子、巴戟天、牛膝、鹿角胶或鹿角片。

(二)外治法

(1)初期：可用回阳玉龙膏外敷，或以阳和解凝膏掺黑退消盖贴。

(2)成脓期：可穿刺抽脓，或切开引流。

(3)溃后期：可用五五丹药线提脓去腐，外敷红油膏；若形成窦道者，用千金散附在药线上，插入窦道引流；脓尽后可用生肌散收口；或根据不同病情，采用病灶清除术或关节融合术，彻底治疗原发病。

【预防与调护】

(1)患者应增加营养，提高自身抵抗力。

(2)患者应节房事，保肾精。

(3)患者应注意制动，因病变以关节为主，故应限制病变关节活动。凡病变在胸、腰椎者，应睡木板床；病变在四肢关节者，应用小夹板或石膏固定，亦可做皮肤牵引，以保持功能位置。

(4)患者应积极治疗肺结核、肠结核等原发结核病，以预防本病发生。

项目九　瘰疬

瘰疬是好发于颈部淋巴结的慢性化脓性疾病，因其结核累累如串珠之状，故名瘰疬，俗称“疬子颈”“老鼠疮”。本病相当于西医学的颈部淋巴结结核。

瘰疬的临床特点是多见于体弱儿童或青年人，好发于颈部及耳后，起病缓慢，初期结核如豆，皮色不变，不觉疼痛，之后逐渐增大，多个融合成串，溃后脓液清稀，夹有败絮样物质，往往此愈彼溃，形成窦道。

【病因病机】

瘰疬常因情志不畅，肝气郁结，气滞伤脾，以致脾失健运，痰湿内生，结于颈项而成。日久痰湿化热，或肝郁化火，下灼肾阴，热胜肉腐而成脓；或脓水淋漓，耗伤气血，渐成虚损；或因肺肾阴亏，以致阴亏火旺，肺津不能输布，灼津为痰，痰火凝结，结聚成核。

西医学认为，本病是颈部淋巴结结核，因结核分枝杆菌感染引起，多继发于肺结核或其他器官结核。

【诊断】

1. 临床表现

瘰疬好发于颈项及耳前、耳后的一侧或两侧，也有延及颌下、锁骨上及腋窝等处者。

(1)初期：颈部一侧或双侧结块肿大如豆，较硬，无疼痛，推之活动，不热不痛，肤色正常；一般无全身症状。

(2)中期：结块逐渐增大，与皮肤和周围组织粘连；结块亦可相互粘连，融合成块，形成不易推动的结节性肿块。液化成脓时，皮肤微红，或紫暗发亮，扪之微热，按之有轻微波动感。部分患者有低热及食欲不振等全身症状。

(3)后期：结块切开或自行溃破后，脓液稀薄，或夹有败絮样坏死组织。疮口呈潜行性空腔，创面肉色灰白，疮口皮色紫暗，久不收敛，可以形成窦道。此时部分患者可出现低热、乏力、头晕、食欲不振、腹胀、便溏，或出现盗汗、咳嗽、潮热等；如脓水转稠，肉芽转成鲜红色，则表示将收口愈合。

2. 辅助检查

结核菌素试验呈阳性，红细胞沉降可增快。脓液涂片检查可找到结核分枝杆菌，必要时可做活组织病理学检查，有助于确诊本病。

【鉴别诊断】

1. 臀核

臀核多由头面、口腔等处的疮、疖或破损感染而引起，一般为单个结块肿大，好发于颌下、颈部、颏下，发病迅速，压之疼痛，很少化脓。

2. 失荣

失荣多见于中老年人，口腔、鼻咽部的恶性肿瘤可转移至颈部淋巴结，肿块坚硬如石，高低不平，推之固定不移，溃破之后如石榴样，血水淋漓，常伴有头痛、鼻衄。

【辨证论治】

(一)内治法

1. 气滞痰凝证

证候：结块肿大如豆粒，一个或数个不等，皮色不变，按之坚实，推之能动，不热不痛；无明显全身症状；舌苔腻，脉弦滑。

治法：疏肝养血，健脾化痰。

方药：逍遥散合二陈汤加减。肝火旺者，加牡丹皮、栀子。

2. 肉腐成脓证

证候：结核逐渐增大，融合成块，皮核粘连，渐感疼痛，推之不移；如按之微热而有波动感，皮色转为暗红，则为脓成；舌红苔薄，脉滑。

治法：滋阴降火除蒸。

方药：托里消毒散加减。

3. 阴虚火旺证

证候：结核破溃；全身可见潮热，盗汗，咳嗽或痰中带血丝，心烦失眠；舌红少苔，脉细数。

治法：滋阴降火。

方药：六味地黄汤合清骨散加减。伴有咳嗽者，加象贝母、海蛤壳。

4. 气血两虚证

证候：溃后或经切开后脓液清稀，淋漓不尽，或夹有败絮样物，创面灰白，形成窦道，不易收口；兼见面色苍白，头晕，精神疲乏，胃纳不香；舌质淡红，苔薄，脉细弱。

治法：益气养血。

方药：香贝养营汤加减。

(二)外治法

(1)初期：局部结块处可敷冲和膏或阳和解凝膏掺黑退消。

(2)中期：外敷冲和膏；如脓成未熟，可用千捶膏；若脓已熟，宜切开排脓，创口宜大。

(3)后期：用七三丹或八二丹掺于药棉纳入溃口，外敷红油膏或冲和膏。如肉芽红活，脓腐已尽时，可改用生肌散、白玉膏；如有空腔或窦道时，可用手术方法将坏死组织清除。

【预防与调护】

(1)患者应保持精神愉快，加强锻炼，增强机体抗病能力。

(2)患者应适当加强营养，忌食辛辣及刺激性食物。

(3)患者应积极治疗其他部位的结核病变。

项目十　发

发是病变范围比痈大的急性化脓性疾病,《医学大辞典》曰:"痈疽之大者,谓之发",其临床特点是初期局部无头,红肿蔓延成大片,中央红色明显,周围稍淡,病变不局限,边界不清,3～5天后中央颜色变褐,腐溃,周围湿烂,伴有明显的全身症状。发相当于西医学的蜂窝织炎。

发可分为原发性和继发性两类,原发性的有手发背、足发背,继发性的可伴有痈、疽等原发病灶。在中医文献中,发常与痈、疽共同命名,将有头疽病变范围扩大者,称为发,如脑后发、对心发等;将痈病变范围大者,也称为发,如锁喉痈、臀痈。本项目仅介绍锁喉痈和臀痈。

一、锁喉痈

锁喉痈是发生在结喉正中处的急性化脓性疾病,其临床特点是来势暴急,喉结处红肿,肿势散漫,坚硬灼热,疼痛,范围较大,变化快,可蔓延到颈部两侧、腮颊及胸前,伴有壮热口渴、头痛等全身症状,还可并发喉风、重舌等险证。锁喉痈相当于西医学的口底部蜂窝织炎。

【病因病机】

本病多因外感风温毒邪,客于肺胃,循经上攻;或因痧痘之后,体虚而余毒未清,痰热凝结而成;或因体弱,口唇齿龈生疳,咽喉糜烂,感染邪毒而继发。

【诊断】

1. 临床表现

锁喉痈多见于儿童,发病前常有口唇、咽喉糜烂史,初期喉部红肿,肿势散漫不聚,坚硬灼热,疼痛,经2～3天,肿势可蔓延至颈部两侧,甚至上及腮颊、下至胸前。因肿势连及咽喉、舌下,可因咽喉水肿并发喉风、重舌,以致出现吞咽困难和呼吸困难,严重者可引起窒息。患者可伴有壮热口渴,头痛颈强,纳差,大便干燥,小便短赤,甚至可因气喘痰壅而发生痉厥。如肿势渐趋局限,根盘渐收,按之中软而应指者,为脓已成。若溃后脓出黄稠,肿势渐退,则收口快;若溃后脓水稀薄,疮口形成空壳,或溃脓从咽喉穿过,全身虚弱,则收口慢。

2. 辅助检查

(1)血常规检查:白细胞总数及中性粒细胞比例明显升高。

(2)B超检查:可帮助确定脓液平面。

【鉴别诊断】

1. 瘿痈

瘿痈发病前多有感冒、咽痛等上呼吸道感染史,颈前结喉两侧结块,皮色不变,按之微热且有压痛,疼痛可牵引至耳后枕部,一般不化脓。

2. 颈痈

颈痈初期皮色不变,局部肿、热、痛明显,边界清楚,后逐渐化脓,10～14天可收口愈合,预后多较好。

【辨证论治】

(一)内治法

1. 热毒聚结证

证候:结喉处红肿,坚硬灼热,疼痛,肿势蔓延;伴有壮热,口渴,头痛颈强,吞咽困难;舌红绛,苔黄腻,脉弦滑数或洪数。

治法:散风清热,化痰解毒。

方药:普济消毒饮加减。壮热口渴重者,加鲜生地黄、生石膏清热生津;便秘者,加生大黄、枳实、玄明粉通腑泻热;气喘痰壅者,加鲜竹沥、天竺黄、莱菔子;痉厥者,加安宫牛黄丸或紫雪丹。

2. 热盛肉腐证

证候:颈前肿块疼痛加重,吞咽受阻,张口困难,按之中软应指,溃后脓液黄稠,肿消热退;舌质红,苔黄,脉数。

治法:清热化痰,和营托毒。

方药:仙方活命饮合透脓散加减。

3. 热伤胃阴证

证候:溃后脓出稀薄,疮口有空壳,或从内溃,脓液从咽喉部流出,疮口暗红、难敛;伴有低热不退,口干少津,纳谷不香;舌光红,脉细数。

治法:益胃养阴,清解余毒。

方药:益胃汤加减。

(二)外治法

锁喉痈初期可用双柏散,以金银花露或菊花露调敷患处,并经常保持敷药湿润;脓成后则应切开排脓,切开时应循经直开;脓尽后,可用生肌散、生肌白玉膏换药。

【预防与调护】

(1)积极处理原发病灶。

(2)一旦发现结喉部红肿不适,应及时治疗,不要延误。

(3)患者高热时应卧床休息,气喘、气促时应取半卧位。

二、臀痈

臀痈是发生于臀部肌肉丰厚处的急性化脓性疾病,为臀部之发,其临床特点为初期漫肿,疼痛,边界不清;以后逐渐高肿坚硬,色红,触之灼热,疼痛常使患侧下肢步行困难,2～3天后可有皮肤湿烂,变黑腐溃,或中软不溃,全身症状明显。臀痈相当于西医学的臀部蜂窝织炎。

【病因病机】

臀痈急性者多由湿热火毒蕴结,或注射时感染毒邪而成,亦可因生于臀部的疮、疖发展而来。臀痈慢性者多由湿痰凝结,营气不从,逆于肉理而成,或注射药液吸收不良所致。

【诊断】

1. 临床表现

臀痈急性者，臀部一侧初期红、肿、热、痛明显，影响行走，红肿以中心明显，四周色淡，边界不清，全身可伴有恶寒发热、头痛骨楚、纳呆食少、舌苔黄、脉数等表现；之后肿块范围逐渐扩大，有硬结，数日后，皮肤溃烂，变黑坏死，或中软不溃；溃后脓液黄稠，发热渐退，伴有大块腐肉脱落，疮口深大，成为空壳，收口慢，创口一般1个月左右可愈合。

2. 辅助检查

臀痈患者的血常规检查常有白细胞总数及中性粒细胞比例明显升高。

【鉴别诊断】

1. 流注

流注为发生于肌肉深部的多发性、转移性脓肿，初期漫肿疼痛，皮色不变，结块不明显，好发于四肢、躯干的肌肉丰厚处，常此处未愈，他处又起。

2. 有头疽

有头疽的肿块直径多为9～12cm，上有多个粟粒状脓头，红、肿、热、痛明显，易向深部及周围扩散，溃后如蜂窝状，病程为1个月左右。

【辨证论治】

(一)内治法

1. 湿火蕴结证

证候：常为急性发作，多发生在臀部的一侧。初期疼痛，肿胀，皮肤发红，触之灼热，中心明显，四周较淡，渐而扩大，且有硬结，边界不清；2～3天后皮肤湿烂，随即变黑腐溃，或中软而不溃；可伴有恶寒发热，纳差，骨节疼痛；舌红，苔黄腻，脉弦滑数。

治法：清火毒，利湿热。

方药：黄连解毒汤合仙方活命饮加减。

2. 痰湿凝结证

证候：初期多漫肿，皮色不变，红、热不明显，肿块坚实，有疼痛或压痛，患侧下肢步履不便，成脓迟缓，进展较缓慢；全身症状亦不明显；舌质淡，苔薄白，脉缓。

治法：和营活血，祛湿化痰。

方药：桃红四物汤合二陈汤加减。肿块坚实者，加三棱、莪术、威灵仙；无法消散且成脓迟缓者，可用托里消毒散。

3. 气血两虚证

证候：溃破后随脓排出块状腐肉，脓腔深，甚至可露骨，敛口迟缓；伴有面色萎黄，神疲乏力，纳差；舌质淡，苔薄白，脉细。

治法：补益气血。

方药：八珍汤加减。疮口肉白、脓多不敛者，可加大黄芪、人参、炒白术、当归用量；低热或伴盗汗者，宜加大当归、生地黄、白芍用量，并可加麦冬、玄参、败酱草、地骨皮等。

(二)外治法

(1)初期:急性者,外敷玉露膏或芒硝糊,每天2次;慢性者,外敷冲和膏,每天2次。

(2)成脓期:宜切开排脓。当坏死组织与健康组织分界明显时,可以剪除。

(3)溃后期:脓腔深者,应加药线引流;脓腔大者,亦可用湿盐水纱布蘸八二丹松松地填塞腔内;腐脱新生后,可用生肌散或生肌玉红膏;如疮口有空腔而不易愈合者,可加用垫棉法加压固定。

【预防与调护】

(1)患者应保持皮肤清洁,注意会阴部卫生,养成定时排便的习惯。

(2)患者应尽量减少患侧下肢活动。

(3)肌内注射时必须严格进行皮肤消毒。

(4)患者饮食宜清淡,忌食辛辣之品,忌醇酒。

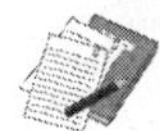

复习思考题

(1)简述疖的定义、分类,以及各类疖的诊断和辨证论治。

(2)简述痈的特点、病因病机、诊断及辨证论治。

(3)简述有头疽的病因病机、诊断及辨证论治。

(4)简述疔疮的分类以及各类疔疮的诊断与治疗。

(5)简述附骨疽的特点、诊断及辨证论治。

(6)简述走黄与内陷的定义及其区别,两者的主要表现。

(7)简述瘰疬与流痰的病因病机、诊断及辨证论治。

(8)简述丹毒的病因病机、诊断及辨证论治。

模块五　乳房疾病

学习目标

掌握：乳房的检查方法，常见乳房疾病的临床表现和辨证论治。
熟悉：乳房与脏腑、经络的关系，常见乳房疾病的定义、病因病机。
了解：乳房的解剖、生理以及常见乳房疾病的预防与调护。

项目一　概　论

凡是发生在乳房部的疾病，统称为乳房疾病。乳房疾病男、女性均可发病，女性发病率高，是中医外科疾病中较常见的一类疾病。乳房疾病主要包括感染类，如乳痈、乳疽、乳痨；肿瘤类，如乳癖、乳核、乳疬、乳岩；以及乳头破碎等。本模块主要介绍临床较为常见的乳痈、乳癖、乳核、乳岩四种。

一、乳房的解剖与生理

成年女性乳房位居胸大肌前面，在第 2～6 肋水平，乳头位于乳房的中心，周围的色素沉着区称为乳晕。女性乳房主要由乳腺、脂肪和结缔组织组成。乳腺有 15～20 个腺叶，每一个腺叶可分成很多腺小叶。腺小叶由小乳管和腺泡组成，是乳腺的基本单位。每一个腺叶有其单独的导管（乳管），腺叶和乳管均以乳头为中心呈放射状排列，小乳管汇至乳管，乳管开口于乳头，形成 15～20 个乳孔，乳管靠近开口 1/3 段略为膨大，是乳管内乳头状瘤的好发部位。腺叶、腺小叶和腺泡间有结缔组织间隙，腺叶间还有与皮肤垂直的纤维束，上连浅筋膜浅层，下连浅筋膜深层。

二、乳房与脏腑、经络的关系

乳房的生理、病理与脏腑及经络有密切的关系。中医学认为，男子乳头属肝，乳房属肾；女子乳头属肝，乳房属胃。在五脏六腑之气血津液对乳房的作用中，以肾的先天精气、脾胃的后天水谷之气、肝的藏血与疏调气机对乳房的生理及病理影响最大。肾气盛则天癸至，女子月事以时下，两乳渐丰满，孕育后乳汁充盈而哺；肾气衰则天癸竭，乳房也即衰萎。脾胃为气血生化之源，乳汁由脾胃水谷之精华所化生，脾胃气壮，则乳汁多而浓，反之则少而淡；若脾胃运化失司而痰浊内生，痰湿蕴结于乳房胃络，即可致病。肝主藏血、主疏泄，若肝血不足，则产妇乳少；若肝失疏泄，气机郁滞，则乳房胀痛，甚至可形成肿块。

乳房与足少阴肾经、足阳明胃经、足厥阴肝经以及冲、任二脉有着密切的联系。足少阴肾经上贯肝、膈而与乳相联络；足阳明胃经之直者从缺盆下而贯乳中；足厥阴肝经上膈，布胸胁，绕乳头而行。冲脉、任脉均起于胞中，为气血之海，上行为乳，下行为经。冲脉挟脐上行，至胸中而散；任脉循腹里，上关元至胸中。正是通过这些经脉的通调灌养作用，才能共同维持乳房的正常生理功能。若经络闭阻不畅，冲任失调，则可导致多种乳房疾病的发生。

三、乳房的检查

正确及时地进行乳房检查对乳房肿瘤类疾病的早期发现、早期诊断、早期治疗有着重要的意义。乳房病检查的最佳时间是月经后1周，检查的体位可采用坐位或仰卧位。检查的顺序一般是先望诊，再触诊；先检查健侧乳房，再检查患侧乳房。临床上常将乳房以乳头为中心画水平、垂直二线，分为内上、内下、外上、外下四个象限，检查时先按象限依次检查，最后检查乳头和乳晕部。检查的方法包括望诊、触诊和一些辅助检查。

1. 望诊

患者端坐，解开上衣，将两乳完全显露。医者一要观察乳房的位置、大小及外形是否对称；二要观察乳房皮肤的色泽是否有改变，有无红肿、结节、凹陷、水肿或橘皮样、湿疹样改变，或有无溃疡及浅表静脉扩张；三要观察乳头、乳晕情况，如有无畸形、内陷、抬高或破损及溃糜，乳晕皮肤有无渗液、结痂，乳头有无溢液或特殊分泌物，并观察溢液的颜色及性质。

2. 触诊

触诊时应按四个象限顺序依次进行。正确的触诊手法是四指并拢，指腹平放在乳房表面轻柔按摸，切忌用手指抓捏，否则会将抓到的正常乳腺组织误认为肿块。

触诊检查的目的是发现乳房有无肿块，查明肿块的位置、数目和大小，肿块的形状是否规则，肿块质地的软硬度，肿块表面是光滑还是高低不平，肿块的边界是否清楚，肿块的活动度如何，有无与皮肤粘连或与深部组织粘连，肿块有无触痛。对腋窝淋巴结进行检查时，应以一手托起患者的上肢，使其完全松弛，另一手对腋窝区进行触诊，锁骨上淋巴结和腋后淋巴结也可站在患者背后检查。触诊淋巴结时，主要应检查淋巴结的大小、质地、活动度及表面情况。确定乳房肿块的性质，还应结合患者的年龄、病史及其他检查方法。

3. 辅助检查

目前临床常用的乳房肿瘤辅助检查有近红外冷光透照、钼钯X线摄片及X线干板照相、液晶热图像、B超或结合彩色多普勒、CT、活组织病理学检查等技术。

(1)病理学检查：包括活检(快速冰冻活检、切取活检、切除活检)、穿刺针芯组织活检、细针吸取细胞学检查等，这些检查可以帮助确定病变性质、手术方案以及有无淋巴结转移等。

(2)乳腺X线检查：是目前诊断乳腺癌的最佳方法，可以发现病变、明确位置、确定性质；目前常用钼靶X线摄片，可以发现极微小的病灶。钼靶X线摄片是一种有效的乳腺结节定性诊断方法，在结节良恶性判断上较彩色多普勒超声具有显著优势。

(3)乳腺超声检查：应用率高，具有无创、无放射、经济、简便、无痛苦等优点，目前已经成为我国最常见的实用影像技术。乳腺超声检查对乳腺结节的位置、大小等可进行准确判断，对乳腺内囊性或实性肿物鉴别特异性高，但对小于0.5cm的肿块难以做出确切诊断。

项目二 乳痈

乳痈是一种发生于乳房部的急性化脓性疾患。中医学将发生于女性产后哺乳期的乳痈称为“外吹乳痈”，将发生于女性妊娠期的乳痈称为“内吹乳痈”，将乳痈的发生与女性妊娠或哺乳无关的称为“不乳儿乳痈”。乳痈在临床上主要以外吹乳痈为多见，故本项目专述外吹乳痈。乳痈相当于西医学的急性乳腺炎。

【病因病机】

乳痈主要因情志不畅，肝气郁结；饮食不节，脾失健运，胃热蕴蒸；乳汁积聚和乳头破碎感染毒邪所致。

1. 乳汁淤积

乳汁淤积是乳痈发生最常见的原因，可因初产妇乳头皮肤嫩薄，乳儿吮乳致乳头破碎和疼痛，产妇因疼痛而不能让乳儿吸尽乳汁；或乳头内陷畸形，乳络不畅，阻止部分乳汁流出；又或乳汁过多，婴儿不能吸尽，回乳不当等；使乳汁积聚、壅滞，则堵塞经络，使气血凝滞，郁久化热酿脓而成本病。

2. 肝郁胃热

产妇于产前或产后因情志不畅，致肝气郁结，而失于疏泄；又或因产后饮食不节，恣食厚味，使脾胃运化失司，湿热蕴结于胃而上蒸，酿脓化腐而成。

3. 热毒入侵

初产妇乳头皮肤嫩薄，婴儿吮吸时易于破碎，又或哺乳时不注意乳头卫生和清洁，乳儿口鼻热毒熏蒸等，热毒之邪侵入乳孔而发为本病。

西医学认为，本病由细菌(多数为金黄色葡萄球菌，少数为链球菌)自乳头破碎皮肤或乳孔入侵引起感染所致。

【诊断】

1. 临床表现

乳痈多见于产后未满月的哺乳期女性，以产后 3～4 周最为常见，多发生在初产妇。

(1)初期(郁乳期)：乳房部肿胀、疼痛，皮肤微红或不红，肿块或有或无，乳汁排泄不畅，伴有恶寒、发热、头痛、胸闷不舒、泛恶、口渴、食欲不振等，患侧腋窝淋巴结肿大。

(2)成脓期：乳房肿块逐渐增大，皮肤焮红，高热不退，有持续性鸡啄样疼痛。若肿块中软，按之应指者，为脓已成。如为浅表脓肿，则波动感明显；如为较深的脓肿，则波动感不明显，常需穿刺进行确诊。脓肿可向外破溃，亦可穿入乳管，自乳窍流出脓液，可伴有口渴喜饮、便秘、溲赤。

(3)溃后期：乳房肿块破溃后，流出稠厚黄白脓液，则热退肿消痛减，病愈；若溃后肿痛不减，发热不退，属脓液波及其他乳络，而成“传囊”之变；若脓水清稀，肿硬不消，余热不退，自汗，盗汗，脉数无力者，为正气已伤，余毒未尽；若破溃后乳汁从溃口溢出，形成乳漏，则愈合较慢。

需要注意的是，临床上，乳痈有时因在成脓阶段使用了大量抗生素，可使肿块小而不散，形成硬结，停药后不久又可蕴热而复发。

2. 辅助检查

血常规、B超、脓液细菌培养等检查有助于本病的诊断。

【辨证论治】

乳痈应尽早治疗，以疏肝解郁、通乳为主，以消为贵，可以避免影响产妇的恢复和乳儿的健康成长。

(一)内治法

1. 气滞热壅证(初期)

证候：乳汁郁积结块，皮色不变或微红，肿胀疼痛；伴有恶寒，发热，头痛，周身骨节酸楚，口渴，便秘；舌苔薄黄，脉数。

治法：疏肝气，清胃热，和营通乳。

方药：瓜蒌牛蒡汤加蒲公英。早期红热不显而乳汁不通明显者，去黄芩、栀子、金银花、连翘等苦寒之品，加鹿角霜、王不留行、漏芦、路路通、木通等通乳之药；气郁者，加橘叶、川楝子；恶露未尽者，加当归尾、益母草、川芎；热重者，加石膏、生地黄、知母；有肿痛者，加乳香、没药、赤芍。若哺乳后期发生的乳痈，宜加用生山楂、生麦芽回乳；若初期治疗后，出现局部肿硬不消、微痛、不发热、脉弦缓、舌苔薄白，为使用寒凉药物太过，致气血凝结，宜疏肝理气，温阳消肿，当用四逆散加鹿角霜、猪蹄甲。

2. 热毒炽盛证(成脓期)

证候：皮肤焮红灼热，肿块中软应指，或溃后红、肿、热、痛不消，有“传囊”之变；伴有壮热口渴，便秘，溲赤；舌质红，苔黄腻，脉洪数。

治法：清热解毒，托里排脓。

方药：黄连解毒汤合透脓散。体虚者，可重用生黄芪、当归，或加党参，以补益气血，托毒外出，使脓成易溃。

3. 气血两虚证(溃后期)

证候：溃后脓尽而创口愈合缓慢或形成乳漏；伴有全身乏力，面色少华；舌质淡，苔薄白，脉弱无力。

治法：补益气血。

方药：十全大补汤。

(二)外治法

(1)初期：可进行乳房按摩和外敷药物结合。按摩前先做热敷，乳房按摩时先在患侧乳房涂上少许润滑油，患者自己或医者将五指并拢，由乳房四周轻轻向乳头方向按摩，但不宜用力挤压或旋转按压，而是沿着乳络方向施以正压，把淤滞的乳汁逐步推出。在按摩的同时，可以轻敲乳头数次，以扩张乳头部的乳络，还可配合穴位按摩，疗效更好。按摩后以药物外敷，取金黄散或玉露散，用水或鲜菊花叶、鲜蒲公英等捣汁调敷患处，也可用50%芒硝溶液湿敷，每天3～4次；或用仙人掌去刺捣烂外敷。

(2)成脓期：脓未熟，中软而四周坚硬者，可围敷金黄膏或玉露膏。脓肿形成后，宜切开引流。如脓肿在乳房部，手术时应循乳络方向做放射状切口，以免损伤乳络；如为乳晕下脓肿，应沿乳晕边缘做弧形切开；如为乳房深部脓肿或乳房后脓肿，可沿乳房下缘做弧形切开；脓肿若在乳根部，则宜做弧形切口(图 5－1)。

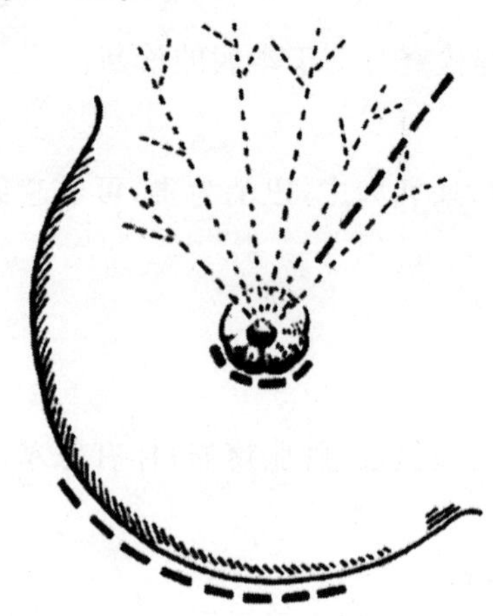

图 5－1　乳痈手术切口

(3)溃后期：用八二丹或九一丹药捻，围敷金黄膏；脓尽后改用生肌散、生肌玉红膏外敷。若溃后脓净而乳汁从溃口流出，形成乳漏而影响疮口愈合者，可用垫棉法束紧(创口小者可用创可贴束紧)，促使疮口愈合。

【预防与调护】

(1)患者宜用胸罩或三角巾托起患乳，以减少其因活动而疼痛。

(2)保持乳房的清洁卫生。分娩后，应常用淡盐水清洗乳头，有乳头擦伤、皲裂及身体其他部位化脓性感染时，应及时治疗，并注意婴儿口腔卫生。

(3)纠正乳头内陷畸形。

(4)妊娠后期，宜常用温肥皂水或 75％酒精擦洗乳头，使乳头皮肤增厚。

(5)生产前、后宜保持心情舒畅，忌抑郁愤怒。

(6)产后应饮食有节，避免过食厚味或暴食，以免伤及脾胃。

(7)养成良好的哺乳习惯：定时哺乳，如乳汁过多，每次哺乳后尚未排尽时，可使用吸乳器或用手挤压按摩，使乳汁排空，防止乳汁淤积。患病初期，若乳汁色白，可照常授乳；如乳汁色黄，疑有脓液者，应停止授乳。

(8)科学回乳：可配合生麦芽、山楂协助回乳。

项目三　乳　癖

乳癖是乳房内发生的形状不一、大小不等的隐匿性肿块，是乳腺组织的一种良性增生病。乳癖的临床特点是单侧或双侧乳房出现疼痛性肿块，疼痛常于月经前加重，月经后减轻，与情志变化相关。本病相当于西医学的乳腺囊性增生病，常见于中年女性，极少数有恶变可能，尤其是有乳腺癌家族史者，应引起重视。

【病因病机】

乳房与肝、肾关系密切。情志不遂则伤肝，肝失疏泄则气机阻滞乳络，肝气郁久则化热，热灼津为痰，痰气凝结于乳房，则发生肿块。冲、任二脉均至胸中，与肝、肾有关，年老体衰，久病及肾，不能滋养肝木，肝肾亏损，冲任失调，亦可致气滞血瘀，积聚于乳房而发生肿块。

西医学认为，本病的发生与女性内分泌紊乱，主要是体内女性激素（如雌激素、孕激素）代谢障碍有关。

【诊断】

1. 临床表现

本病好发于30～50岁的女性，尤以情志不遂者为多见。肿块可见于单侧或双侧乳房，质地中等或质硬不坚，大小不一，形状不定，边界不甚清，与皮肤不粘连。肿块可表现为片块型、结节型、混合型和弥漫型，分散于整个乳房或局限于一处，皮色不变。乳房平时常感胀痛，也可有刺痛或牵拉痛，常在月经前3～4天加剧，经行疼痛即减轻，有的疼痛随情绪波动而变化，痛甚者不可触碰。本病的病程较长，常迁延数年，绝经期前后症状常自动减轻或消失。患者有时乳头可溢出黄绿色、棕色或血性液体。

2. 辅助检查

(1)钼靶X线摄片：可显示乳房肿块边缘模糊的阴影，或有条索状组织穿越其间。

(2)B超：可见乳房回声欠佳，增生的乳腺组织呈密度增高、增强的反射波形。

(3)红外线热图像：可见增生的乳腺组织温度略高，或血管数量略丰富。

(4)病理学检查：对于可疑肿块或药物治疗效果不佳的肿块，可切除并进行活检。

【辨证论治】

本病以中医辨证论治为主，对于治疗3个月以上无效或肿块突然迅速增大、变硬而有恶变可能者，应予以手术切除，并于术中快速切片做病理学检查。

(一)内治法

1. 肝郁痰凝证

证候：乳房肿块随喜怒消长，一侧或两侧乳房胀痛或刺痛；伴有胸闷胁胀，心烦易怒，失眠多梦，口苦；舌苔薄黄，脉弦滑。

治法：疏肝解郁，化痰散结。

方药：逍遥蒌贝散加减。

2. 冲任失调证

证候：乳房肿痛于月经前加重，月经后减轻；伴有月经不调，量少色淡，腰酸乏力，神疲倦怠；舌质淡，苔白，脉沉细。

治法：调摄冲任。

方药：二仙汤合四物汤加减。

(二)外治法

乳癖外治可用阳和解凝膏掺黑退消或桂麝散盖贴，每7天更换1次；或用具有活血通络的中药研粉调糊外敷。若治疗3个月无效，或肿块迅速增大，疼痛失去周期性，乳头溢出血性液体，或有乳癌家族史且年龄偏大的患者，可行患乳肿块切除术，并于术中快速切片做病理学检查。若发生恶变，则按乳岩处理，行乳房根治切除术及综合治疗。

【预防与调护】

(1)患者宜保持心情舒畅,忌抑郁愤怒。

(2)患者应及时治疗月经不调等疾患。

(3)患者宜定期做乳房肿块的检查,一般每年检查1次。

项目四　乳　核

乳核指乳房部发生的良性肿块,在中医文献中属于"乳癖"范畴。乳核的临床特点为乳房内有圆形或椭圆形肿块,如丸卵,边界清楚,活动度好,好发于青年女性。本病相当于西医学的乳房纤维腺瘤。

【病因病机】

本病多因情志内伤,肝气郁结,郁久化火,炼液为痰,痰气凝结而成;或因思虑伤脾,运化失职,致痰浊内生而成。

西医学认为,本病的发生与雌激素的刺激有关。

【诊断】

1. 临床表现

肿块多发生在乳房的外上方,常为单个病灶,好发于20～25岁的女性。肿块多呈圆形或椭圆形,有完整包膜包裹,表面光滑,质地坚韧,边界清楚,活动度大,与皮肤及其周围组织不粘连,无疼痛和触痛。肿块的大小、形状等与月经周期无关。肿块一般生长缓慢,可能数年不变,但妊娠期或哺乳期可迅速增大,应排除恶变可能。本病虽恶变可能性极小,但偶有发生肉瘤变的可能。

2. 辅助检查

B超可见肿块边界清楚,或有光滑包膜,回声均匀,后方回声多增强。

【辨证论治】

因乳房纤维腺瘤有完整的包膜,边界清楚,且多为单发,故临床治疗多以手术切除为佳,不愿或不宜手术者,或术后防止他处再发,可采用中医内治法。

(一)内治法

证候:肿块呈圆形或椭圆形,生长缓慢,皮色不变,无疼痛,推之可移;伴有心烦易怒,叹息,胸闷等;舌苔薄白,脉弦。

治法:疏肝解郁,化痰散结。

方药:逍遥蒌贝散加减。

(二)外治法

本病无须药物外治法,若中医药治疗3个月以上肿块仍不见缩小或有增大现象,应立即进行手术治疗。手术后应立即做病理切片检查,以明确疾病性质,且术后可服用中药,以防止复发。

【预防与调护】

(1)患者宜保持心情舒畅,忌抑郁。

(2)因有的患者手术后有在他处再发本病的可能,故术后可选择继续服用中药治疗 1～3 个月。

项目五 乳 岩

乳岩是发生于乳房的恶性肿瘤,是女性很常见的恶性肿瘤之一,相当于西医学的乳腺癌,多发生于 40～65 岁的女性,临床上若早期发现,尽早采用中西医综合治疗措施,则治愈率较高;晚期发现则多可危及生命。乳岩的临床特点是乳房部质地坚硬,有凹凸不平的肿块,表面不光滑,推之不移,晚期会发生溃烂。

【病因病机】

本病内因禀赋不足、肝脾不和、冲任失调,外因外感六淫而成。因禀赋不足或情志不遂,致肝郁气滞,肝气犯脾,脾失健运而痰湿内生,以致气滞、痰瘀互结而成。由于本病多发生于天癸将绝或绝经后之女性,因此患者冲任多有亏虚而失调。

西医学认为,乳腺癌的发生受多种因素影响。调查发现,本病的发生多有家族史,且与高脂肪饮食、放射性照射明显相关,月经来潮过早或绝经期过晚、超过 40 岁未孕者或流产者的发病率高。

【诊断】

1. 临床表现

本病多发生于 40～65 岁的经绝期前后的女性,尤以性情抑郁、月经过早来潮或绝经期过晚的女性多见。

乳岩早期局部可见无自觉症状的单发的小肿块,隐没于乳房内而不被发现,多在无意中(如沐浴时)触及,或在体检时被发现。初期肿块小,质地硬,表面不甚平滑,与周围组织分界不清,不易被推动;全身表现不明显。

肿块逐渐增大时,乳房外形会发生改变,病灶侵犯乳房悬韧带,局部皮肤往往凹陷,乳房缩小、变硬,乳头抬高、内缩,同侧腋窝淋巴结肿大、变硬。发病至晚期,肿块大且坚硬如石,表面凹凸不平,推之不移,皮肤可呈橘皮样,甚则破溃形成溃疡,溃疡常恶臭、易出血。癌细胞若侵犯大片皮肤,延伸至背部或对侧,可约束胸壁而影响呼吸,称为铠甲状癌。晚期全身可见乏力、贫血、恶病质等。侵及椎骨可引起患处剧痛,出现肝转移时则可见黄疸。

此外,需注意一些乳腺癌的少见类型,如炎性乳癌、湿疹样乳癌、乳房内乳头状癌、男性乳癌。

2. 辅助检查

(1)乳房钼钯 X 线摄片:可见致密的阴影,呈星形、云片状、半球形、弥漫结节形,边缘呈毛刺状或结节状,密度不均匀,可见钙化点;血管影增多、增粗。

(2)B 超:可见形态不规则的肿块,回声多不均匀,可见向外周组织延伸的强回声带。

(3)病理学检查:可行穿刺活检或肿块切片活检,以明确诊断。

【鉴别诊断】

乳岩需与形成肿块的常见乳房疾病进行鉴别,具体见表 5-1。

表 5－1 乳岩与形成肿块的常见乳房疾病鉴别表

鉴别点	乳岩(乳腺癌)	乳核(乳房纤维腺瘤)	乳癖(乳腺增生)
年龄与性别	40～65 岁女性	20～25 岁女性	30～40 岁女性
乳房疼痛	早期无,晚期有肩及手臂放射痛	无	有刺痛或胀痛,月经前加剧
溢出	多无	无	可有,或伴有绿棕色液体
肿物特点	坚硬,表面不平,移动性差或固定	多单发,呈圆形或椭圆形,光滑,活动度大,边界清楚,单侧多见	双侧多见,常为多个,大小不等,边界不清,结节形状多样
皮肤及乳头改变	晚期皮肤呈橘皮样改变,乳头内缩或抬高	无	无
腋窝淋巴结肿大	有,坚硬或粘连固定	无	无
病程及预后	病程短,预后差	病程长,预后佳	病程长,预后佳

【辨证论治】

本病一旦确诊,应立即进行手术治疗,并配合放射疗法和化学药物疗法,同时可配合中医辨证论治。中医药在乳腺癌术前、术后、放疗及化疗结束后的巩固期中能顾护脾胃,益气养血,改善症状,预防放疗与化疗引起的骨髓抑制、骨钙丢失等问题,进一步改善患者生活质量。

1. 肝郁痰凝证

证候:本型常见于术前,乳房胀痛,与月经周期有关;伴有烦躁易怒,抑郁,太息,胸闷胁胀;舌淡,苔薄白,脉弦。

治法:疏肝理气,化痰散结。

方药:逍遥蒌贝散加减。

2. 痰瘀互结证

证候:本型常见于术前,乳房肿块坚硬,乳房刺痛,痛处固定;舌质紫黯或有瘀斑,脉涩或弦。

治法:活血化瘀,化痰散结。

方药:血府逐瘀汤合逍遥蒌贝散加减。

3. 冲任失调证

证候:本型常见于术前,乳房肿块坚硬,疼痛;伴有月经不调,患者可有流产、服用避孕药或雌激素药物等情况;舌质淡红,苔薄白,脉弦细。

治法:调摄冲任。

方药:二仙汤加减。

4. 脾胃不和证

证候:本型常见于术后,患者自觉腹胀痞满,食后更甚,腹痛,恶心,呕吐;舌淡胖,边有齿痕,苔腻,脉细弱。

治法：健脾和胃，降逆止呕。

方药：香砂六君子汤加减。

5. 气血两虚证

证候：本型常见于术后或放疗及化疗后，患者自觉神疲乏力，气短懒言，面白无华；可伴有自汗，爪甲色淡；舌淡，苔薄白，脉细弱。

治法：补气养血。

方药：归脾汤加减。

6. 气阴两虚证

证候：本型常见于术后或放疗及化疗后，患者自觉神疲懒言，声低气短，咽干口燥；可伴有颧红，盗汗；舌红少津，少苔，脉细。

治法：益气养阴。

方药：生脉散合增液汤加减。

【预防与调护】

(1)患者应保持心情舒畅，树立战胜疾病的信心。

(2)重视防癌知识宣传，患者应定期自我检查，40 岁以上健康女性宜每年进行 1 次体检，以免漏诊。

(3)患者应饮食有节，营养合理。

(4)对乳房良性肿块应积极治疗，定期复查。

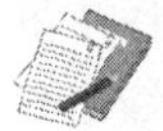

复习思考题

(1)简述乳房与脏腑的关系。

(2)简述乳房触诊的目的、方法及内容。

(3)简述乳痈的病因病机、诊断及辨证论治。

(4)简述乳癖的病因病机、诊断及辨证论治。

(5)简述乳核的诊断。

(6)简述乳癖、乳核及乳岩的鉴别。

模块六　皮肤病

学习目标

掌握：皮肤病的辨证要点，常见皮肤病的临床表现及辨证论治。

熟悉：皮肤病外用药物原则，常见皮肤病的定义及病因病机。

了解：常见皮肤病的预防与调护。

项目一　概　论

皮肤病是发生于人体皮肤、黏膜及皮肤附属器的疾病。皮肤病是中医外科学的重要组成部分，中医药在治疗皮肤病方面具有明显的优势，日益受到国内外的重视。

皮肤病的种类较多，通常可分为病毒性皮肤病，如热疮、蛇串疮、疣；细菌性皮肤病，如黄水疮；真菌性皮肤病，如癣；虫毒性皮肤病，如疥疮；过敏性（变应性）皮肤病，如漆疮、湿疮、瘾疹、药疮；物理性皮肤病，如日晒疮；神经功能障碍性皮肤病，如摄领疮、风瘙痒；红斑鳞屑性皮肤病，如白疕；色素障碍性皮肤病，如黧黑斑、白癜风；皮肤附属器疾病，如痤疮、油风；结缔组织病，如红蝴蝶疮。

【解剖生理概要】

皮肤是人体最大的器官，具有保护体内组织、调节体温、分泌与排泄、吸收等作用，是人体的一道天然屏障。

皮肤由表皮、真皮和皮下组织组成。表皮由里向外共有五层，即基层、棘层、粒层、透明层、角质层。基层又名生发层，表皮各层均由此生发而成，表皮破损而未伤及此层，则创面修复后皮肤可恢复原状；反之则会形成瘢痕。基底层含有黑色素细胞，与皮肤的颜色有关，黑色素细胞功能发生障碍即可发生色素障碍性皮肤病；角质层有抗磨损作用，在掌跖部最厚。真皮层由胶原纤维、网状纤维、弹力纤维、基质和细胞构成，是附属器、血管、神经等的支柱，有较大的弹性和抗拉力。皮下组织位于真皮之下，也称皮下脂肪层，是储蓄热能的仓库，并有缓冲和抗震作用。

皮肤的附属器官有皮脂腺、汗腺、毛囊、指（趾）甲等。皮脂腺除掌跖和指（趾）屈侧外，分布于全身，以头面、胸骨附近及肩胛间皮肤中较多，开口于毛囊；皮脂腺可分泌皮脂，以润滑皮肤，青春期时分泌旺盛，若皮脂分泌过多，堵塞毛孔或因此而染毒，则可发生痤疮。汗腺分为大汗腺和小汗腺，均可分泌汗液。大汗腺分布于腋窝、脐窝、乳头、肛周、生殖器等处，开口于毛囊，青春期分泌旺盛者常易引起“狐臭”；小汗腺除唇红部、甲床、小阴唇、包皮内面及龟头外，分布于全身，掌跖部尤甚，开口于皮肤。

【病因病机】

皮肤位于人体外表，外邪侵犯，首当其冲。皮肤与脏腑、经络、气血等密切相关，脏腑功能失调、经络阻塞、气血失和等均可导致皮肤的功能失常而发生病变。皮肤病的外因有风、寒、湿、热、虫、毒等外侵，内因有情志内伤、饮食失节、血虚风燥、肝肾不足等，以致生风、化燥、致虚、致瘀，从而发生各类皮肤病。

1. 风邪

风邪是皮肤病最常见的致病因素，很多皮肤病都与风邪有着密切的关系。风邪可单独直接致病，也可与他邪相合而致病。当人体腠理不密、卫外不固时，风邪乘虚而入，阻于皮肤，邪毒结聚，内不得疏通，外不得表解，可使营卫不和，气血运行失常，肌肤失于濡养而致皮肤病的发生。风邪引起的皮肤病的致病特点为起病急，消退快，退后不留痕迹，游走不定，泛发全身，好发于人体上部或散发全身，伴有皮肤干燥、瘙痒等；皮损常表现为风团、丘疹、脱屑；常见疾病有瘾疹、风瘙痒等。

2. 寒邪

寒邪为阴邪。当气温骤降、冒雨涉水、汗出当风时，寒邪乘虚袭表，毛窍腠理闭塞，营卫不和，气血运行不畅，可引起气血凝滞，从而导致皮肤病的发生。寒邪引起的皮肤病的致病特点为部位固定，遇寒易发或加剧，得暖则愈或减轻，常冬发夏愈，可伴有恶寒、发热、皮色苍白或青紫、麻木、酸痛、发凉、关节屈伸不利、疼痛；皮损表现为风团、斑疹、丘疹、皲裂、瘀斑、结节、挛缩；常见疾病有冻疮、寒冷性荨麻疹、寒冷性多形红斑、手足发绀等。

3. 湿邪

湿邪为阴邪，有外湿与内湿之分，以外湿居多，但外湿与内湿常相合而为病。当气候潮湿、冒雨涉水、居处潮湿时，湿邪侵入肌肤，滞留不散，与气血相搏而致皮肤病的发生。湿邪引起的皮肤病的致病特点为发病后多缠绵不愈，反复发作，好发于下部，可伴有胸闷、纳呆、肢体重着、舌苔腻、脉濡缓等；皮损多见水肿、水疱、糜烂、渗液、浸淫四窜，越腐越痒；常见疾病有湿疮、药疮、漆疮、足癣、蛇串疮等。

4. 热邪

热邪为阳邪，许多皮肤病与热邪有关。热邪可由外感而来，也可由饮食不节、过食辛辣及情志内伤致脏腑功能失调化热而生。热邪蕴结肌肤，不得外泻，熏蒸肌表而致皮肤病的发生。热邪引起的皮肤病的致病特点为起病较急，发展较快，遇热易发或加剧，得凉则缓或痊愈，多夏发冬愈，好发于人体上部，遇热加重，可伴有发热、口渴、便秘、尿赤、舌红苔黄、脉数等；皮损可见红斑、丘疹、斑丘疹、脓疱、结痂、表皮剥蚀或皮下瘀斑密集，伴有自觉灼热或痒痛并作；常见疾病有黄水疮、漆疮、药疮、日晒疮等。

5. 虫邪

根据中医文献记载，结合西医学的相关知识，虫邪主要有以下几种情况。

(1)由虫的实体引起，如疥虫引起的疥疮、毛囊虫引发的面部毛囊虫病等。

(2)由虫体刺激或虫的毒素引起，如隐翅虫皮炎、丘疹性荨麻疹、蛲虫引起的肛门瘙痒或肛周湿疮等。

(3)真菌感染，如《诸病源候论·癣候》中列有11种癣，有虫者占10种，其中多数为真菌感染。

凡由虫引起的皮肤病，其特点多表现为瘙痒无度、痒如虫行，皮损可见糜烂、渗液、丘疹、风团等，可互相传染。

6. 毒邪

毒邪可分为食物毒、药物毒、虫毒、漆毒等。毒邪引起的皮肤病的致病特点为发病前常有接触某种物质或服药、进食、毒虫叮咬等中毒史，以及因禀性不耐而对某种物质过敏，经过一定的潜伏期后，导致皮肤病的发生，轻者可局限一处，重者则泛发全身，可伴有痒、痛、高热、恶心、呕吐、神昏谵语、舌质红绛、苔黄燥、脉弦滑数等；皮损可见红斑、风团、水疱、糜烂等；常见疾病有药物性皮炎、漆疮、虫咬皮炎等。

7. 血瘀

血瘀是发病过程中的一种病理变化，有时也是导致发病的病因。外伤、气滞、气虚、血热、寒凝均可导致血瘀，血瘀凝滞不散，积于肌肤，可阻塞经脉，瘀结成块，使肌肤失养而致皮肤病的发生。血瘀引起的皮肤病的致病特点为多见于慢性皮肤病，可伴有疼痛、麻木、瘙痒、舌紫而有瘀点、脉弦涩等；皮损可见皮肤暗红、青紫、瘀斑、瘀点，或可见皮肤甲错、色素沉着、结节；常见疾病有银屑病、结节性红斑、小腿湿疹、紫癜等。

8. 血虚风燥

血虚风燥是多种原因所引起的一种病理结果，但又是某些皮肤病的致病因素，其多由热盛伤阴，或脾虚血少，或肾虚精亏，或素体阴虚及老年阴血不足等，使肌肤失养、生风化燥而致皮肤病的发生。血虚风燥引起的皮肤病的皮损可见干燥、脱屑、粗糙、肥厚、苔藓样变、萎缩等；常见疾病有老年皮肤瘙痒症、冬季皮炎、慢性湿疮、摄领疮等。

9. 肝肾不足

脏腑功能失调均可导致皮肤病的发生，其中又以肝肾不足为多见。肝肾同源，血燥则精伤，精少则血虚，故临床上常见肝肾同病。肝血虚，爪甲失养，则甲肥厚干枯；肾虚，黑色上泛，则面生黧黑。肝肾不足引起的皮肤病的致病特点为病程多呈慢性，皮损可见干燥、肥厚、粗糙、脱屑、爪甲改变、毛发枯槁、脱发、色素沉着或脱失，可伴有头晕目眩、耳鸣、腰膝酸软、失眠多梦、遗精、舌红少苔或光剥、脉弦细等肝肾阴虚之表现，或头晕耳鸣、腰膝酸软、畏寒怕冷、四肢不温、面色苍白、阳痿、舌体胖或边有齿痕、苔白、脉沉细等肾阳虚之表现；常见疾病有红蝴蝶疮、黄褐斑、黑变病、早秃、硬皮病、某些甲病等。

西医学认为，皮肤病的发生可外因生物因素、化学因素、环境因素、物理因素等，内因饮食、代谢障碍、内分泌失调、神经精神障碍、遗传等因素，以及一般因素（如年龄、性别、职业、个体素质和社会因素等），致使皮肤发生各种病理变化。

【辨证要点】

皮肤病的辨证包括全身症状的辨证和局部症状的辨证两个方面。全身症状的辨证和内科辨证相同，此处不再赘述。局部症状的辨证又可分为自觉症状与他觉症状的辨证，其中他觉症状是认识皮肤病、治疗皮肤病的主要依据。

（一）自觉症状

皮肤病的自觉症状取决于皮肤病的性质、病情轻重以及患者个体的差异等。最常见的自觉症状有瘙痒、疼痛、灼热感、蚁行感、麻木感等。

1. 瘙痒

瘙痒是由多种原因致皮肉间气血运行不畅所致，常见病因有风、湿、热、虫和血虚。

(1)风痒：起病急，变化快，游走不定，或遍身瘙痒，时作时止，多为干性，如瘾疹。

(2)湿痒：好发于人体下部，多为局限性瘙痒，常有肿胀、水疱、糜烂、渗液，浸淫成片，缠绵难愈，如湿疮。

(3)热痒：皮损色红灼热，遇热加重，瘙痒剧烈，如瘾疹、黄水疮等。

(4)虫痒：常阵阵奇痒难忍，痒如虫行或蚁行感，浸淫蔓延或痒有定处，遇热或夜间尤甚，可有传染性，如疥疮、癣等。

(5)血虚痒：多为阵发性瘙痒，常昼轻夜重，皮肤干燥脱屑，病久皮肤粗糙肥厚，呈苔藓样变，如摄领疮。

2. 疼痛

疼痛多因局部气血凝滞不通所致。一般痛有定处的，多为血瘀痛；痛无定处的，多为气滞痛；皮色不变或皮色苍白、得热痛减、遇冷加剧的，多为寒痛；皮肤焮红灼热、得冷痛减、遇热则加重的，多为热痛。

3. 灼热感、蚁行感、麻木感

灼热感多为热邪或火邪炙灼肌肤的自觉感受，常见于急性皮肤病；蚁行感与瘙痒感颇为相似，由虫淫为患或气血失和所致，如疥疮；麻木感为麻木不仁，不知痛痒，一般认为麻木是由血虚、痰湿、瘀血阻络，经脉失养所致，如麻风。

(二)他觉症状

皮肤病的他觉症状指病变皮肤上的形态改变，称为皮肤损害，简称皮损或皮疹，是皮肤病辨证的主要依据。皮损一般分为原发性皮损与继发性皮损。

1. 原发性皮损

原发性皮损指皮肤病在其病变过程中直接发生及初次出现的皮损。常见的原发性皮损有斑、丘疹、风团、结节、疱疹。

(1)斑：为仅有颜色改变的皮肤损害，既不高出，也不凹陷于皮肤，也称为斑疹，面积大的称为斑片、斑块；高起的称为斑丘疹。

红斑：色鲜红，压之褪色，多为血热所致，如药毒。

紫斑：色紫红，压之不褪色，多为血瘀所致，可因热甚迫血妄行，亦可因脾虚不能统血或气虚不能摄血，致使血液离经，瘀阻皮下而成，如紫癜。

白斑：色白，多为风邪搏于肌肤，使气滞所致，亦可因局部血虚为患，如白癜风。

黑斑：色深，多因肾虚或肝气郁结而成，如黄褐斑。

需要注意的是，白斑和黑斑也可见于一些慢性皮肤病后期，出现色素脱失斑或色素沉着斑，多因气血失和所致，此时当为继发性皮损。

(2)丘疹：为高出皮面的实质性突起，多数底大顶小，形似山丘，约针尖至 0.5cm 大小，触之碍手，位于表皮或真皮浅层。

若丘疹继发于斑之上，则为斑丘疹；丘疹顶端有小水疱或脓疱时，称为丘疱疹或丘脓疱疹；丘疹顶端扁平的，称为扁平丘疹。丘疹色红、发病急、泛发全身者，多为风热或气分有热，疹密为热盛，疹疏为热轻。若呈苔藓性丘疹，则属脾虚湿郁；病久而疹坚者，多为血瘀。

(3)结节：为位于真皮或皮下组织的实质性损害，或高出于皮面，或隐没于皮下。

结节红肿而痛，多属实热或痰瘀互结；紫红而痛，多属瘀血阻滞或气滞血瘀；皮色如常，疼痛不甚或不痛，多为气郁痰凝，如皮肤肿瘤。

(4)风团：为暂时性局限性水肿性隆起，大小不等，形态不一，时隐时现，退后不留痕迹，由浅层血管扩张、血清渗出所致。

风团多由风邪引起。色红、遇热显现者，多为风热；色白、遇冷而发或加重者，多为风寒；病久而反复者，多因气血不足，血虚生风，或卫阳不固，风寒袭表，营卫失和所致。

(5)疱疹：为具有腔隙的突起，腔内含有液体，高出皮面的损害。疱疹又有水疱、脓疱和血疱之分。

水疱：腔隙内含有水液的，称为水疱；小如针尖或米粒大的，称为小水疱；直径大于 0.5cm 者，称为大水疱；水疱继发于丘疹之上者，称为丘疱疹。水疱多为湿邪蕴于肌肤所致。基底色红者，多为湿热；疱小红著者，多为热盛，疱大红淡或渗出明显者，多为湿盛；大疱而壁菲薄、松弛易破者，多为热毒炽盛。

脓疱：腔隙内含有脓液的，称为脓疱。脓疱多为热毒所致，夏令则多为暑热所致，如黄水疮。

血疱：腔隙内含有血样液体的，称为血疱，多由血热或外伤所致。

2. 继发性皮损

继发性皮损指由原发性皮损演变而来或因机械性损伤而引起的皮损。常见的继发性皮损有鳞屑、糜烂、溃疡、痂、抓痕、皲裂、苔藓样变、瘢痕 8 种。

(1)鳞屑：为表皮角质层的脱落物，大小、厚薄不一，有糠皮状、落叶状、鳞片状等。急性病后见之，多为余热未清；慢性病见之，多属血虚风燥；油腻性鳞屑，多为湿热内蕴。

(2)糜烂：为表皮缺损所显露的湿润面，愈后不留瘢痕，多由疱疹破裂后形成。由水疱破裂引起者，多为湿热；由脓疱破裂引起者，多为热毒；由血疱破裂引起者，多为血热；病久疮面不红者，多属脾虚湿蕴。

(3)溃疡：为深达真皮以下的组织缺损，愈后会留有瘢痕。急性溃疡伴有红、肿、热、痛，脓液稠厚者，多为热毒。慢性溃疡脓液稀薄者，多为寒湿或气血亏虚；伴有青筋盘曲者，多属血瘀。

(4)痂：为皮肤表面的脓液、浆液、血液等干燥与脱落的表皮细胞、细菌或灰尘等凝结而成，依据凝结物的不同可分为滋痂、脓痂和血痂。滋痂多为湿热所致，脓痂多为热毒所致，血痂多为血热或血燥所致。

(5)抓痕：指因搔抓或摩擦所引起的皮肤线状损害，多为血虚风燥或血热所致。

(6)皲裂：为皮肤组织顺皮纹方向的线状裂隙，多见于足跟、手掌缘等处。因风胜则干、寒胜则裂，故皲裂多由寒邪侵袭或血虚风燥所致，也可因慢性炎症(如真菌感染)引起，或与职业有关。

(7)苔藓样变：皮肤肥厚，嵴沟明显呈席纹状，粗糙、干燥似皮革，多为血虚风燥或气滞血瘀所致，也可因长期搔抓刺激而成。苔藓样变常为某些慢性皮肤病的主要表现，如摄领疮。

(8)瘢痕：为真皮或深部组织缺损后，由新生结缔组织修复而成。凹陷于皮肤表面者，为萎缩性瘢痕，如红蝴蝶疮，多由肝肾亏损引起；高于皮肤表面者，为肥大性瘢痕，如瘢痕疙瘩，多由特异性体质及气血不和所致。

【辨证论治】

皮肤病虽都发生于人体表面，但与脏腑、经络、气血等密切相关，因此，皮肤病的治疗，除少数可单用外治法收功外，一般多需内治法与外治法并重。

(一)内治法

皮肤病主要针对引起疾病的病因病机进行辨证施治，常用的辨证治疗有祛风、理湿、清热、驱虫、滋阴润燥、益肾温阳、疏肝解郁、调摄冲任、活血散瘀等法。因辨证治疗在各节中有详细论述，故此处不再赘述。

(二)外治法

外治法又称局部疗法，是治疗皮肤病的重要手段。外治法同内治法一样，需要辨证用药，分为药物疗法和非药物疗法。

1.药物疗法

(1)外用药物的剂型：皮肤病的药物外治法必须根据皮损的不同情况，选用不同的药物和剂型。

1)溶液：为药物溶解于水，或中药的煎出液、浸出液，具有散热、收敛、活血消肿、清热、止痒、杀虫等作用；根据皮损情况不同，可分别选用湿敷、洗浴、熏洗、浸泡等方法，如10%黄柏液、马齿苋煎剂、苦参汤等。

湿敷：多以中药的煎出液或其他药物的溶液，用于急性渗出性皮肤病，具有散热消肿和清洁创面的作用；方法是取4～6层纱布，浸透药液，拧至不滴水为度，冷湿敷患处；湿敷时，要经常保持纱布潮湿和疮面清洁。

洗浴：可用中药煎出液局部洗或全身浴，有清热、止痒等作用，多用于非渗出性皮肤病。

熏洗：多以中药煎出液热熏温洗，借助药力及热力作用，以达到活血、软化等治疗目的，常用于慢性局限性肥厚性皮肤病。

浸泡：是用中药煎出液或浸出液浸泡局部，如冻疮浸泡方和鹅掌风醋浸剂可分别浸泡冻疮和鹅掌风。

2)洗剂：又称水粉剂、混悬剂、振荡剂，为不溶于水的药粉与水混合而成，含药粉约30%，具有散热、消炎、干燥、止痒等作用，多用于急性无渗出性皮肤病。常用的洗剂有炉甘石洗剂、三黄洗剂、颠倒散洗剂、痤疮洗剂等。

3)粉剂：又称散剂，是根据配方将药物研末混匀而成。其作用和适应证同洗剂，但多用于皮肤的皱褶处。常用的粉剂有青黛散、三石散、六一散、二妙散、石珍散等。

4)酊剂：为中药的75%酒精或高浓度白酒的浸泡剂，具有活血消肿、杀虫止痒等作用。酊剂常用于慢性局限性瘙痒性皮肤病，如摄领疮；以及某些浅部真菌病，如脚湿气、体癣、鹅掌风等。常用的酊剂有复方土荆皮酊、20%补骨脂酊、50%百部酊、1%～2%斑蝥酊等。

5)糊剂：又称油剂，是用粉剂与植物油调成糊状而成，含药粉多在30%以上，具有滋润、清热、收敛、除去鳞屑、软化痂皮等作用。常用的糊剂有三石散糊、青黛散糊等。

6)软膏：又称油膏，多以生药浸泡后，用文火煎熬去渣，入黄蜡及其他药粉调和，或粉剂加入80%凡士林调匀而成，具有滋润皮肤、软化痂皮、促进药物渗透、保持药效持久等作用，多用于慢性苔藓化、结痂性皮肤病或慢性溃疡。常用的软膏有青黛膏、硫黄软膏、生肌玉红膏等。

(2)外用药物的使用原则：在皮肤病的外治法中，根据皮损辨证选择有效的药物固然很重要，但若剂型的选择和用药方法等不当，往往会影响疗效，甚至导致不良反应，如急性渗出性皮肤病用软膏外敷，可使皮损加重。因此，必须根据不同的皮损选用相应外用药物、剂型和注意用药方法等，方能达到有效治疗的目的，目前临床上一般按照下列原则选择应用外用药物。

1）根据皮损的不同阶段和主要表现选用不同的剂型，如皮损在急性阶段，主要表现为红斑、丘疹、水疱而无明显渗液的，可选用洗剂或粉剂；渗液或红肿明显者，则用溶液冷湿敷；皮损在亚急性阶段，红肿较轻，渗液或糜烂很少，有少量的鳞屑或结痂者，则用糊剂；皮损处于慢性阶段，主要表现为肥厚、粗糙或呈苔藓样变者，则宜以软膏为主。

2）皮损有继发感染时，应先控制感染，再针对原来的皮损情况选用药物。

3）对年幼或女性患者，面部或阴部等患病部位，以及过敏性疾病，宜选用性质温和的药物，忌用刺激性强的药物。

4）用药浓度宜先选用低浓度的药物，以后根据病情需要逐步提高用药的浓度。

5）用药后一旦发现不良反应，如过敏反应，应立即停药，或改用其他药物治疗。

2. 非药物疗法

非药物疗法有热烘疗法、电灼法、冷冻及激光疗法、针灸疗法等。

【西医药物治疗】

1. 抗组胺类药

（1）生理性抗组胺药：如肾上腺素、麻黄素、特布他林等，用于过敏性休克、急性喉头水肿、严重荨麻疹等。一般用量：肾上腺素 0.3～0.5mg，肌内注射或皮下注射，必要时再注射 0.3mg。

（2）竞争性抗组胺药：分为 H_1受体拮抗剂和 H_2受体拮抗剂两类。两者均可与组胺竞争细胞受体，从而减轻组织对组胺的反应所引起的症状，起到抗过敏、镇静止痒、减轻症状的作用。

H_1受体拮抗剂：第一代 H_1受体拮抗剂因多数易透过血脑屏障，具有影响中枢神经系统和抗胆碱作用，多导致乏力、嗜睡、头晕、口干等副作用，故对高空作业、驾驶员等患者应当慎用，一般停药后上述副作用即可消失，常用药物有异丙嗪（非那根）、苯海拉明、布克利嗪（安其敏）、氯苯那敏（扑尔敏）、赛庚啶等。第二代 H_1受体拮抗剂因不易透过血脑屏障，对中枢神经系统影响较小，上述副作用轻微，故临床应用较广，尤其对驾驶员等特殊人员及慢性病患者更为适用，常用药物有阿司咪唑（息斯敏）、氯雷他啶（开瑞坦）、特非那定（敏迪）、西替利嗪（仙特敏）、咪唑斯汀（皿治林）等。

H_2受体拮抗剂：常用药物有西咪替丁（甲氰咪胍）、雷尼替丁等。此外，西咪替丁还有抗雄性激素作用，故临床上亦有用西咪替丁治疗痤疮、女性多毛症等。

使用本类药物时应掌握好其适应证、不良反应和禁忌证。

2. 糖皮质激素

糖皮质激素即皮质类固醇激素，具有抗炎、抗病毒、抗过敏、抗休克及减少组织反应等作用。对于某些严重的皮肤病，合理运用往往有挽救生命和缓解病情的作用，如急性荨麻疹、药疮、系统性红斑狼疮、皮肌炎、天疱疮、剥脱性皮炎等，用之常能迅速控制症状。常用的糖皮质激素有泼尼松（强的松）、地塞米松、氢化可的松等。糖皮质激素用于病毒性、细菌感染性皮肤病时，必须与抗病毒药、抗生素同用。糖皮质激素禁用于溃疡病、高血压、活动性肺结核、精神病、糖尿病等。长期应用激素治疗的患者，应给予低盐饮食，并增加蛋白质食物的摄入量，予以氯化钾口服，以预防低钾血症。

本类药物的副作用亦较多，长期使用可引起水肿、满月脸、血压升高、尿糖、精神病变、色素沉着、骨质疏松、消化性溃疡出血或穿孔、继发性感染或使感染扩散、促使结核病活动或发展、痤疮样皮疹、多毛症、皮肤萎缩及血栓形成等，且停药后往往使皮肤病病情反复，即“反跳”现象明显，因此，临床应用时必须严格掌握其适应证与禁忌证，杜绝滥用。

3. 免疫增强剂

（1）转移因子：用于先天性免疫缺陷病、带状疱疹、寻常疣、扁平疣、复发性单纯疱疹、硬皮病、结节病、异位性皮炎及恶性黑色素瘤等；副作用有注射处胀痛、全身不适、眩晕、短暂肾功能损害和皮疹。

（2）胸腺素：用于儿童免疫缺陷病、红斑狼疮、干燥综合征、复发性顽固性口腔溃疡、病毒感染及恶性肿瘤等；副作用有注射处红肿、硬结和瘙痒，偶有全身发热、头痛、眩晕和肌痛等。

（3）左旋咪唑：用于带状疱疹、复发性单纯疱疹、寻常疣、跖疣、红斑狼疮、恶性黑色素瘤；副作用有恶心、呕吐、腹泻等胃肠道反应，有时可引起瘙痒和皮疹、白细胞和血小板减少。

4. 免疫抑制剂

（1）硫唑嘌呤：用于天疱疮、类天疱疮、皮肌炎、多发性肌炎、红斑狼疮、光线性类网织红细胞增生症、血管炎、慢性湿疹、银屑病、毛发红糠疹、硬皮病、结节病等；副作用有白细胞减少、肝肾功能损害。

（2）环磷酰胺：用于红斑狼疮、多发性肌炎、血管炎、天疱疮和类天疱疮、恶性淋巴瘤、朗格汉斯细胞组织细胞增生症等，可单用，或与皮质类固醇合用；副作用有骨髓抑制、恶心、呕吐、脱发、出血性膀胱炎、迟发性膀胱纤维化、膀胱癌、肺癌、部分或完全不育、致畸。

（3）氨甲蝶呤：用于银屑病、毛发红糠疹、鱼鳞病样红皮病、角化棘皮瘤、淋巴瘤样丘疹病、天疱疮、急性痘疮样苔藓样糠疹、荨麻疹等；副作用有呕吐、骨髓抑制，少数患者可引起慢性纤维化间质性肺炎、肝纤维化和肝癌。

（4）环孢素 A：用于顽固性泛发性扁平苔藓、异位性皮炎、大疱性类天疱疮、寻常型天疱疮、多发性肌炎、皮肌炎、红斑狼疮；副作用有肝肾损害、神经系统损害、高血压、牙龈增生、继发感染、肺癌等。

5. 抗病毒药

抗病毒药用于病毒感染性疾病，如带状疱疹、疣等。

（1）干扰素：用于病毒性皮肤病，能抑制病毒 DNA 和 RNA 的合成，还有抗肿瘤和免疫调节作用；副作用有发热和肾损害等。

（2）阿昔洛韦（无环鸟苷）：可抗单纯疱疹病毒Ⅰ型和Ⅱ型、带状疱疹病毒及 EB 病毒，用于单纯疱疹、带状疱疹等。本药水溶性不高，大量静滴可引起肾小管阻塞，静滴偶见尿素氮和肌酐水平升高、口干，停药或减量后即可恢复。肾功能不全者应慎用本品。

（3）利巴韦林（病毒唑）：广谱抗病毒药，可用于疱疹性口炎、带状疱疹等；副作用有口渴、白细胞减少等。

6. 抗真菌药

抗真菌药可用于真菌感染性皮肤病，如癣。常用的抗真菌药有灰黄霉素、两性霉素 B、制霉菌素等。

7. 抗生素类

抗生素类可用于皮肤感染，常用的有青霉素类、头孢菌素类、四环素类、大环内酯类等。

8. 维生素类

(1)维生素 A：能调节人体皮肤的角化过程，用于维生素 A 缺乏所致的皮肤干燥、毛周角化、干眼症等。维生素 A 过量可中毒。

(2)维生素 E：具有抗氧化、抗衰老、抑制胶原酶活性、改善结缔组织代谢、减轻毛细血管脆性、减少渗出、改善微循环等作用，常用于硬皮病、冻疮、红斑狼疮、雷诺病等；副作用有轻度恶心，长期大量应用可出现血脂升高，女性可引起月经失调。

(3)维生素 C：具有降低毛细血管通透性、减少渗出的作用，可增强机体的抗病能力，常用于过敏性疾病，如接触性皮炎、荨麻疹等。

9. 其他药物

其他药物有钙剂、氯喹和维甲酸类等。

(1)钙剂：如 10％葡萄糖酸钙、5％氯化钙可用于减轻皮肤过敏反应。

(2)氯喹：用于迟发性皮肤卟啉病、多形性日光疹、红斑狼疮、日光性皮炎、皮肌炎等；副作用有眼底损害、白细胞减少等。

(3)维甲酸类：可缩小皮脂腺、减少皮脂分泌、减少皮肤菌群、抗感染、改变角阮细胞活性等；常用的有依曲替酸、异构维甲酸、维胺酯等；可用于痤疮、掌跖角化病、皮肤肿瘤、疣状表皮发育不良等；副作用有唇炎、脱发、血脂升高、致畸等。

【预防与调护】

皮肤病在治疗过程中，若能根据病因、病情，适当配合宜忌，则可提高疗效、缩短病程、加速痊愈、减少复发。皮肤病的宜忌包括全身宜忌和局部宜忌。

1. 全身宜忌

(1)宜保持心情舒畅，忌抑郁、愤怒和烦恼，如蛇串疮、摄领疮、黧黑斑、红蝴蝶疮等均与情绪关系密切。

(2)凡全身衰竭性皮肤病，或与肾虚有关的皮肤病，如红蝴蝶疮、黧黑斑等，宜保养肾精、肾气，忌房劳过度。

(3)宜饮食有节。凡由脾胃湿热内蕴引起或与饮食有关的皮肤病，如湿疮、瘾疹、痤疮及某些瘙痒性皮肤病等，饮食宜清淡，多食蔬菜和性质温和的食物，不宜过食辛辣、狗肉、海鲜、醇酒等刺激性和助火生热之品；若对某种食物过敏，则应禁食该致敏性食物。

(4)注意避免药物过敏。凡因药物进入体内而引起的皮肤病，如药疮，宜改用他药。

(5)一些与日晒或寒冷关系密切的皮肤病，如日晒疮、红蝴蝶疮、黧黑斑等，宜避免日晒，寒温适宜。

2. 局部宜忌

(1)凡因药物引起的皮肤病，如药疮或漆疮因外用药物而致病者，其外治法中忌用致病药物；过敏性皮肤病，如湿疮、瘾疹、漆疮等，局部治疗宜用性质温和的药物，忌用刺激性药物。护肤品要恰当选择，切忌盲目追求广告宣传品。

(2)多数瘙痒性皮肤病,尤其是过敏性皮肤病,均不宜用热水或热肥皂水烫洗,也不宜用手及其他物品强力搔抓。

项目二 热 疮

热疮是一种好发于皮肤黏膜交界处的急性疱疹性皮肤病。本病相当于西医学的单纯疱疹。热疮的临床特点为好发于口唇、鼻等皮肤黏膜交界处;多见于热病后或高热过程中;皮损为成群的水疱,有的可互相融合,并伴有痒、痛等症状;多在1周左右可痊愈,易复发。

【病因病机】

热疮多因外感风热邪毒,阻于肺胃,熏蒸皮肤而成;病情反复发作者,多因病邪久羁而耗津伤阴、阴虚内热所致,常在精神抑郁、发热性疾病、月经来潮、疲劳过度、外伤、手术及应用免疫抑制剂时,致机体的免疫力下降而诱发。

西医学认为,本病为人类单纯疱疹病毒(HSV)感染引起。该病毒可分为Ⅰ型和Ⅱ型,Ⅰ型主要引起口、眼部皮肤黏膜感染;Ⅱ型主要引起生殖器部位的皮肤黏膜感染。

【诊断】

1. 临床表现

热疮多见于儿童和成年人,可发生于任何季节,发病前常有发热病史及月经来潮、妊娠、过度劳累、情志不畅、胃肠功能紊乱等情况。皮损常发生于颜面部,尤以唇缘、口周、鼻旁、颧部及皮肤黏膜交界处为常见,也可发生于生殖器部位。

热疮的皮损多为群集的粟粒或火柴头大小的水疱,基底潮红;侵犯口腔黏膜时,常于口腔内黏膜处出现小水疱及浅表溃疡,偶可伴有齿龈红肿;自觉轻度痒痛或灼热感,严重者可伴有颈部淋巴结肿痛。热疮的病程有自限性,多在7～10天自愈,但常因发热、劳累、月经来潮、胃肠功能紊乱等情况而反复发作,复发常在同一部位,也可发生在不同部位。

新生儿若患本病,则病情一般危重,皮损可迅速播散到全身,并可有发热、肝大、黄疸,以及多个脏器受累,易并发病毒性脑膜炎、肺炎及肝炎等,多于发病3～5天内死亡,病死率在85%以上。

2. 辅助检查

疱疹内液体涂片检查可见气球样变性细胞;鸡胚培养可分离出单纯疱疹病毒;血清免疫抗体测定、免疫荧光检查结果可呈阳性。

【鉴别诊断】

1. 蛇串疮

蛇串疮的皮损亦为成群簇集的小水疱,基底色红,但常为多群皮损沿人体的一侧神经呈带状排列,并伴有较明显的患病区域疼痛,愈后一般不复发。

2. 黄水疮

热疮发生于儿童时应与黄水疮进行鉴别。黄水疮好发于夏、秋季节,面部等暴露部位多见,多有明显的接触传染史,初起为水疱,继而形成脓疮,疱较大而壁薄,有脓性分泌物、糜烂和结痂。

【辨证论治】

本病多以中医辨证论治为主,首次发生于小儿者可先选用西药治疗,发生于新生儿者应积极采用西医救治。

(一)内治法

1. 肺胃风热证

证候:病程短,水疱小而基底红,自觉轻度痒痛,皮损发生于面部;舌苔薄黄,脉稍数。

治法:疏风清热解毒。

方药:辛夷清肺饮合银翘散加减。若皮损水疱明显者,可加泽泻、车前草等以清热利湿;基底红斑明显者,加赤芍、牡丹皮、生地黄等以清热凉血。

2. 阴虚内热证

证候:病程长,皮损反复发作;伴有唇干口燥,午后低热;舌质红,苔薄少,脉细数。

治法:滋阴清热解毒。

方药:增液汤、黄连解毒汤合银花甘草汤加减。

(二)外治法

局部可选用三黄洗剂、青黛散糊剂、黄连膏等外搽。

【预防与调护】

(1)局部宜保持清洁,防止继发细菌感染。

(2)患者饮食宜清淡,忌食辛辣炙煿、肥甘厚味之品。

(3)反复发作者,应去除诱发因素,如增加机体抵抗力、避免疲劳、防止胃肠功能紊乱等。

项目三 蛇串疮

蛇串疮是一种皮肤上出现成簇水疱,如蛇串生,痛如火燎的急性疱疹性皮肤病,因缠腰而发,故中医文献又名"缠腰火丹",或"火带疮""蜘蛛疮"等。蛇串疮相当于西医学的带状疱疹。蛇串疮的临床特点是好发于成年人,任何部位均可出现,尤以胸胁、腰、面部多见;皮损为红斑上出现簇集性水疱,沿机体的一侧神经呈带状分布,可伴剧烈灼痛;愈后多数患者可获得终身免疫,老年患者可遗留顽固性神经痛。

【病因病机】

本病因情志内伤,肝失疏泄,郁而化火,肝火妄动而发;或因脾失健运,蕴湿化热,肝火与湿热搏结,阻于经络,溢于肌肤而成。若年老体弱,则可因血虚肝旺、湿热火毒炽盛而致经络阻塞,气血瘀滞,疹去而疼痛迁延。

西医学认为,本病由水痘-带状疱疹病毒(VZV)感染所致,初次感染后,表现为水痘,或呈隐性感染;而后,病毒潜伏于脊髓后根神经节的神经元中,当机体免疫功能低下时,如传染病、外伤、疲劳、恶性肿瘤、放射治疗等,病毒被激活,引起神经和皮肤受累的神经痛和疱疹。病毒可沿着周围神经纤维移至皮肤而发生节段性疱疹。

【诊断】

蛇串疮多见于春、秋季节,好发于成年人,任何部位均可发生,尤以胸胁、腰、面部多见。

在典型皮损出现前，局部常有反应敏感或轻度瘙痒、灼热和局部定位不准的刺痛，或伴有轻度发热、全身不适等前驱症状。

簇集成群的小水疱沿一侧神经呈带状分布，伴有患病区域神经疼痛为本病的主要特征。在前驱症状持续 2～5 天后，患部可出现成片的红色斑丘疹，继而出现绿豆大小簇集成群的水疱，聚集一处或数处，排列成带状，疱群之间皮肤正常；疱壁紧张，疱液透明，疱周绕以红晕，水疱可破溃糜烂，数天后干燥结痂，痂皮脱落后可留有暂时性色素沉着斑，若不感染，一般不留瘢痕。重者可表现为大疱、出血、坏死、全身泛发等。轻者无皮损，或仅出现红斑、丘疹，并很快会自行消退。皮损多发生于身体一侧，不超过正中线。多数患者可伴有病变附近淋巴结肿痛。

伴有明显的神经痛，为本病的特征之一。疼痛可在皮损出现之前发生，或伴随皮损同时出现，有的出现在皮损出现之后。患病区域疼痛轻重不等，但多与年龄成正比，即儿童轻微，年老体弱者疼痛剧烈，部分中老年患者在皮损消退后可遗留顽固性的神经痛，常持续数月，甚至数年。疼痛常发生在患病的区域。成年人患病，局部痛轻而瘙痒明显的患者亦偶可见之。病变发生于眼部者，多疼痛剧烈，并可累及眼部，引起眼炎，甚至全眼球炎而致失明，个别患者可引起脑膜炎而致死亡；病变发生于外耳道者，可出现面瘫、耳聋、外耳道疱疹三联症，表现为患侧面瘫、耳痛、耳聋、耳鸣、眩晕、恶心、呕吐等。

皮损病程一般为 2～3 周，老年人可长达 3～4 周，严重者也可迁延日久，愈后极少复发。

【鉴别诊断】

1. 热疮

热疮多见于发热性疾病的中、后期，好发于皮肤与黏膜交界处，分布无一定规律，皮损为针尖至绿豆大小的水疱，常为一群，疼痛不明显，1 周左右可痊愈，愈后易复发。

2. 接触性皮炎

接触性皮炎有明确的接触史，多发生于接触部位，皮损有多种形态，如潮红、肿胀、红斑、丘疹、水疱，疱破后则形成糜烂，边界清楚，形态与接触物大抵一致，自觉局部瘙痒、烧灼感，重者可有疼痛，去除病因后很快会痊愈，不接触病因则不再发病。

【辨证论治】

本病应以中医内治法为主，后遗神经痛可运用中医药配合针灸治疗。病变初期可配合西医抗病毒等治疗，可减轻病情、缩短疗程。

(一)内治法

1. 肝经郁热证

证候：皮损色鲜红，水疱簇集，疱壁紧张，皮损常见于胸胁、腰背部，呈单侧带状分布，灼热刺痛；可伴有口苦咽干，烦躁易怒，便秘；舌质红，苔薄黄，脉弦数。

治法：清肝泻火，利湿解毒。

方药：龙胆泻肝汤加板蓝根。伴有高热者，加生石膏 30～60g 以清热；疼痛明显者，加郁金、延胡索、乳香、没药以散瘀止痛；皮损基底潮红明显或表现为出血性皮损者，加赤芍、牡丹皮、紫草等以凉血清热；表现为化脓性坏疽者，加金银花、连翘、紫花地丁等以清热解毒；便秘者，加生大黄以通腑泻热破瘀。蛇串疮发生于面部加菊花、侵及眼部加谷精草、发生于下肢加牛膝、发生于上肢加姜黄等以引经，使药直达病所。

2. 脾虚湿蕴证

证候：皮损色淡，疱壁松弛，容易破溃，渗水糜烂，疼痛轻；可伴有纳差，腹胀，便溏；舌质淡，苔白或白腻，脉沉缓。

治法：健脾除湿。

方药：除湿胃苓汤加减。水疱大而多者，加土茯苓、萆薢、车前草等。

3. 气滞血瘀证

证候：皮损消退，水疱干涸结痂，但疼痛仍剧烈或隐痛绵绵，持续时间长；可伴有心烦，夜寐不安；舌质暗，有瘀斑，苔白，脉弦细。

治法：理气活血止痛。

方药：桃红四物汤加减。心烦失眠者，加珍珠母、牡蛎、酸枣仁；气虚者，加太子参、玄参、麦冬等益气养阴之品；痛重者，加延胡索、乳香、没药、全蝎、蜈蚣。

（二）外治法

（1）水疱未破：可选用50%雄黄酊、冰片枯矾糊（取冰片1g、枯矾10g，用麻油调成糊状）、炉甘石洗剂或玉露膏外搽，每天2次；也可用阿昔洛韦霜外搽。有眼部损害者，可用3%阿昔洛韦眼药水、0.5%疱疹净液滴眼，每天3～4次。

（2）水疱已破：可用青黛散糊、四黄膏、冰片枯矾糊外搽。

（3）针刺治疗：有较好的通络止痛之效，可针刺阿是穴、内关、阳陵泉、足三里等。

（4）穴位注射：可用维生素B_1或维生素B_{12}注射液，或丹参注射液，选穴同上，每穴注入0.2～0.5mL，每次总量不超过4mL，每隔1～2天注射1次。

【预防与调护】

（1）患者宜保持心情舒畅，忌愤怒和抑郁，以免助益肝火。

（2）患者饮食宜清淡，忌恣食厚味醇酒，以保养脾胃，免助湿热；老年后遗神经痛者宜适当增加营养。

（3）患者宜多休息，避免劳累。

（4）皮损局部应保持清洁，尽早促使皮损干燥结痂，防止继发感染。

项目四　疣

疣是一种发生于皮肤浅表的良性赘生物，因其皮损形态及发病部位不同而名称各异，如发生于手足背、手指、头面等处，皮损为乳头状角质隆起，表面粗糙者，称为疣目、枯筋箭、千日疮、瘊子等；发生于颜面、手背、前臂等处，皮损为扁平隆起，表面光滑者，称为扁瘊；发生于足跖部，皮损为角化性丘疹，除去表面角质物后可见疏松的角质软芯者，称为跖疣；发生于躯干和面部，皮损为表面有蜡样光泽的半球形丘疹，顶端凹陷如脐窝，可挤出白色乳酪样物质者，称为鼠乳；发生于眼睑、颈项等处，皮损为柔软的丝状突起者，称为丝瘊；发生于外阴、肛周等处，皮损为柔软的淡红色乳头状丘疹者，称为臊瘊、臊疣。

本病在西医学亦称为疣，一般分为寻常疣、扁平疣、跖疣、传染性软疣、丝状疣、尖锐湿疣。其中，发生于肛门、生殖器的尖锐湿疣则属性传播疾病，另立专门项目介绍。

【病因病机】

疣多因外感风热毒邪，蕴阻肌肤而生；或因怒动肝火，肝旺血燥，筋气外发，气血凝滞而成。

西医学认为，本病由人类乳头瘤病毒（HPV）感染所致，可经直接接触传染，或经污染物间接传染，也可自身接种扩散。传染性软疣是由痘病毒中的传染性软疣病毒所致的，有自身接种性。

【诊断】

1. 寻常疣（疣目）

（1）可发生于任何年龄，但以儿童和青少年人为多见。

（2）好发于手足背、手指、足缘或甲周等处，也可见于头面部。

（3）初起为针尖大小的丘疹，逐渐扩大到豌豆、黄豆或更大的乳头状角质隆起，质硬，呈灰褐色、黄色或正常皮色，表面干燥、粗糙，顶端可分裂呈刺状。寻常疣初起为单个，称为母瘊，以后因自身接种而数目增多，称为子瘊，少则两三个，多则十余个。

（4）患者一般无自觉症状，若发生在甲下，则可有触痛，常因碰撞、搔抓、摩擦而易出血。

（5）病程缓慢，可经过两至三年（约千日而愈，又称千日疮）而自然消退，愈后不留痕迹。

2. 扁平疣（扁瘊）

（1）多发生于青少年人，亦可见于中老年人。

（2）皮损常对称发生于颜面、手背及前臂等处。皮损为米粒至高粱米大或扁豆大的扁平丘疹，表面光滑，质硬，呈淡褐色或正常肤色，数目多，散在或密集，有的互相融合，常因搔抓而呈线状排列。

（3）患者无自觉症状，常在扁平疣消退前出现瘙痒。

（4）病程较长，可持续数年或更久后自行消退。

3. 传染性软疣（鼠乳）

（1）多见于儿童及青少年人。

（2）好发于躯干和四肢近心端。

（3）皮损为半球形丘疹，米粒至豌豆大小，中央有脐凹，表面有蜡样光泽，质地柔软；挑破顶端，可挤出白色粉状物；数目不定，常为数个到数十个不等，散在或密集，但不相互融合。

（4）患者有轻度瘙痒。

（5）病程有自限性，持续数月可自愈。

4. 跖疣

（1）青壮年人多见。

（2）好发于足底、趾间及易受外伤的部位，足部多汗者易患本病。

（3）皮损为灰褐或污灰色角化性丘疹，表面粗糙，中央稍凹，外周有略带黄色高起的角质环，除去表面角质后，可见疏松的白色乳头状角质物，掐破或挑破后易出血。本病一般多单侧发病，数目多少不定，有时在一个较大的跖疣周围有散在性的针尖大的卫星疣，或数个疣融合成角质斑块，数目多时可融合成片。

（4）患者一般无自觉症状，但局部压痛明显。

（5）病程较长，偶可自行消退。

5. 丝状疣(丝瘊)

(1)中老年女性较多见。

(2)好发于眼睑、颈项等处。

(3)为柔软、细长的丝状突起,数目多少不定,长约1cm,呈正常肤色或棕灰色。

(4)患者一般无自觉症状。

【鉴别诊断】

发生于足底的跖疣应与鸡眼、胼胝相鉴别。

1. 鸡眼

鸡眼的皮损为单个淡黄色的圆锥形角质栓,外围有透明黄色环,形似鸡眼,中心处皮纹消失,多发生于足底、足缘、趾间等易受压摩擦部位;行走时可有疼痛,垂直压痛明显。

2. 胼胝

胼胝俗称老茧子,好发于掌跖部,皮损为蜡黄色角化斑片,中厚边薄,范围较大,表面光滑,皮纹清晰,疼痛不明显。

【辨证论治】

本病一般以外治为主,若皮损广泛或为侵及面部的扁平疣,则可配以内治法辨证施治。

(一)内治法

1. 风热蕴结证

证候:皮损广泛、散在,新皮损不断发生,色淡红,病程短;舌质红,苔薄白或薄黄,脉浮数或弦。

治法:祛风散热,活血解毒。

方药:治疣汤加马齿苋。

2. 血瘀筋燥证

证候:病久未愈,皮损坚韧,表面粗糙,色褐或暗;舌质黯红,苔薄白,脉沉细或沉缓。

治法:养血润燥,活血软坚。

方药:治瘊汤去穿山甲,加香附。

(二)外治法

(1)寻常疣:①鸦胆子泥外敷,适用于单个疣体,将鸭胆子数粒去壳捣烂如泥,外敷于疣上,疣周以胶布保护包扎,3天换药1次,直至疣脱落,一般敷2~3次即可脱落。②艾灸治疗,用艾炷置疣体上灸之,每天1次,直至疣脱落。③仪器治疗,用刮匙刮除,或用电灼、冷冻、激光等治疗。

(2)扁平疣:可用马齿苋60g、木贼草30g、香附15g、苍术15g、苦参15g、大风子15g(打碎)、鸦胆子15g(打碎)、芒硝30g,煎水外洗,边洗边揉,每天2次,每次10~15分钟,一般5~7天为1个疗程。疣体大的扁平疣、寻常疣和跖疣可行手术治疗,局部常规消毒后,在局麻下先以刀尖修割疣体周围,然后用止血钳钳住疣体中央,向外拉出,可见一疏松的软芯,再敷以千金散或贴鸡眼膏,5~7天即可。

(3)传染性软疣:局部消毒后,可用三棱针挑破软疣表面,挤出乳白色软疣小体,再以

2.5%～5%碘酊点涂患处，但须注意保护周围皮肤，常1次可愈。皮损多者，也可用扁平疣外洗方治疗。

(4)跖疣：可用鸦胆子泥外敷，或用鸡眼膏外贴。数目多者，亦可参照扁平疣外洗方治疗。

(5)丝状疣：可用细丝线结扎根底部，几天后就可自行脱落，或用电灼、激光等法治疗。

【预防与调护】

(1)疣体应避免搔抓，以防自体传染。

(2)传染性软疣应注意消毒患者穿过的衣服，其他儿童勿与患儿共用毛巾等。

项目五 黄水疮

黄水疮是一种急性传染性脓疱性皮肤病，以其破后会流出黄白色脓水而得名，在中医文献中尚有“滴脓疮”“天疱疮”“火赤疮”等名称。本病相当于西医学的脓疱疮。

黄水疮的临床特点是多发生于夏、秋季节，儿童多见，好发于头面、四肢等暴露部位，皮损主要为浅在性脓疱和脓痂，自觉瘙痒，具有接触传染和自身接种的特性，常在幼儿园或家庭中传播流行，既可通过接触传播，亦可通过自体接种传播。

【病因病机】

黄水疮多因夏、秋季节之暑湿热毒袭于肌表，致气机不畅，疏泄障碍而成。若病程迁延，病邪久羁，可致脾胃虚弱，疾病反复发作。

西医学认为，本病多由链球菌或金黄色葡萄球菌感染所致。小儿皮肤娇嫩，皮脂也较少，皮肤易损伤，邪毒乘虚而入，发为本病，可自体接种传播，亦可通过患儿间相互接触而传染，高温、潮湿、体弱等常为致病的诱因。

【诊断】

1. 临床表现

黄水疮多见于儿童，好发于夏、秋季节，皮损常见于面部、四肢等暴露部位，有明显的接触传染史。疾病初起为米粒至黄豆大的水疱，有痒感，迅速变为脓疱，有的脓疱可扩大至蚕豆大或更大，疱周有红晕，疱壁多薄而易破，破后可形成糜烂，干后结成黄痂，痂皮脱落后可留有暂时性色素沉着斑，不留瘢痕。本病一般没有全身症状，面积较大时可有发热，或引起皮损附近淋巴结肿大，个别严重患者可继发肾小球肾炎。本病的病程长短不一，少数可迁延较长时间。

黄水疮若发生于新生儿，多在出生后4～10天即发病，又称新生儿脓疱疮。新生儿脓疱疮发病常急骤，初期水疱较大，病情发展迅速，患儿常伴有绿色泡沫状稀便，个别患儿可因并发菌血症、肺炎、肾炎或脑膜炎而致死。

2. 辅助检查

血常规检查可见白细胞总数和中性粒细胞比例明显升高；抗链球菌溶血素“O”明显升高；脓培养可发现致病菌。

【鉴别诊断】

1. 水痘

水痘为好发于儿童的急性传染性皮肤病，皮损多为绿豆至黄豆大小的水疱，水疱周围有明显红晕，一般无脓疱和脓痂，皮损多泛发全身，散在且呈向心性分布，常伴有全身发热，多于冬、春季节流行。

2. 脓疱性湿疮

脓疱性湿疮的发病与年龄、季节无关，无一定的好发部位。皮损虽亦可见脓疱、脓痂和自体接种扩散，但多继发于急性湿疮之后，原发性皮损呈多形性，以弥漫性潮红、糜烂、渗出为主，边界不清，病程较长，可反复发作。

【辨证论治】

本病因属于传染性、感染性皮肤病，且好发于儿童，故应隔离治疗，以抗生素治疗为主，并结合外用药物治疗；必要时或病程较久者，可配合中医辨证治疗。

(一)内治法

1. 暑湿热盛证

证候：皮损较广泛，脓疱多且密集，周围红晕明显；伴有发热，口渴，便干，尿黄；舌质红，苔黄腻，脉滑数。

治法：清暑利湿，清热解毒。

方药：清暑汤加大青叶、蚤休等。

2. 脾虚湿蕴证

证候：病程较长，脓疱稀疏、色淡；多伴有面色萎黄，纳呆，便溏；舌质淡，苔薄腻，脉濡细。

治法：健脾渗湿，清解余热。

方药：参苓白术散去砂仁、扁豆、桔梗，加金银花、蒲公英等。

(二)外治法

黄水疮脓疱未破时可选用三黄洗剂或炉甘石洗剂等外搽；若水疱已破，渗出明显，可用马齿苋、蒲公英、黄柏等煎水冷湿敷。有大疱者，可消毒刺破后按已破处理；脓破结痂者，可以青黛散用麻油调成糊状外搽，或用红霉素软膏外搽。

【预防与调护】

(1)注意小儿个人卫生，炎热的夏季应勤洗手、洗澡，保持皮肤清洁干燥。

(2)避免接触有黄水疮的患儿。

(3)一旦患病，应立即隔离治疗。

(4)患处应避免搔抓、挤压、碰撞、水洗。

项目六　癣

癣是发生于表皮、毛发、指(趾)甲的一种传染性浅部真菌病。西医学也称本病为癣。

中医学历代文献中以“癣”定名者包括以下几类：一是如干癣、湿癣、风癣、牛皮癣、松皮癣、马桶癣、奶癣及杨梅癣等，虽然有癣字，但不属于真菌感染；二是如白癣、圆癣、荷叶癣、铜钱癣等，有癣字，并且属于浅部真菌病；三是未用“癣”定名的，如鹅掌风、秃疮、肥疮、臭田螺、紫白癜风等，虽无癣字，但仍属于浅部真菌病。后两类属本项目介绍的范畴。西医学对癣的认识较为清楚，定义准确，因此本病可以西医定名。

依癣的发病部位、皮损特点和感染病原菌的不同，本病有头癣（肥疮、白秃疮）、手足癣（鹅掌风、脚湿气、臭田螺）、甲癣（灰指甲）、体癣（圆癣、铜钱癣、荷叶癣）、股癣（阴癣）、花斑癣（紫白癜风、汗斑）等之分。

【病因病机】

中医学认为，本病由生活起居不慎，感染癣虫，复感风湿热邪，郁于皮肤所致。湿热偏盛，则见滋水、水疱、结痂等；病久者，郁热化燥，气血失和，肌肤失养，皮肤可见肥厚、粗糙、皲裂等。

西医学认为本病由浅部真菌侵犯表皮、指（趾）甲、头发而致病。通过直接接触患者，或间接接触被患者污染的物品，如鞋、袜等，或经患癣病的猫、狗等动物传染发病。真菌寄生于皮肤的角质层、毛发和甲板中。由于浅部真菌喜湿恶燥，因此多于湿热环境中致病。

【诊断】

（一）临床表现

1. 头癣

头癣有白癣、黄癣、黑点癣三种，我国仅有白癣、黄癣两种。

（1）白癣（白秃疮）：好发于儿童，皮损多见于头顶和枕部，发缘处多不累及，为大小不等的圆形斑片，上覆灰白色糠秕样细小鳞屑，边界清楚。皮损区毛发可距头皮 0.5cm 左右处折断，呈参差不齐状，并易于拔落而不疼痛，病发根部包绕由白色鳞屑形成的菌鞘，自觉瘙痒。白癣的病程较长，至青春期可自愈，愈后不留瘢痕，脱发可再生。

（2）黄癣（肥疮）：好发于儿童，皮损为黄癣痂堆积，典型黄痂中心凹陷边缘稍高，如碟状，中间有一头发穿过，黄痂质脆易粉碎，有鼠尿样臭味。除去黄痂，则为潮红湿润的糜烂面或浅表溃疡。患者常自觉瘙痒，少数可继发感染而化脓。病变处毛发纤细、稀疏、无光泽，日久则毛囊被破坏而形成永久性脱发。黄癣的病程较长，多自儿童发病，迁延至成人，终以萎缩性瘢痕而愈。

2. 手足癣

手足癣好发于成年人，尤以城镇居民为多见，在我国南方温暖潮湿地带发病率较高，夏季发病率高，患病部位为手、足的掌跖及趾（指）间，手、足间可相互传染。

（1）足癣：按皮损的形态不同，一般可分为浸渍糜烂型、水疱型和鳞屑角化型。

1）浸渍糜烂型（脚湿气、臭田螺）：多数患者第 3、4 趾间紧密，隙缝极小，故初起多发生于第 3、4 趾间，继则相传至其他趾间，表现为趾间皮肤潮湿发白、易于剥脱、糜烂，自觉瘙痒，多发生于夏季，常易继发感染而并发下肢丹毒或红丝疔。下肢复发性丹毒多因趾间浸渍糜烂型足癣继发细菌感染（多为链球菌）引起。

2）水疱型：皮损常见于手心、足心、掌、跖或趾（指）侧面，多为散发或成群的潜在小水疱，吸收干涸后可形成点状环形鳞屑，成群的小水疱破裂后可有蜂窝样外观，或相互融合成片，形成脱屑性斑片；好发于夏季，易继发脓疱或红丝疔，自觉瘙痒，继发脓疱后则会疼痛。

3）鳞屑角化型：主要见于掌、跖部，表现为皮肤肥厚、粗糙、干燥、脱屑，入冬则易于掌跖侧面发生皲裂，自觉症状不明显，皲裂时可产生疼痛。本型多由水疱型发展而来。

（2）手癣（鹅掌风）：多由足癣继发而来，常单侧发病，也可波及双手。初期手掌心或指缝处可见针尖大小的水疱，数目多少不一，疱液干涸后可脱屑，中心向愈，四周继发疱疹，较严重者可波及手背与腕部。反复发作的水疱、脱屑，日久可致皮肤干燥、粗糙、肥厚，皮纹加宽，皮沟加深，失去正常的光泽与柔韧性，触之粗糙，可累及整个手掌，宛如鹅掌。患者自觉瘙痒，常于夏季加重，冬季时可因干裂而疼痛。

3. 甲癣(灰指甲)

甲癣多由手癣、足癣继发，表现为甲板增厚，高低不平，失去光泽，变脆，蛀空或甲缘破损，残缺不全，呈灰褐色，可单个指(趾)甲逐步累及其他指(趾)甲，一般无自觉症状。

4. 体癣及股癣

(1)体癣(圆癣、铜钱癣、荷叶癣)：凡发生在头皮、掌、跖、指(趾)甲以外皮肤的癣，统称为体癣，若仅局限于大腿内侧靠近生殖器及臀部等部位的体癣，则称为股癣。体癣多见于男性青壮年人，好发于夏季。皮损初为针尖至粟粒大小的红色丘疹、水疱或丘疱疹，逐渐向周围扩展，中间因有自愈倾向而呈环形或多环形，环周为针尖大小的与丘疹、水疱、结痂或鳞屑连接的、微高出皮面的狭窄边缘，边界清楚。患者自觉瘙痒，多在夏季发作，入冬则减轻或隐退，次年夏季又复显现。

(2)股癣(阴癣)：皮损好发于股内侧、臀部，可单侧发病，也可双侧发病，逐渐蔓延，可累及下腹部和大腿。该部位潮湿，且易受摩擦，常因搔抓而出现糜烂，或出现苔藓样变。股癣的皮损特点同体癣。

5. 花斑癣(紫白癜风、汗斑)

花斑癣好发于颈、躯干、四肢的近心端等被衣着覆盖的多汗部位，为黄豆大或更大的圆形斑片，有时可融合成大片，上有糠秕样细小鳞屑，呈淡褐色、深褐色或色素减退。患者自觉微痒或无自觉症状，病程多较长，常夏季发作，冬季隐退。

(二)辅助检查

取皮损处标本镜检时发现致病真菌孢子及菌丝可确诊，但无法确定菌种；真菌培养结果为阳性。

【鉴别诊断】

1. 白疕

白疕应与头癣相鉴别。白疕是仅发生于头皮部的银屑病，皮损为边界较为清楚的红斑，上覆以较明显的干燥白屑，头发较短时小片皮损上的毛发多呈束状，且无折断、无脱落、无菌鞘，无传染源。白疕的真菌检查结果为阴性。

2. 汗疱疹

汗疱疹应与手癣相鉴别。汗疱疹为双手同时发生的对称性的小水疱或脱屑，无炎症反应，常伴有手足多汗症，夏发冬愈，或1年发作1～2次，常见于青少年人。汗疱疹的真菌检查结果为阴性。

3. 手足皲裂症

手足皲裂症应与鳞屑角化型手足癣相鉴别。部分老年人或从事某些职业的工人可发生手足皲裂，但老年人手足皲裂症至气候转温时多明显减轻或痊愈，夏季无水疱或鳞屑等皮损；与职业有关的手足皲裂症有明显的特殊职业史。手足皲裂症的真菌检查结果为阴性。

4. 玫瑰糠疹

玫瑰糠疹的皮损虽亦呈环形，边缘略高，呈红色，边界清楚，与体癣相近，但玫瑰糠疹的斑疹较密集分布，对称排列，多数斑呈近椭圆形，斑疹表面有干燥细小鳞屑，斑疹中轴多与肋骨或皮纹平行，多位于躯干、颈及四肢根部。玫瑰糠疹的真菌检查结果为阴性。

5. 手部湿疮

手部湿疮应与手癣（鹅掌风）相鉴别。手部湿疮多对称发生，且多无潜在性水疱，局部受刺激后可出现渗出，会有色素沉着，与季节变化关系不明显，且不一定伴有（或先有）多年的足癣。手部湿疮的真菌检查结果为阴性。

【辨证论治】

癣属于浅部真菌病，发病部位表浅，一般选用酸性抑真菌药物与轻度剥脱剂外用即有显效。抗真菌治疗有一定优势，但内服药多副作用较大，故癣病治疗多单用外用药物治疗，或配合中医辨证论治。若为头癣或皮损泛发全身，可短期配合西药内服，需遵循治疗原则，即“坚持搽药，彻底消毒，同时治疗同居（同体）的同病患者”，各种癣均可治愈。

（一）内治法

1. 湿热蕴结证

证候：皮损局限或蔓延泛发；伴见水疱，糜烂，浸淫，瘙痒；舌苔腻，脉濡。

治法：清热祛湿。

方药：苦参汤加减。

2. 血虚风燥证

证候：皮损广泛，皮肤粗糙、皲裂，瘙痒或疼痛；舌苔薄白或薄腻，脉细。

治法：养血祛风润燥。

方药：消风散合四物汤加减。

（二）外治法

1. 头癣

头癣局部治疗的方法和程序为剪发—洗头—搽药—消毒。

（1）剪发：每周用剪刀剪发 1 次（切忌刀剃，以免感染扩散），以剪至毛根部为宜，但注意勿损害头皮。

（2）洗头：每天于搽药前选用温肥皂水、2.5％明矾溶液、2％酮康唑洗剂或 2％蛇床子水洗头。

（3）搽药：可选用 5％～10％硫黄软膏、复方苯甲酸软膏、5％水杨酸软膏、1％特比萘芬霜等，每天早、晚各搽 1 次，搽药后戴帽或用布包扎，连续 2 个月。

（4）消毒：所有与患处接触的物品，如毛巾、梳子、理发工具、帽子等，均应严格消毒。

2. 手足癣、体癣

手足癣、体癣根据皮肤厚薄、坚嫩的不同，可分别选用复方土荆皮酊、复方苯甲酸溶液或软膏、10％～20％冰醋酸溶液、克霉唑软膏、复方酮康唑软膏、达克宁等外搽，每天 1～2 次，连续

2～3 周。糜烂渗出者，可用 3％硼酸溶液或马齿苋、黄柏等煎水湿敷；鳞屑角化者，可同时配用鹅掌风醋浸剂、足光粉等浸泡 3～5 天，使表皮角质层变薄，以利于药物渗透。

3. 花斑癣

花斑癣可用 40％硫代硫酸钠溶液、5％～10％冰醋酸溶液或 5％水杨酸酒精等外搽，亦可选用 50％丙二醇溶液、2％克霉唑霜、2％酮康唑霜等外搽，每天 1～2 次，直至痊愈（需 2～4 周），治愈后仍需搽药 2 周，以防复发。

4. 甲癣

甲癣搽药前须以温水泡软病甲，再用刀片轻轻刮去病变部分，或用手术拔除病甲，拔甲后局部外搽高浓度的癣药水或软膏，如 30％冰醋酸溶液、5％碘酊、1％联苯苄唑霜等，每天 2 次，连搽 2～3 个月，足趾甲癣则需更长时间。

【预防与调护】

（1）加强卫生宣传教育和管理，加强公共场所管理，重视个人、家庭、集体卫生，毛巾、脚盆、拖鞋单人单用。

（2）癣是可以治愈的，要早发现、早治疗、坚持治疗、巩固疗效，遵循治疗原则。

（3）温暖潮湿和碱性环境有利于真菌的生长繁殖，故治疗过程中应尽量避免接触碱性物质。

（4）禁用皮质类固醇激素。

（5）做好消毒工作，及时处理患癣病的猫、狗等。

项目七　疥　疮

疥疮是由疥虫侵入皮肤引起的一种传染性很强的皮肤病，在中医典籍中尚有虫疥、癞疥、干疤疥之称。中医学对本病早已有认识，早在春秋时期的《五十二病方》中即提出了用雄黄、水银等含汞的药物治疗疥疮的方法。《诸病源候论》首次提出了疥疮的病因是由疥虫引起的。《外台秘要》记载的用含硫药物治疗疥疮，至今仍广泛用于临床。疥疮的临床特点是夜间奇痒，皮损以丘疹、疱疹、隧道为主，可找到疥虫，传染性强，容易在家庭和集体成员中传播。本病在西医学中亦称为疥疮。

【病因病机】

本病是由疥虫侵入皮肤所致的疾病。人的疥疮主要由人型疥虫所致。寄生于动物的疥虫，如兔疥虫、狗疥虫等，可在人畜间相互传染，但症状较轻微。

疥虫俗称疥螨。疥虫较小，雄虫寄生于皮肤表面，夜间雄虫与雌虫在体表交配后不久即死，而雌虫（图 6－1）在交配后 20～40 分钟内钻入皮肤角质层内，并在其中生活、产卵，卵经孵化为幼虫再生长为成虫需要 7～10 天。疥虫离体后可存活 2～3 天。疥虫可由人与人之间直接接触传染，也可由接触被患者污染的被褥、衬衣、毛巾、床单等间接接触传染。疥虫白天基本不动，主要在夜间活动，叮咬皮肤可致皮肤损害及自觉剧烈瘙痒。

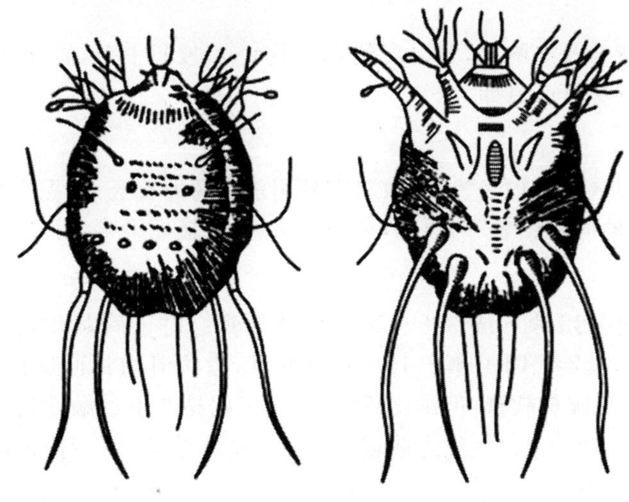

图 6-1 雌疥虫

【诊断】

1. 临床表现

(1)有接触传染史,家庭或集体成员中有同病患者或有外出留宿史。

(2)皮损多发生于皮肤嫩薄和皱褶之处,如指缝、腕肘屈面、腋前,以及女性乳房下面、下腹、生殖器、股内侧等处,尤以下腹及股阴部为著,男性则多见于阴囊及阴茎,其上有结节皮损,为本病的重要特征。幼儿除上述部位外,疥虫还可侵犯头面、掌跖及趾间,或累及全身。

(3)皮损的特点为针尖至米粒大小的丘疹或水疱(发生于阴囊者多为绿豆至豌豆大结节),色淡红,或呈正常皮色,多稀疏分布;也可因搔抓继发感染而成脓疱,或伴发疖病及湿疮样变,如果长年累月未能治愈,则皮肤可因反复搔抓而发生肥厚、粗糙和色素沉着。有的在手指间及腕关节屈面可发现隧道,为一灰白色或浅黑色细纹,稍微弯曲,长 2～3mm,疥虫常隐居于隧道末端,引起米粒大丘疹或水疱。

(4)自觉症状为夜间奇痒,往往影响睡眠,白天多不明显,若抓破感染而继发脓疱时,可兼有疼痛。

2. 辅助检查

刮取水疱或隧道内容物,置于载玻片上,用低倍显微镜观察,可发现成虫、幼虫、卵壳或椭圆形黄褐色虫卵。

【鉴别诊断】

1. 寻常痒疹

寻常痒疹好发于四肢伸侧,皮损为较大的丘疹,多数从幼年开始发病,常并发腹股沟淋巴结肿大。

2. 丘疹性荨麻疹

丘疹性荨麻疹好发于儿童,多见于四肢和躯干,皮损主要为梭形风团和红斑,其上有小丘疹或小水疱。

3. 虱病

虱病好发于上背部及上胸部，尤以肩胛间为多见，不侵犯手部，肩部可有平行性抓痕，内衣衣缝及内裤腰部可寻见虱或虱卵。

【辨证论治】

因本病为疥虫侵入人体皮表为患，故只需外用杀虫药即有显效，但应恪守“坚持搽药，彻底消毒，同时治疗同居的同病患者”的原则，可彻底治愈；若搔抓染毒，可内治与外治相结合。

1. 常用药物

外用药物一般可使用林旦或5％～20％硫黄软膏。对于硫黄软膏的使用，幼儿一般用5％～10％硫黄软膏，成年人用10％～15％硫黄软膏；患病时间长而皮损较厚，或阴囊处呈结节性皮损者，可用20％硫黄软膏，但浓度不宜过高，否则易产生接触性皮炎。其他外用药物尚有1％丙体-666霜（疥得治）、1％优力肤霜等。对于疥疮结节，可于皮损内注射皮质类固醇激素，或采用液氮冷冻治疗。

2. 搽药方法及治疗步骤

（1）沐浴：搽药前可用温水配以肥皂，或用具有杀虫作用的中药（如百部、苦参、槟榔、大风子、蛇床子等）煎出液沐浴，搽药期间不沐浴、不更衣。

（2）搽药：先于好发部位和皮损处搽药1次，再自颈部开始向下遍搽全身，不可遗漏；若为小儿患者，头面部亦需少量搽药；早、晚各搽1次，连续搽药3～4天，男性阴囊有结节性皮损者可适当延长搽药时间。

（3）更衣、消毒：1个疗程结束后，仍以前法沐浴。浴后换以经严格消毒或未污染的内衣，并将换下的内衣、被褥、毛巾及一切患者接触过的生活用品进行煮沸或在烈日下充分暴晒等方式消毒，以达到彻底杀灭接触物上的虫体和虫卵的目的。

【预防与调护】

（1）患者须隔离治疗，避免强烈搔抓，以免自身广泛传播和继发感染。家庭或集体宿舍中有同病患者或密切接触的可疑患者，均须同时治疗，以杜绝传染源。

（2）患者所用之物，如衣服、被褥等均需进行煮沸或在阳光下充分暴晒等消毒处理。

（3）忌食辛燥、鱼腥发物之品。

（4）加强宣传教育和卫生管理。

项目八　接触性皮炎

接触性皮炎是皮肤接触外界刺激物后于接触部位引起的皮肤急性炎症反应性皮肤病，也是一种常见的过敏性疾病。在中医文献中，没有统一的病名来概括本病，根据接触物的不同及其引起的症状特点而有不同的名称，如因漆刺激所致者，称为漆疮；因贴膏药所致者，称为膏药风；接触马桶所致者，称为马桶癣；接触花粉所致者，称为花粉疮。接触性皮炎的临床特点是发病前有明显的接触某种物质史，发生于接触部位，皮肤上可见红斑、丘疹、水疱、糜烂、渗出、结痂等皮损，自觉灼热、瘙痒。本病相当于西医学的接触性皮炎。

【病因病机】

本病的发生，内因机体禀性不耐，皮毛腠理不密；外因接触某种物质（如漆、药物、塑料、染料、花草、金属等)后,邪毒乘虚侵入皮肤,郁而化热,与气血相搏而成。体质因素是发病的主要原因,同一种物质,禀性不耐者接触后易发病,而体质强盛者则不发病。

西医学认为,本病可分为原发性刺激性接触性皮炎及变态反应(过敏)性接触性皮炎两种。原发性刺激性接触性皮炎常因接触刺激性强的物质而引起,与机体自身关系不大,如接触硫酸、盐酸、硝酸等;引起变态反应性接触性皮炎的原因主要是机体本身因素,常见物质主要可分为动物性、植物性和化学性三种。

【诊断】

1. 临床表现

(1)患者为过敏性体质,有过敏史,发病前有明确的某种刺激物接触史。

(2)除原发性刺激物(如强酸、强碱等)可立即发病外,大多经过一定的潜伏期,第一次在4～5天以上,再次接触发病时间可缩短,多数在数小时或1天左右。

(3)发病的部位即所接触的部位,临床上以暴露部位为多见。若接触物为气体,则皮损多发生于面部。

(4)发病多较急,病情轻者,局部仅为红斑或伴有丘疹,一般多为红斑、丘疹、水疱,疱破后可形成糜烂;严重时红肿、渗出明显,有时甚至可发生局部皮肤坏死。皮损边界清楚,形态与接触物大抵一致,呈局限性,若接触物为气体或粉尘,皮损则可呈弥漫性。病变若发生在组织疏松部位,如眼睑、包皮、阴囊等处时,常有明显肿胀。有的长期反复接触,局部皮肤呈慢性湿疹皮炎样损害,皮损表现为轻度增厚、脱屑及苔藓样变。

(5)患者自觉局部有瘙痒、烧灼感,重者会有疼痛。大多数患者一般无全身症状,极少数患者可有发热、头痛等表现。

(6)接触性皮炎的病程有自限性,即去除致敏的接触物并不再接触后,经适当治疗,患者一般于1～2周内即可很快痊愈,若不再接触致敏物,即不会复发,但若再次接触致敏物时,则仍可再发。

2. 辅助检查

接触性皮炎患者的皮肤斑贴试验结果呈阳性。

【辨证论治】

接触性皮炎治疗的关键在于明确致敏物质,并迅速脱离,不再接触,经适当内、外治法治疗后,即可在短时间内痊愈。

(一)内治法

1. 湿热蕴结证

证候:起病急,皮损鲜红肿胀,有水疱或大疱,破裂后则出现糜烂,自觉灼热、瘙痒;伴有口渴,便干,溲赤;舌红,苔微黄,脉弦滑数。

治法:清热解毒,祛风利湿。

方药:银翘散合龙胆泻肝汤加减。若病情较轻,局部肿胀、渗出不明显者,以银翘散加减即可;若病情较重,伴有发热、口渴者,主方加生石膏、知母等以清热泻火;伴有感染化脓者,加紫花地丁、蒲公英等以清热解毒;病久皮损肥厚、干燥,有鳞屑,或呈苔藓样变,可用当归饮子合消风散以养血润燥、祛风止痒。

2. 血虚风燥证

证候：病程长，反复发作，皮损肥厚、干燥，有鳞屑，或呈苔藓样变，瘙痒剧烈，有抓痕及血痂；舌质暗红，苔薄微黄，脉弦细数。

治法：养血祛风润燥。

方药：当归饮子合消风散加减。瘙痒重者，加僵蚕、紫荆皮、白鲜皮。

（二）外治法

（1）以潮红、丘疹、水疱为主者，可选用炉甘石洗剂或三黄洗剂等外搽，每天数次。若红肿或渗出明显者，可选用黄柏、马齿苋、蒲公英等煎出液或3%硼酸液冷湿敷。

（2）以糜烂、结痂为主者，可选用锌氧油、三石散糊剂等外搽，每天2～3次。

（3）皮损肥厚、粗糙，有鳞屑，或呈苔藓样变者，可选用青黛膏或皮质类固醇激素软膏及霜剂等外敷，每天2～3次；或用肤疾宁外贴，每1～2天更换1次，直至皮损完全消退。

【预防与调护】

（1）皮损处不宜用热水或肥皂水洗涤，并避免摩擦、搔抓等刺激，外用药物性质宜温和。

（2）饮食宜清淡，忌食辛辣刺激之物，忌烟、酒，多饮水，以利于过敏物质的排出。

（3）明确致敏物，杜绝再接触致敏物质；若致敏物质为药物，则与致敏药化学结构相似者均不得再接触。

（4）与职业有关者，应加强防护措施，或改进工序及操作过程，或调换工种。

项目九　湿　疮

湿疮是一种以渗出为主要表现的过敏性炎症性皮肤病。湿疮的临床特点是多形性损害，皮损对称分布，有明显渗出倾向，瘙痒剧烈，易反复发作，可演变成慢性，可发生于任何年龄、任何部位。中医学历代文献中根据湿疮发病部位和特点的不同，而有不同名称，归纳起来大致有两类：第一类是泛发于全身的湿疮（有浸淫疮、血风疮、粟疮），如滋水较多的，称为浸淫疮；以丘疹为主的，称为血风疮或粟疮。第二类是局限于一定部位的湿疮，如发生于耳部的，称为旋耳疮；发生于阴囊的，称为绣球风；发生于肘、膝弯的，称为四弯风；发生于乳头的，称为乳头风；发生于脐部的，称为脐疮；发生于手、足部的，称为瘑疮。发生于婴儿面部的湿疮，俗称奶癣。目前临床上一般将湿疮分为急性湿疮、亚急性湿疮、慢性湿疮和婴儿湿疮。本病相当于西医学的湿疹。湿疹分为急性湿疹、亚急性湿疹、慢性湿疹和婴儿湿疹。

【病因病机】

湿疮多由禀赋不耐，饮食不节，中焦受损，脾失健运，湿热内蕴，复感风邪，风湿热邪客于肌肤而成。慢性者，常因脾虚湿蕴、血虚风燥所致。湿邪重浊黏腻，易与热胶结，故发病后多缠绵难愈，或反复发作。

西医学认为，本病主要为内在因子与外在因子引起的一种迟发性变态反应性疾病。外在因子如各种物理、化学、机械、药物、化妆品、皮毛、染料、橡胶等刺激；内在因子如精神紧张、情绪激动、失眠、劳累、消化道功能障碍、肠道寄生虫病、内分泌功能失调、感染病灶等；某些食物（如鱼、虾等）亦可导致发生本病，其他病因往往难以追寻和除去，因而本病的病期多较长，或反复发作而呈慢性经过。

【诊断】

本病不论男女老幼均可罹患，多见于禀性不耐(过敏性体质)之体，可发生于人体的任何部位，或泛发于全身，或局限于某些部位。

1. 急性湿疮

急性湿疮发病较急，多进行性加剧，皮损多呈对称性，或泛发于全身，边界不清，有复发或发展成慢性倾向。皮损呈多形性，初起为弥漫性红斑，继则在红斑的基础上可出现粟粒大小的丘疹、丘疱疹、水疱，常密集成片，可因搔抓、摩擦等使水疱破裂，形成糜烂，滋水淋漓，浸淫四窜，渗液干燥后会结痂，终以皮损逐渐消退而愈。皮损的发病过程一般为潮红斑—丘疹、丘疱疹—水疱—糜烂、滋水—淋漓、浸淫—结痂，同一时期可数种皮损同时出现。患者自觉瘙痒剧烈，越腐越痒，常于夜间增剧。有的儿童患者可因搔抓而继发感染，呈细菌性湿疹，皮损往往随渗液的流淌而扩展，可伴有附近淋巴结肿痛，并伴有发热。急性湿疮的病程为2～3周，皮损广泛者可达4～6周或更长，愈后有复发倾向。

2. 亚急性湿疮

亚急性湿疮常因急性湿疮未能及时治疗，或处理不当，使病程迁延所致；亦有初发即为亚急性湿疮者。亚急性湿疮的皮损较急性湿疮轻，以丘疹、结痂、鳞屑为主，水疱少，呈轻度糜烂。患者自觉瘙痒剧烈，夜间尤甚。

3. 慢性湿疮

慢性湿疮可有急性湿疮反复发作史，或开始时即为慢性，好发部位为小腿，其次为阴囊、肛周、腘窝、肘窝、掌心等，也可对称发生于其他部位。皮损多浸润肥厚，范围局限，边界清楚，表面粗糙，呈苔藓样变，常因搔抓而见表面有糜烂或少量渗出，皮色暗红或暗褐。患者自觉阵发性剧痒。慢性湿疮的病程较长，常迁延数年不愈，有时可因内、外刺激而兼有急性发作。

4. 婴儿湿疮

婴儿湿疮又称奶癣、胎敛疮，多在出生后1～3个月内发病，反复发作，常到1周岁左右渐愈，其多为西医学所称的异位性皮炎的婴儿期表现。婴儿湿疮可分为以下两型。

(1)湿性婴儿湿疮：多见于肥胖婴儿，初起常于两侧颧面部对称性发病，继则蔓延至额部及整个面部，甚则发展到颈、肩、四肢及臀部等。皮损初为潮红微肿，继则发生密集的米粒大小的丘疹、丘疱疹、水疱、糜烂和渗液，渗液干燥后可形成淡黄色、厚薄不定的痂皮。因瘙痒无度，常致患儿躁动不安，尽力转动摩擦或用手搔抓面部，且多伴有消化不良等。如有继发感染，局部可间有脓疱、脓痂，伴有附近淋巴结肿痛及发热等。

(2)干性婴儿湿疮：多发生于营养不良及瘦弱婴儿。皮损常累及面部、躯干和四肢。皮损主要表现为潮红、干燥，由淡红到深红的斑片，表面覆有灰白色糠秕样薄屑。患儿的瘙痒或轻或重，可伴有纳食不香或消化不良等。

【鉴别诊断】

1. 接触性皮炎

接触性皮炎应与急性湿疮进行鉴别。接触性皮炎有明确的接触史，发病急，发生于接触部位，以暴露部位多见，皮损为红斑、肿胀、丘疹、水疱、糜烂，但在一个时期常以一两种为主，形态常与接触物一致，边界清楚，去除致敏物后会很快好转，如不再接触过敏物质则不会复发。

2. 摄领疮

慢性湿疮应与摄领疮相鉴别。摄领疮多发生于颈项、肘、尾骶、四肢伸侧等易摩擦部位，皮损常不对称，也有典型的苔藓样变表现，但无渗出倾向及多形性损害。

【辨证论治】

本病的治疗应尽可能寻找致病原因并去除之，西药抗过敏治疗有时只能缓解部分症状，主要依靠中医辨证论治和外用药物治疗。

(一)内治法

1. 湿热证

证候：发病急，皮损潮红灼热，瘙痒，糜烂，渗液，浸淫成片；可伴有身热，心烦，口渴，大便干，尿短赤；舌质红，苔薄黄，脉滑或数。

治法：清热利湿。

方药：龙胆泻肝汤合二妙丸加防风、白蒺藜、白鲜皮。热盛而皮损焮红者，加赤芍、牡丹皮以清热凉血；便秘者，加大黄(后下)以通腑泻热；腹泻者，加怀山药、扁豆、薏苡仁、焦山楂以健脾化湿。

2. 风热证

证候：皮损泛发，表现为以淡红斑和散在米粒大的丘疹、丘疱疹为主；舌质红，苔薄白或薄黄，脉浮数。

治法：疏风清热利湿。

方药：消风散去石膏、知母、胡麻仁、苍术，加夏枯草。

3. 血虚风燥证

证候：病程长久，皮损表现为肥厚、粗糙、脱屑，呈苔藓样变；或伴有头昏乏力、腰酸肢软、面白、唇舌色淡；舌苔薄白，脉濡细无力。

治法：养血祛风，健脾除湿。

方药：当归饮子合除湿胃苓汤去栀子、肉桂、灯心草等。若皮损干燥坚厚者，宜用当归饮子加皂角刺、丹参；瘙痒剧烈者，加珍珠母、夜交藤、酸枣仁。

婴儿湿疮以母乳喂养者，乳母宜按上法进行服药。

(二)外治法

(1)急性湿疮：水疱、糜烂渗出明显者，宜用中药煎出液冷湿敷，常用药物有黄柏、蛇床子、苦参、明矾、徐长卿等；若渗出不多或无渗出者，可分别选用三黄洗剂、三石散洗剂、炉甘石洗剂等外搽，或用青黛散、三石散、黄连粉外扑；若炎症减轻而渗出不明显，皮损淡红、糜烂、结痂者，可用青黛散糊剂或其他霜剂等外搽。

(2)亚急性湿疮：可用三黄洗剂、黑豆馏油等外搽。

(3)慢性湿疮：宜用软膏剂外搽或外敷，常用药物有青黛膏、三石膏、黑豆馏油软膏等，或加用热烘疗法。此外，也可用皮质类固醇激素软膏外搽，皮损局限者可用肤疾宁硬膏外贴。

(4)婴儿湿疮：湿性婴儿湿疮可参照急性湿疮治疗；干性婴儿湿疮可外搽蛋黄油(鸡蛋煮熟，去白存黄，加黄柏文火煎熬待枯，去渣存油)，或用3%～6%黄连油外搽。

【预防与调护】

(1)寻找诱因并避免接触,防止复发。

(2)患者饮食宜清淡,易于消化,忌食辛辣、虾、蟹、羊肉、牛肉、狗肉、牛奶、酒类等动风助火、碍脾生湿之物,以及易致病情加重的有关食物。若为婴儿湿疮而以母乳喂养者,乳母也应忌食上述食物。

(3)局部用药宜温和,避免刺激性药物,忌用热水或肥皂水烫洗。

(4)局部忌搔抓。

项目十 瘾 疹

瘾疹是一种以风团为主要表现的瘙痒性、过敏性皮肤病,以其皮损时隐时现而得名,又因其小则如麻如豆,大则成片成块,多遇风而发,故俗称“风疹块”。瘾疹的临床特点是皮肤上出现瘙痒性风团,发无定处,骤起骤消,退后不留任何痕迹。本病相当于西医学的荨麻疹。

【病因病机】

本病总由禀性不耐,风邪为患。表虚不固,风寒、风热外袭肌表,营卫失调;或因肠胃湿热,郁于肌肤;或气血不足,血虚生风,游溢于肌表;或冲任不调,外感风邪,郁阻皮肤等,均能发为本病。

西医学认为,本病大多是一种变态反应(过敏)性疾病,主要是由各种因素引起组胺释放,引起毛细血管扩张和血清渗出所致的。荨麻疹的致病因素甚多,有食物类(如鱼、虾、蟹、蛋等)、药物类(如疫苗、异种血清等)、吸入物类(如花粉、粉尘等)、感染因素、物理因素(如冷、热、压力、摩擦等)、精神因素、全身性疾病等。

【诊断】

1.临床表现

(1)本病可发生于任何年龄、季节,好发于禀性不耐之体。

(2)患者可有食用某种食物(如鱼、虾等)、使用过某种药物、受过风寒或日光刺激、有肠胃道寄生虫病、月经失调等既往史。

(3)皮损常突然成批出现,可先有皮肤瘙痒,随即出现大小不等、形状不一的风团,呈鲜红、苍白或正常肤色,边界清楚,数目不定,可局限,也可泛发全身而融合成大片。风团持续数分钟至数小时迅速消退,退后不留痕迹,时隐时现,反复发作,有时一天可发作多次。部分患者(如瘾疹单纯发生于眼睑、口唇、耳垂、外阴等组织疏松处)可出现局限性肿胀,边界不清,每次发病在上述部位呈游走性,无其他皮损者,称为游风(西医学称之为血管性水肿)。有的患者仅在正常皮肤上用钝器划过或搔抓后,即沿划(抓)痕出现条状隆起性风团,称为人工荨麻疹或皮肤划痕症阳性。另有突然遇寒冷后于暴露部位发生瘙痒性风团者,称为寒冷性荨麻疹。

(4)患者自觉瘙痒剧烈,累及胃肠时,可有恶心、呕吐、腹痛、腹泻;累及呼吸道时,可有胸闷、气喘;若累及咽喉,可引起喉头水肿而出现呼吸困难,甚至窒息。

(5)瘾疹根据病程长短可分为急性瘾疹和慢性瘾疹两种。急性瘾疹一般数天或数周即可痊愈,若反复发病持续 3 个月以上者,即为慢性;慢性瘾疹常反复发作,迁延数月。

2. 辅助检查

血常规检查可见嗜酸性粒细胞升高；寒冷性荨麻疹患者可有血沉加快，血红蛋白降低，血小板减少，溶血和凝血功能障碍，补体降低，冰块试验阳性。

【鉴别诊断】

瘾疹应当与丘疹性荨麻疹进行鉴别。丘疹性荨麻疹多见于夏季，以儿童多见，好发于双下肢等暴露部位。其皮损为散在的丘疹性风团，或风团上有针尖大小的水疱，瘙痒剧烈，数天或1周左右消退，退后会留有暂时性浅褐色色素沉着斑。

【辨证论治】

本病的治疗以内治为主，急性者以西药治疗取效迅速，慢性者以中医辨证论治为优。积极寻找引发本病的原因并予以消除，则有利于本病的根治。

（一）内治法

1. 风热证

证候：风团色红，遇热则发，得冷则缓，或因日晒而发病；可伴有身热面红，便秘溲黄；舌苔薄黄，脉浮数。

治法：疏风清热，散瘀通络。

方药：辛凉活瘀汤去刺猬皮，加白鲜皮、白蒺藜；亦可用消风散或麻杏石甘汤加减。

2. 风寒证

证候：风团色淡白或呈正常皮色，因遇冷或冷风外吹而发，得暖则减，常冬发夏愈，或冬重夏轻；舌苔薄白，脉浮紧。

治法：祛风散寒，活血行瘀。

方药：辛温活瘀汤去刺猬皮，加苏叶、桂枝、白蒺藜；亦可用麻黄桂枝各半汤加减治疗。

3. 肠胃湿热证

证候：发病过程中，多伴有脘腹疼痛或绕脐窜痛；神疲纳呆，大便秘结或泄泻，或伴有恶心呕吐；舌苔黄腻，脉滑数。

治法：清热化湿，疏风解表。

方药：防风通圣散加减。若伴有恶心、呕吐者，加姜竹茹、姜半夏；有肠道寄生虫者，加槟榔、使君子；大便不爽者，加陈皮、木香；大便秘结者，加生大黄。

4. 血虚风燥证

证候：风团反复发作，迁延数月或数年，皮损色淡红，劳累后发作或加剧；可伴有神疲乏力；舌质淡，苔薄白，脉濡细或沉细。

治法：益气补血，祛风疏表。

方药：当归饮子加桂枝、白鲜皮。若心烦失眠者，加炒酸枣仁、夜交藤；若瘙痒剧烈者，加首乌藤、刺蒺藜。

5. 冲任不调证

证候：常在月经临行前数天起出现风团，月经后消失，呈周期性发病；可伴有痛经或月经不调；舌质淡，苔薄，脉细弱或弦细。

治法：调摄冲任，养血祛风。

方药：当归饮子合二仙汤加减。

(二)外治法

(1)药物外搽：可用1%～2%薄荷脑、冰黄肤乐软膏、炉甘石洗剂等外搽，每天1～2次。日光性荨麻疹局部可使用遮光剂外搽。

(2)中药熏洗：香樟木、蚕沙、艾叶、桃树叶、苍耳草、凌霄花、冬瓜皮、明矾等，任选两三味，适量，煎水熏洗。

(3)针刺治疗：取血海、足三里、三阴交等穴针刺，隔天1次，10次为1个疗程；或用神阙穴拔罐，每天1次，每次10～15分钟。

【预防与调护】

(1)积极寻找致敏原并消除之。

(2)有胃肠道功能障碍、肠道寄生虫病、内分泌障碍及慢性感染病灶者，应给予纠正。

(3)忌食过敏性食物或药物，忌辛辣、鱼腥发物、酒类等。

(4)注意自我调摄寒温，加强体育锻炼。

项目十一 药 疮

药疮是药物通过口服、注射、吸入、皮肤黏膜吸收等途径进入人体，引起人体皮肤或皮肤与黏膜的急性炎症反应。因引起本病发生的药物多以化学类、抗生素类、生物类制品为多见，天然药物致病者较少，故中医学历代文献中尚未发现有类似本病的记述。药疮的临床特点是发病前有较明确的用药史，并有一定的潜伏期，常突然发病，皮损多样，无特异性，可泛发于全身，亦可局限于某部，轻重不一，轻者仅引起皮肤损害，重者可危及生命。本病相当于西医学的药物性皮炎，简称为药疹，属变态反应(过敏)性疾病。

【病因病机】

药疮总由禀性不耐、邪毒侵犯所致。毒邪入里化热，溢于肌肤，则发斑发疹；燔灼气血，则气血两燔；毒入营血，则迫血妄行、外溢于肌肤；病久者，药毒灼伤津液，耗伤气阴，肌肤失养，则见脱屑；毒攻脏腑，则脏腑功能紊乱，甚则耗阴损阳，可危及生命。

西医学认为，本病的发病机制比较复杂，且是多方面的，包括免疫反应和非免疫反应两种。本病多属于免疫反应，常为重复给药时发病，即第一次给药仅产生致敏，第二次给药才发生效应(过敏反应)；但若连续应用某一种药物达5天以上者，也可产生效应而发生过敏反应。本病多属变态反应性皮肤疾病，其发生一般与用药量的大小及其毒副作用无关，与药物结构密切相关。

任何药物均可引起药物性皮炎，但以具有高度反应性(抗原性)的化学药物多见，常见致病药物有抗生素类、解热镇痛类、安眠镇静类、抗毒素与血清、中药等。

【诊断】

1. 共有表现

(1)患者有用药史，本人或家族中有过敏史。

(2)本病有一定的潜伏期,第一次用药多在5～20天(平均7～8天)发病,重复用药常在24小时内发病。

(3)皮损形态多种多样,无特异性疹型,同一药物在不同的患者引起的皮损可不相同,同一皮疹也可以由不同药物引起。除固定性红斑型药疮外,皮损的分布多广泛而对称,有的可伴有内脏损害和全身症状。

2. 常见类型

(1)固定性红斑型:本型为药疮中最常见的一种类型,好发于全身皮肤及皮肤黏膜交界处,以手背、足背、躯干、口唇及外阴多见。其特点是每次发病必在原有皮损部位出现,但每次复发,皮损可增多扩大,反复发作,皮损可发展成全身性和对称性,但不相互融合,有时在口腔黏膜或外生殖器皮肤黏膜交界处单独或同时累及。皮损为圆形水肿性红斑,红斑的四周鲜红,中央稍紫,边界清楚,红斑之上可起大疱。见于口腔或生殖器的皮肤黏膜交界处者,皮损常表现为擦烂,患者自觉灼热、瘙痒或痒痛并作。皮损消退后常遗留紫黑色色素沉着,需数年方可尽退。

(2)瘾疹(荨麻疹)样型:皮损同瘾疹,可同时伴有血清病样损害,如发热、关节痛、淋巴结肿大、血管性水肿,甚至蛋白尿,皮损的消退多较慢。

(3)麻疹样或猩红热样型:本型发病常较突然,皮损发展较快,呈广泛性和对称性,局部焮红灼热,皮损主要为针尖到米粒大小的丘疹或斑丘疹,散在或密集成片,形态上酷似麻疹或猩红热,但患者的全身症状和一般情况远比麻疹或猩红热轻,也无麻疹和猩红热的其他特征。

(4)湿疹皮炎样型:此型较为特殊,部分患者可因药物过敏引起接触性皮炎后,再经口服、注射或外用相同或类似药物后导致湿疹样损害,泛发或对称,患者自觉瘙痒,可伴有发热。

(5)剥脱性皮炎型:此型较为严重,但少见。其特点为:①潜伏期长,常在20天以上。②突然发病,一般在发展中逐渐加剧。③皮损初起多表现为麻疹样、猩红热样或湿疹皮炎样皮损,部分皮肤,特别是面部显著肿胀,伴有渗液、结痂,自觉瘙痒。④有一个典型的剥脱阶段,此时在麻疹样、猩红热样或湿疹皮炎样皮损的基础上,有大量的鳞屑剥脱,有的则见掌(跖)部大片剥脱,呈戴破手套或穿破袜子样外观,重者头发、指甲均脱落,反复进行,可持续1个月左右或更久。⑤全身症状较严重,常伴有寒战(多出现在剥脱晚期)、高热,内脏(如肝、心、肾等)也常受累,全身淋巴结肿大,病程常超过1个月。内脏受损或并发感染等常为本病的致死原因。

(6)大疱性表皮松解型:是药疹中最严重的一型。其特点为:①发病急,初起常在腋窝、腹股沟出现大片鲜红色或紫色斑片,自觉灼痛。②皮损迅速扩大融合,1～2天内即可遍及全身,数天内变为棕黑色,表面出现菲薄而松弛的大疱,指压疱壁时疱液可在表皮下移动(称尼氏征阳性),疱壁极易破裂,破后糜烂面呈深红色。③严重时,口腔黏膜和眼结膜均可剥脱,胃肠道、肝、肾、心、脑等内脏器官均可发生病变而危及生命。患者如没有并发内脏损害,则常于3～4周恢复,病程一般不超过1个月。

此外,本病尚可有重型多形红斑样型、紫癜样型、光敏皮炎型、玫瑰糠疹样型、痤疮样型等各种疹型出现。

3. 辅助检查

(1)血常规检查可见白细胞总数升高,伴有嗜酸性粒细胞升高。

(2)肝受累时,可见肝功能异常、血清转氨酶升高;还可见肾功能异常,表现为血尿、蛋白尿、血尿素氮及肌酐升高;累及心脏者,可见心电图异常。

【鉴别诊断】

1. 麻疹

麻疹样型药疮应与麻疹相鉴别。麻疹呈流行性发病，多发生于冬、春季节，在儿童中流行，有接触传染史；常先有上呼吸道症状以及怕冷、发热等，2～3天后会在颊黏膜上出现麻疹黏膜斑，之后成批出疹；皮损自耳后开始，约3天可遍及全身，全身症状较明显；出疹5～7天后，体温下降，皮损自然消退。有的患者可在发病过程中并发肺炎而出现高热。

2. 猩红热

猩红热样型药疮应与猩红热相鉴别。猩红热无服药史，瘙痒轻微，先有咽痛，全身症状明显，如高热、头痛、恶心、呕吐，并有杨梅舌、口周苍白圈等典型症状。

【辨证论治】

出现药疮时，应立即停用一切可疑致敏药物及化学结构近似的药物，并多饮水，以加速致敏药物的排泄，同时采用中医辨证施治或西药抗过敏治疗。

(一)内治法

1. 湿热证

证候：多见于湿疹皮炎样型、剥脱性皮炎样型等药疮的中期。皮疹多表现为肿胀，潮红，水疱，糜烂，渗出；可伴有胸闷，纳呆，大便干结或溏泻，小便短少；舌苔薄黄或黄腻，脉滑数。

治法：清热利湿解毒。

方药：萆薢渗湿汤合五神汤。

2. 风热证

证候：多见于麻疹样或猩红热样型、瘾疹样型药疮。皮损表现为丘疹，红斑，风团；起病较急，发展较快，多发生于人体上半身，分布疏散或密集，焮热瘙痒；可伴有恶寒发热，头痛鼻塞，咳嗽；舌苔薄黄，脉浮数。

治法：疏风解表，清热解毒。

方药：银翘散加生地黄、侧柏叶。若里热盛而出现但热不寒、烦渴引饮、便秘溲赤者，宜用白虎汤合黄连解毒汤清泻里热，泻火解毒。

3. 血热证

证候：多见于固定性红斑样型、紫癜样型药疮。皮损为红斑，色鲜，甚或有血疱、紫斑等；可伴有发热，便秘，溲赤，甚或衄血、牙龈出血；舌质红绛或有瘀点，苔薄黄，脉弦数。

治法：凉血清热解毒。

方药：犀角地黄汤合清营汤加紫草。

4. 火毒证

证候：多见于大疱性表皮松解型和剥脱性皮炎型等药疮。皮损全身泛发而密集，并可侵犯黏膜，皮损为潮红、肿胀、松弛的大疱，色暗褐，表皮易破；可伴有寒战，高热，烦渴，衄血，甚或出现神昏谵语、黄疸、血尿，以及内脏损害等；舌质红绛，苔黄腻，脉弦滑洪数。

治法：清热解毒，凉血化斑。

方药：清瘟败毒饮去桔梗。便秘者，加生大黄；尿血者，加大蓟、小蓟、白茅根；口渴引饮者，加沙参、麦冬、鲜石斛；若因热毒内陷而出现神昏谵语者，宜清心开窍，选用紫雪丹、安宫牛黄丸等。

5. 气阴两伤证

证候：多见于大疱性表皮松解型药疮和剥脱性皮炎型药疮恢复期，邪热已去，而气阴两伤者。皮损有大片脱屑，甚或伴有食管黏膜剥脱；全身表现为神疲乏力，心悸，纳呆，口干唇燥，渴不多饮；舌质红，苔光剥，脉细数。

治法：补气育阴，益胃生津。

方药：生脉散、益胃汤、银花甘草汤三方合用。

（二）外治法

出现药疮时，选用药物必须温和无刺激，禁用轻粉、升丹等含汞类外用药。

（1）以红斑、丘疹为主的无渗出的皮损，可选用三石散、三黄洗剂等外搽。

（2）渗出明显者，可选用3%硼酸洗剂或中药煎出液湿敷。

（3）皮损干燥者，可用青黛膏外搽。

【预防与调护】

（1）本病预防的关键在于合理用药，严格掌握用药指征。用药前应详细询问患者有无药物过敏史，避免使用已知过敏或与其结构相似的药物。使用青霉素类、普鲁卡因等药物及血清制品时，使用前应做皮肤过敏试验。

（2）已确诊为药疮者，应发给患者“药物禁忌卡”，或将致敏药物用红笔写在病历首页醒目处，并嘱患者牢记，以避免再服用该类致敏药物。

（3）剥脱性皮炎型药疮剥脱期应注意防寒保暖，防止感染和补充营养。

（4）注意用药反应，治疗中如突然出现皮肤瘙痒、出疹、发热等反应，应立即停用可疑药物，密切观察并争取早期确定致敏药物，及时处理。

（5）治疗过程中宜密切观察病情，避免发生药物交叉过敏或多价过敏。

（6）患者应多饮水，保持大便通畅，以加速药毒排泄。

（7）药疮局部忌用热水烫洗或搔抓。

项目十二　白　疕

白疕是一种红斑之上有多层银白色干燥鳞屑的慢性易复发的红斑鳞屑性皮肤病。因本病刮除鳞屑后可见点状出血，似匕首刺伤皮肤之状，故名白疕。有的患者因其皮损广泛而附着较厚鳞屑，状如松树之皮，故又有“松皮癣”之称。白疕的发病率为0.3%～3%，其中约有30%的患者有家族史。白疕的临床特点是红斑之上有多层银白色干燥鳞屑，刮除鳞屑后有薄膜及露滴现象，自觉瘙痒，病程长，愈后易复发，发病初期有冬重夏轻的趋势。本病相当于西医学的银屑病，旧称牛皮癣。

【病因病机】

白疕的发生，初期多因素体内有血热，外感风邪，袭于肌肤所致；日久热盛伤阴，阴伤则生风化燥，以致血燥，肌肤失养；或因邪阻经络，血瘀而肤失濡养而成；也可因肝肾不足、营血亏虚，冲任不调而发。

西医学对本病的病因认识不明，其发病可能与遗传、感染、外伤、代谢障碍、内分泌失调及精神因素等有关。

【诊断】

本病可发生于任何对象，但好发于青壮年人；可发生于身体任何部位，但多对称发生于四肢伸侧和头皮等处，严重者可泛发于全身。疾病早期可有明显的季节性，常冬重夏轻或冬发夏愈，以后可逐渐失去此规律性。根据临床特征，白疕可分为寻常型、特殊型(包括关节病型、红皮病型、脓疱病型三种)。

1. 寻常型

本型最常见，大多为急性发作。初起为基底发红的丘疹或斑丘疹，表面覆有白色鳞屑，以后逐渐扩大融合成片、成块，边缘明显，红斑上覆以多层干燥银白色鳞屑；将鳞屑刮去后有发亮薄膜，即“薄膜现象”；再钝性刮去薄膜，则有筛状出血，临床称之为“露滴现象”；反复发病的慢性损害，皮损的基底部可表现为鲜红、淡红、暗红或不红；鳞屑可多可少，鳞屑多则疏松干燥、易脱落，鳞屑少则黏着而不易脱落。皮损形态有点滴状、钱币状、盘状或地图状。患者自觉有不同程度的瘙痒。

头皮受累时，若头发较短，则皮损上的毛发聚集成束，但无脱落现象。指甲受累时，可见点状凹陷(顶针样甲)、增厚、变色、脆裂、分离等。皮损消退或稳定时，指甲可恢复正常。

本病病程缠绵，常数年甚至数十年不愈，其间反复发作或病情时轻时重；皮损消退后，常留有暂时性色素增加(即色素沉着)或色素减退斑。部分患者初期发病时可有自愈现象。

根据病情活动情况，本型又可分为进行期、稳定期和消退期。

(1)进行期：皮损不断增多、扩大，色鲜红或有红晕，鳞屑增多，若因针刺、搔抓及外伤，则可在受损部位引起新的皮损，称为“同形反应”，患者自觉瘙痒明显。

(2)稳定期(静止期)：病情稳定，基本无新皮损出现，原有皮损经久不消，炎症减轻。

(3)消退期：皮损缩小，颜色变淡，逐渐消退，可遗留暂时性色素减退或沉着斑。

2. 特殊型

(1)关节病型(银屑病性关节炎)：临床上较为少见，有寻常型银屑病的基本皮损，又有关节的酸痛、肿胀，活动受限，甚至出现变形，大、小关节均可累及。

(2)红皮病型(银屑病性剥脱性皮肤炎)：多由寻常型银屑病发展而来，或由于治疗不当，或外用刺激性很强的药物，或长期大量应用激素后突然停药而引起。皮损多表现为全身皮肤弥漫性大片红斑，伴有水肿、脱屑，可伴有发热、寒战、疲乏等全身不适。

(3)脓疱病型：临床上较为少见，红斑上有大小不等的无菌性脓疱。本型临床上又可分为泛发性和掌跖性两种类型。

1)泛发性脓疱病型：皮损初发多为炎性红斑，或在寻常型银屑病型的皮损上出现密集的、针尖到粟粒大小的、黄白色浅在性的小脓疱，表面覆有少量鳞屑，2 周左右可消退，再发新脓疱。重者可急性发病，全身出现密集脓疱，并可融合成脓湖，可伴有发热、关节肿痛、全身不适。

2)掌跖性脓疱病型：皮损仅限于手、足部，掌、跖部可出现对称性红斑，其上密集存在针尖至粟粒大小的脓疱，不易破溃，2 周左右可出现干枯、结痂、脱皮。脓疱常反复发生，顽固难愈。

【鉴别诊断】

1. 白屑风

发生于头皮部的白疕应与白屑风相鉴别。白屑风的皮损为片状鳞屑红斑，浸润较轻，边界不清，鳞屑少而薄，呈油腻性，带黄色；毛发不呈束状；常合并有稀疏脱发。

2. 风热疮

风热疮好发于躯干及四肢近端，皮损为多数椭圆形淡红色斑，其长轴与胸肋或皮纹一致，上覆有糠秕样细小鳞屑，无薄膜现象和筛状出血现象；病程常可达数周，多不复发。

3. 慢性湿疮

慢性湿疮好发于四肢屈侧，皮损肥厚粗糙，呈苔藓样变，有色素沉着，鳞屑少，刺激后有渗出，瘙痒剧烈，抓之无出血点。

【辨证论治】

本病临床治疗方法较多，但尚无特效疗法，使用各种方法治愈后易复发。本病若辨证施治正确，则可以逐渐取效，且愈后多不易复发，故宜首选辨证施治。

（一）内治法

1. 血热证

证候：相当于进行期。皮损不断扩大，新皮损不断发生，基底鲜红或红晕明显，鳞屑较多，刮去薄膜后筛状出血明显，瘙痒剧烈，正常皮肤受到刺激或外伤常可发生“同形反应”；可伴有口干、心烦、大便干结、小便黄赤，女性可有月经提前、量多；舌质红，苔薄黄，脉弦数。

治法：清热凉血，祛风解毒。

方药：犀角地黄汤合土茯苓汤去威灵仙，加槐花、紫草、山豆根、板蓝根。若大便秘结者，加生大黄以通腑泻热；小便短赤者，加木通以清热利尿；皮损间有渗出，或伴有关节炎症状者，加秦艽、威灵仙、茯苓、泽泻以祛风利湿。

2. 血燥证

证候：相当于静止期和消退期。皮损停止发展或部分消退，红斑转淡，鳞屑减少，表面干燥，痒感减轻；伴有面白神疲，头晕心悸，寐少梦多，女性月经量少；舌质淡，苔少，脉细。

治法：滋阴润燥，养血祛风。

方药：当归饮子加减。

3. 血瘀证

证候：相当于静止期。皮损日久不退，色泽暗红，皮损肥厚；或伴有外伤史，女性经行有血块、愆期或痛经；舌质紫暗，或有瘀点、瘀斑，脉涩或细缓。

治法：活血化瘀。

方药：血府逐瘀汤加何首乌、胡麻仁。若皮损坚厚者，可加三棱、莪术、凌霄花以助活血软坚之力；瘙痒者，可加乌梢蛇、白蒺藜、白鲜皮以祛风止痒。

4. 湿毒蕴阻证

证候：皮损多发生于腋窝、腹股沟等皮肤皱褶处，红斑、糜烂、痂屑黏厚，瘙痒较剧烈；或有掌跖红斑、脓疱、脱皮；或有阴雨季节加重；或伴有关节酸痛、肿胀，下肢沉重，神疲困倦，口苦；

舌质红，苔黄腻，脉滑。

治法：清利湿热，解毒通络。

方药：萆薢渗湿汤加减。脓疱泛发者，加蒲公英、紫花地丁、半枝莲；关节肿痛明显者，加羌活、秦艽、忍冬藤；瘙痒剧烈者，加白鲜皮、地肤子。

5. 火毒炽盛证

证候：多急性发作，皮损泛发于全身，呈针尖或粟粒大的脓疱，基底潮红，或干涸成痂皮，层层脱落，有腥臭味，自觉灼热痒痛，或皮损扩大融合，全身皮肤潮红、肿胀、灼热痒痛、大量脱皮；伴有高热，口渴，头痛，畏寒，大便干燥，小便短赤；舌质红绛，苔黄腻，脉弦滑数。

治法：清热泻火，凉血解毒。

方药：清瘟败毒饮加减。伴有寒战高热者，加羚羊角粉、生玳瑁；大量脱屑、口干唇燥者，加玄参、天花粉、石斛；便秘者，加大黄。

6. 冲任不调或肝肾不足证

证候：皮损的发生、消退与妊娠或月经的变化相关；常伴有头晕眼花，腰膝酸软，月经不调等；男子可伴有遗精、阳痿等肝肾不足之象。

治法：补益肝肾，调摄冲任。

方药：六味地黄汤合二仙汤加枸杞子、何首乌、香附、郁金。若病久而瘀血明显者，加三棱、莪术等以散瘀活血。

（二）外治法

（1）进行期：一般用低浓度性质温和的药物，如 5%～10%硫黄软膏、绿药膏、黄连膏外搽。

（2）静止期、消退期：可外搽 1%～2%斑蝥酊、10%雄黄软膏。

（3）药浴：用楮桃叶 500g、侧柏叶 200g 煎水泡浴，每天 1 次。

【预防与调护】

（1）患者应保持良好情绪，树立信心，避免劳累紧张，生活规律。

（2）进行期银屑病患者饮食宜清淡，忌过食辛辣之品，忌酗酒、浓茶及咖啡等；局部亦应避免刺激，如搔抓及外用刺激性药物等。

（3）预防感染，若患者伴有慢性感染病灶、精神创伤，或女性伴有月经不调、痛经等妇科疾病时，均应同时给予积极治疗。

项目十三　摄领疮

摄领疮是一种慢性瘙痒性皮肤病，因多发生于颈部，摄起衣领则见而得名。本病以其皮损多厚且坚，状如牛皮，故中医学又有“牛皮癣”之称；以其病势缠绵顽固难愈，亦称顽癣。摄领疮的临床特点是好发于心情烦忧之人；皮损可发生于颈项、骶部、四肢伸侧等处，以颈项部最为多见；皮损多为圆形或多角形的扁平丘疹，日久可融合成片，瘙痒剧烈，搔抓后皮损肥厚，并易形成苔藓样变。本病相当于西医学的神经性皮炎。

【病因病机】

摄领疮多因情志内伤，郁久化热，复感风邪，风热之邪搏结于肌肤，致气血失和为患，病久则伤阴耗血，营血不足，生风化燥，肌肤失于濡养。情志不遂、衣领摩擦和搔抓等内、外刺激常可诱发本病，或可使病情加剧。

西医学认为，本病的发病与神经系统功能障碍、大脑皮质兴奋和抑制平衡失调有关，诱发因素有精神刺激、胃肠功能障碍、内分泌失调、局部刺激等。

【诊断】

(1)本病多见于烦躁易怒、情志郁闷之人，以20～40岁的青壮年人为多见。

(2)皮损好发于颈项、上眼睑、骶部、肘指伸面、阴囊、肛门周围等处，以颈项部最为多见。

(3)局部初起表现为间歇性瘙痒，经搔抓或摩擦后可出现成群粟粒大的圆形或多角形扁平丘疹，呈淡红色。皮损因搔抓而很快融合扩大，浸润肥厚，表面粗糙、干燥，呈苔藓化或皮革化，边界较清楚，伴阵发性剧痒，常因搔抓而见皮损上间有抓痕或血痂。有的患者可因剧烈搔抓而继发感染，或因外用刺激性强的药物而引起接触性皮炎。少数患者皮损分布广泛而弥散，呈播散性。

(4)病程较长，常多年不愈，时轻时重，愈后极易复发。

【鉴别诊断】

1. 慢性湿疮

慢性湿疮常有急性湿疮发病史，以小腿屈侧多见，其次是小腿伸面、肘、腘窝、外生殖器等，皮损可见苔藓样变，浸润肥厚，可间有少许糜烂及少量渗出。病久皮损色素多加深，受刺激后易引起急性湿疮样发作。

2. 原发性皮肤淀粉样变

原发性皮肤淀粉样变常有家族史，发生于两小腿伸面及上背部等，皮损多对称分布，呈圆形或半圆形、芝麻至高粱米大、顶平、比较粗糙的丘疹，质地坚韧，密集成片而不融合。

【辨证论治】

本病多以外治法收功。外治法取效较速，唯易复发。若皮损泛发或反复发作、顽久不愈者，可内外兼治。内治法以中医辨证论治为优，同时应消除各种诱发因素。

(一)内治法

1. 肝郁化火证

证候：皮损色红；伴有烦躁易怒，失眠多梦，眩晕，心悸，口苦咽干；舌边尖红，脉弦数。

治法：疏肝解郁，清热止痒。

方药：加味逍遥丸加减。瘙痒剧烈者，加刺蒺藜、白鲜皮；心烦失眠者，加钩藤、珍珠母。

2. 风热证

证候：皮损潮红，有粟粒大小的丘疹，或伴有血痂，皮损多位于身体上部；可伴有烦热；舌质红，苔薄黄，脉浮数或弦数。

治法：疏风清热。

方药：消风散去苍术，加栀子、白鲜皮。若伴有性急易怒、心烦失眠或皮损因情志改变而变化者，加珍珠母、牡蛎、龙骨、代赭石等以平肝潜镇，或加五味子、夜交藤等以养心安神。

3. 血虚风燥证

证候：病程长，皮损干燥、肥厚、粗糙，患者自觉阵发性剧痒；伴有头晕，失眠；舌质淡红，苔薄白，脉细弱。

治法：养血祛风润燥。

方药：当归饮子加白鲜皮、龙骨、珍珠母等。失眠健忘者，加夜交藤、女贞子、石菖蒲；月经不调者，加女贞子、旱莲草、泽兰；皮损肥厚、粗糙者，加桃仁、红花、丹参。

(二)外治法

(1)初期可选用皮质类固醇激素软膏，如皮炎平、氟轻松等外搽，每天2～3次。

(2)慢性肥厚性皮损可选用刺激性较强的1%～2%斑蝥酊、60%左右来苏液等外搽，每3～5天1次，但不得涂及正常皮肤，否则可致皮肤起疱或剧痛。

(3)不论初期或慢性阶段，局限性皮损均可选用肤疾宁、皮炎宁等硬膏外贴，每2～3天换药1次，连续2～3周。

(4)梅花针治疗：局部可用梅花针移动叩击，至少量出血为度，每2天1次。

(5)针灸治疗：针刺曲池、血海、大椎、足三里、合谷、三阴交等穴，每天1次，10次为1个疗程；对小块肥厚皮损可用艾卷点燃后灸患处，每次15分钟，每天1次，10次为1个疗程。

【预防与调护】

(1)嘱患者解除思想负担，避免过度劳累与精神刺激，保持良好的情绪。

(2)局部避免强烈搔抓和烫洗，内衣以棉织品为好，衣领宜柔软舒适。

(3)嘱患者生活规律，忌饮浓茶、咖啡，戒烟、酒，少食辛辣刺激性食物。

项目十四　黧黑斑

黧黑斑是一种好发于面部的慢性色素加深性疾患，因有肝病者也可罹患本病，故又有“肝斑”之称；妊娠期可常出现，故亦有“妊娠斑”之称。此外，黧黑斑还被称为“蝴蝶斑”。黧黑斑的临床特点是女性多见，多发生于颧颊、前额、鼻部、唇周，呈对称分布的淡褐色或黄褐色色素沉着斑片，无自觉症状，可伴有肝病，日晒、化妆品等可诱发或加重病情。本病相当于西医学的黄褐斑。

【病因病机】

黧黑斑多因肝郁或肾虚而成。本病多因情志内伤，肝郁化火，伤阴灼血，肌肤失于濡养而发；肾阴亏虚，水亏火滞，火郁于面部孙络；肾阳不足，黑色上泛，滞于面部，肾的本色外露等，均可导致面生“黧黑”。

西医学对本病的病因认识尚不清楚，认为本病可能与内分泌失调有关。妊娠、口服避孕药、月经失调、痛经、子宫附件炎、不孕症、肝病、慢性酒精中毒、结核、甲状腺功能亢进等常多见黧黑斑。遗传、日晒、使用某些化妆品、劳累等也可诱发本病，日光照射可加重病情。

【诊断】

(1)病变多发生于中年人，尤以女性多见，孕妇更为常见，好发于两侧颜面部，多于夏季加重，冬季减轻。

(2)病变为浅褐色或深褐色斑片，边缘较清楚，或呈弥漫性，常对称分布于颜面、颧部及面颊部，也可累及前额、眉弓、鼻、口唇周围、颏等处。日晒、睡眠不足均可使色素加深，有的女性患者于月经前期会加重。黧黑斑表面平滑，无鳞屑，部分患者可于分娩后或停服避孕药后缓慢减退。

(3)患者无自觉症状。

(4)疾病呈慢性经过,日晒后可加重。

【鉴别诊断】

1. 艾迪生病

艾迪生病表现为弥漫性青黑色或红褐色斑片,颜色较深,边界不清,面部、手背、身体曲侧均有弥漫性色素沉着性斑片,口腔黏膜亦可见到色素增多,同时伴有体重减轻、血压降低、食欲减退。

2. 黑病变

黑病变的皮损为黑褐色斑,其上有粉状鳞屑,深浅不一,边界不清,呈弥漫分布,常累及面部大部分,以前额及颞部最为显著,也可扩展至耳后、颈侧等处。

3. 雀斑

雀斑表现为面部出现较小的淡褐色或褐色斑点,呈散在分布,不融合,多发生于青少年人,有家族史,病情夏重冬轻。

【辨证论治】

本病目前尚未寻及疗效显著的治疗方法,但若能明确并去除可能的致病因素,如停服避孕药、避免日晒等,并采取以中医为主的中西医结合治疗,则可取得较为理想的效果,故应以内治法为主。

(一)内治法

1. 肝郁气滞证

证候:以女性患者为主,可有肝病、不孕及月经不调病史;或伴有性情急躁,胸胁胀痛,经前乳胀;舌质暗红,苔少,脉弦。

治法:疏肝理气,散瘀退斑。

方药:逍遥散加川楝子、红花、川芎等。伴月经不调者,加女贞子、香附;伴口苦咽干、便秘者,加牡丹皮、栀子。

2. 水亏火滞证

证候:患者常伴有形体消瘦,面色潮红,咽干口燥,夜寐多梦或寐少;舌质红而舌体瘦削,苔薄少而干,脉弦细。

治法:滋阴降火。

方药:大补阴丸加减。

3. 肾阳不足证

证候:褐斑较浅,或伴有面部浮肿,形寒肢冷,腰膝酸软,脘腹胀满隐痛,便溏,夜间尿频;舌质淡胖而嫩,脉沉细无力。

治法:益肾温阳。

方药:金匮肾气丸加减。

(二)外治法

(1)中药面膜:用五白散(白附子、白芷、白薇、白术、白及各等分)研极细末,每次用 10g,以温水化开洗面部，或制成霜剂外搽；也可用中药面膜(柿叶、田七、珍珠、白芷、僵蚕适量，研极细末，制成霜剂)按摩面部，每组按30次左右，10次为1个疗程。

(2)外敷：可选用3%氢醌霜外搽；还可选用含5%对氨基苯甲酸的50%乙醇溶液、10%水杨酸苯酯乳膏或5%二氧化钛霜外搽。

(3)针刺治疗：取肝俞、肾俞、风池、迎香、太阳、曲池、血海等穴，肝郁加内关、太冲，肾虚加三阴交、阴陵泉，毫针刺，留针20分钟，每天1次，10次为1个疗程。

【预防与调护】

(1)患者宜多食新鲜蔬菜、水果。

(2)患者应避免日晒，日光较强时出门应外搽防晒霜，并使用防紫外线伞。

(3)患者应积极治疗肝病、妇科疾病等原发疾病，消除诱发因素。

(4)患者应生活规律，劳逸结合，保持充足睡眠和乐观心情，房事有节。

(5)患者应慎重选择化妆品。

项目十五 白癜风

白癜风是一种慢性皮肤脱色性皮肤病，中医称其为“白驳风”“斑白”。白癜风的临床特点是皮损可局限，也可泛发全身，为大小不等、形态各异的白斑，边界清楚，病程较长，无自觉症状，易于诊断，但治愈困难。本病相当于西医学的白癜风。在我国，白癜风的人群发病率为0.1%～2%。

【病因病机】

本病多因情志内伤，肝气郁结，气机不畅，复感风邪，搏于肌肤，气血失和而发；或病久体虚，肝肾亏损，精血不足，肌肤失于濡养所致；或素体肝肾不足，精血不充，不荣毛发而变白；或外邪入侵，郁于肌肤而致。

西医学对本病的病因认识尚不明确，认为其发生可能与遗传、自身免疫、神经及精神等因素有关。某些化学物质和光敏性药物亦可诱发本病。

【诊断】

1. 临床表现

(1)发病多无明显的年龄、性别差异，青年人稍多见，无好发季节和部位。

(2)皮损为皮肤上显现的白色斑，边界清楚，与健康皮肤交界处可有增深的色素带。白斑大小不等，形态不一，单发或多发，可相互融合成大片。

(3)白斑处一般无自觉症状，有的可于日晒后有灼痒感，患处毛发可变白。

(4)病程较长，皮损可长期不变，或呈间歇性发展，早期儿童患者可自愈。

(5)患者的视网膜、脉络膜等通常不受影响。少数患者可并发糖尿病、恶性贫血、甲状腺疾病、自身免疫病等。

2. 辅助检查

本病的皮肤病理学检查显示表皮明显缺少黑素细胞和黑素颗粒，还可结合皮肤CT检查明确诊断。

【鉴别诊断】

1. 汗斑(花斑癣)

汗斑皮损有时可为浅白色圆形或椭圆形斑,呈浅褐色、灰褐色或深褐色,表面往往有细小的鳞屑,偶有轻度瘙痒,好发于颈、躯干、四肢的近心端,常夏季显现而冬季隐退,青壮年人多见。

2. 虫斑(单纯糠疹)

虫斑好发于儿童面部,为淡白色斑,边界不清,上覆极细微鳞屑,多不治自愈。

3. 贫血痣

贫血痣多为绿豆大小的圆形白斑,斑周无色素加深的晕轮,皮损散在而稳定。

【辨证论治】

本病应以中医药内、外治疗为主,若有并发的疾病,则应同时给予积极处理。

(一)内治法

1. 肝郁气滞证

证候:病程较短,病情进展,或白斑多而泛发;伴有精神抑郁,心烦易怒,胸胁胀痛,夜寐不安等;舌质淡红,苔薄白,脉弦。

治法:祛风和卫,理气化瘀。

方药:白驳丸合柴胡疏肝汤加桂枝、白芷等。

2. 肝肾亏损证

证候:病程较长,或有家族遗传史,白斑边界清楚,斑内毛发变白,局限或泛发;可伴有头晕耳鸣,腰膝酸软,面色无华等;舌红少苔,脉细弱。

治法:补益肝肾,养血祛风。

方药:六味地黄汤加减。神疲乏力者,加党参、白术。

3. 气滞血瘀证

证候:患者多有外伤史,病程长,白斑边界清楚,局限或泛发,可有刺痛;舌质紫黯或有瘀斑,苔薄白,脉涩。

治法:行气活血,化瘀通络。

方药:通窍活血汤加减。外伤后发生者,加乳香、没药;伴刺痛者,加白芷、炙猪蹄甲;发生于下肢者,加引经药牛膝;病久者,加苏木、刺蒺藜、补骨脂。

4. 气血不足证

证候:患者素体气血亏虚,复感风邪,可见白斑较淡;伴有神疲乏力,面色㿠白;舌质淡,脉沉细。

治法:补气养血祛风。

方药:八珍汤加防风、白蒺藜。发生于头部者,加羌活、川芎;发生于面部者,加柴胡、白芷;发生于项背部者,加葛根;发生于腰部者,加续断;发生于上肢者,加姜黄;发生于下肢者,加牛膝;泛发者,加威灵仙;处于进展期者,加乌梅、五味子。

(二)外治法

(1)用15%～25%补骨脂酊外搽,每天1次,搽药后进行日光浴,持续5分钟左右,或用紫外线照射 2～3 分钟，30 天为 1 个疗程。

(2)用 1%～2%斑蝥酊外搽，每天 1 次。局部起水疱者，患处消毒后，用消毒针头于低位处刺破排液，并将斑蝥酊的浓度降低后外搽。

(3)局限性白斑在局部消毒后，可用消毒的梅花针叩刺，以出血为度，每周 1 次。

【预防与调护】

(1)患者应保持心情舒畅，避免精神抑郁或紧张，树立信心，坚持治疗。

(2)患者应加强锻炼，增加户外活动，适当进行日光浴，但应注意光照强度和时间。

(3)患者应避免感受风寒、外伤等诱因，忌食冷饮。

项目十六 粉 刺

粉刺是一种以皮肤出现丘疹，可挤出粉脂样物质为主要表现的发生于毛囊、皮脂腺的慢性炎症性疾患，又称“肺风粉刺”，俗称“青春痘”。有的粉刺因丘疹顶部呈黑色，故又有“黑头粉刺”之称。粉刺的临床特点是好发于青春期，多发生于颜面部、前胸、后背等皮脂腺丰富的部位，皮损呈多形性，有粉刺、丘疹、脓疱、结节、囊肿及瘢痕等，青春期后可逐渐减轻或消退。本病相当于西医学的痤疮。

【病因病机】

本病可由肺经风热阻于肌肤而发；或因过食肥甘厚味、辛辣炙煿之品，致脾失健运，湿热内生，上薰于面而成；或因青春之体，血气方刚，阳热克阴，阳热上壅，风寒外束，郁阻肌肤所致。

西医学认为，本病的发生与雄性激素增加、皮脂腺分泌旺盛、毛囊口上皮角化亢进、毛囊内痤疮丙酸杆菌增殖及遗传等因素有关。

【诊断】

(1)本病好发于男、女性青春期生机旺盛之体，自青春发育期开始发病，多始发于颜面部，严重者也可见于上胸部和背部。

(2)皮损初为粟米大毛囊性丘疹，顶部呈白色或黑色，可挤压出乳白色粉脂物。皮损散在分布，常伴有皮脂分泌过多。病情轻者，仅于面部出现毛囊性丘疹，可见白头、红头及黑头粉刺；病情重者，可产生脓疱、结节、囊肿，愈后可留有暂时性色素沉着和点滴状凹陷性瘢痕，有的甚至可留有挛缩性瘢痕。皮损常呈进行性增多，女性常在月经前呈周期性加剧。

(3)本病的病程较长，皮损一般至青春发育期过后即逐渐减轻或消退，但婚后 30 岁以上复发或发病者亦并不少见。

【鉴别诊断】

1. 酒渣鼻

酒渣鼻多见于中年人，好发于以鼻尖为中心的颜面部；患部常潮红、充血，伴有毛细血管扩张，一般无黑头粉刺。

2. 职业性痤疮

职业性痤疮常发生于长期接触煤焦油、石蜡、机油的工人，好发于面部、手背、前臂等接触部位，皮损为密集丘疹，伴有毛囊角化。

【辨证论治】

本病治疗方法较多，以中医辨证内治法疗效明显，且愈后多不易复发，疗程多在 2～4 个月不等或更长，因此需坚持治疗。

(一)内治法

1. 肺经风热证

证候：颜面潮红，以散在的丘疹损害为主，色淡红或呈正常肤色，头面油腻现象不明显；舌尖红，苔薄黄，脉弦或弦数。

治法：疏风宣肺清热。

方药：枇杷清肺饮去人参。伴口渴喜饮者，加生石膏、天花粉；伴便秘者，加生大黄；脓疱多者，加紫花地丁、白花蛇舌草；经前加重者，加香附、益母草、当归。

2. 脾胃湿热证

证候：头面皮肤油腻，皮损可为丘疹、脓疱、囊肿等；大便正常或干燥；舌质红，苔黄或黄腻，脉滑数。

治法：清热燥湿泻火。

方药：黄连解毒汤加减。若大便秘结者，加生大黄以通便泻热；若腹胀者，加生山楂、鸡内金、厚朴、枳实；脓疱多者，加白花蛇舌草、野菊花、金银花。

3. 阳热克阴证

证候：头面部皮损较密、潮红，常有皮肤油腻、疮顶脓疱或结节、囊肿等；可伴有便干溲黄，体壮食旺，女性则月经色鲜、量多；舌质红，苔薄黄，脉洪滑。

治法：滋阴清热化瘀。

方药：滋阴清化汤加减。若肝旺者，则加柴胡、夏枯草以疏肝清热；皮肤油腻明显者，合用黄连解毒汤；脓疱明显者，加金银花、蒲公英以清热解毒；纳食不香者，可去生石膏。

4. 痰湿凝滞证

证候：皮损以结节、囊肿、瘢痕为主，颜色暗红，经久难愈；伴有纳呆，腹胀；舌质暗红，苔腻，脉弦滑。

治法：除湿化痰，活血散结。

方药：二陈汤合桃红四物汤加减。伴痛经者，加益母草、泽兰；伴结节、囊肿难消者，加三棱、莪术、皂角刺、夏枯草。

(二)外治法

皮损局部可用颠倒散洗剂或三黄洗剂外搽，也可不用外治法，仅以内治法收功即可。

【预防与调护】

(1)面部油腻者，可用硫黄肥皂，以温水清洗颜面及患处，每周 1～2 次。

(2)皮损局部应护理得当，避免用手挤挖，可用器械压出黑头粉刺；避免使用含油脂较多的化妆品和长期使用碘化物、溴化物及皮质类固醇激素药物。

(3)患者饮食宜清淡，少食油腻、辛辣之品，以及富含脂肪、糖类食物，多吃新鲜蔬菜和水果；忌饮酒。

(4)患者应注意保持心情舒畅和大便通利。

项目十七 油 风

油风是一种头发突然呈斑片状脱落的慢性皮肤病,俗称“鬼剃头”。油风的临床特点是可发生于任何年龄,以青年人多见;发病前多有精神紧张或创伤史;发病部位多从头皮毛发开始,脱发区皮肤光亮、变薄;一般无自觉症状,严重者全身毛发可全部脱落。本病相当于西医学的斑秃,头发呈斑片状脱落者称为“斑秃”,全部脱落者称为“全秃”,伴有眉毛、胡须、腋毛、阴毛等脱落者称为“普秃”。

【病因病机】

本病多因情志内伤,肝气郁结,瘀血阻滞,或饮食不节,湿热内生化火,耗伤阴血,血热生风,风热上窜巅顶,毛发失去阴血滋养而脱落;又或因劳伤心脾,生发乏源,血虚生风化燥,毛发失养所致;或病久者因肝肾亏损,精血不足,无以养发,发失所荣而成。

西医学认为,本病多与精神创伤、过度紧张、内分泌障碍等有关,少数也可与自身免疫、遗传有关。

【诊断】

1. 临床表现

(1)本病可发生于任何年龄、性别,但好发于20~40岁的青壮年人。

(2)发病前多有精神紧张或创伤史,发病部位多从头皮毛发开始。

(3)头发常在无意中突然发生斑片状脱落,呈圆形、椭圆形或不规则形,大小和数目不定。脱发区皮肤光滑,略有光泽,无脱屑、炎症及自觉症状。有的患者病情呈进行性发展,头发逐渐全部脱落,甚或眉毛、睫毛、胡须、腋毛、阴毛等也全部脱落,可伴有精神抑郁、紧张、失眠或寐少梦多。

(4)病程长达数月或数年者,多数可自愈,但范围广者毛发再生的难度较大。病因解除后,毛发多能再生。再生时,毛发先细软色浅,继则渐粗变黑。

2. 分型

临床上,按发病年龄、临床表现和预后的不同,油风可分为以下四型,有利于指导治疗和判断预后。

(1)Ⅰ型:即遗传过敏型,约占10%,一般于儿童期发病,病程可超过10年,单个斑秃常持续超过1年,其中75%的患者可发生全秃,多伴有遗传过敏性疾病。

(2)Ⅱ型:即自身免疫型,约占5%,常于40岁以后发病,病程多迁延,其中仅10%的患者可发生全秃,患者常伴有自身免疫性疾病,如恶性贫血、白癜风、甲状腺炎等。

(3)Ⅲ型:即高血压前期型,约占4%,主要见于年轻人,其双亲或双亲之一为高血压患者,斑片状脱发发展迅速,其中约39%的患者可发展为全秃。

(4)Ⅳ型:即寻常型,约占81%,不属于Ⅰ~Ⅲ型患者,多见于20~40岁的人,总病程多在3年以内,多为斑秃,其中约6%的患者可发生全秃,单个斑秃多在6个月以内新发开始生长。

【鉴别诊断】

1. 白屑风

白屑风的脱发多自头皮额角前部至颅顶，呈稀疏脱落，多伴有脱屑、瘙痒和毛发油腻，因脱发多难以再生而呈永久性脱发。

2. 白秃疮

白秃疮是多发生于儿童的浅部真菌病，表现为头部呈圆形区域的斑片，其内毛发长出头皮后折断，残留毛根，长短不齐，有白色鳞屑，自觉瘙痒，真菌检查结果为阳性。

3. 面游风

面游风常表现为头发稀疏，可散在脱落，脱落多从额头开始，逐渐向前囟及颅顶蔓延，皮损处覆盖有糠秕状或油腻性鳞屑，伴有瘙痒。

【辨证论治】

治疗本病的关键是解除病因，让患者树立信心、保持良好情绪，再给予中医内治法。

(一)内治法

1. 气滞血瘀证

证候：有情志内伤或精神紧张史；或伴有精神抑郁，夜寐多梦，失眠等；舌质紫暗，或有瘀点、瘀斑，脉弦或沉涩。

治法：理气活血化瘀。

方药：逍遥散、桃红四物汤及生脉散合用。

2. 肝肾亏损证

证候：病程较久，脱发面积较大；可伴有头晕耳鸣，腰膝酸软，失眠多梦等症；舌质淡，苔薄少或光剥，脉沉细或濡细。

治法：补益肝肾，养血生发。

方药：七宝美髯丹合四物汤加黄芪、陈皮、天麻、白蒺藜等。伴有五心烦热、咽干口燥者，加黄柏、知母；伴有畏寒肢冷者，加淫羊藿、仙茅。

3. 气血两虚证

证候：病后或产后体虚，头发发生斑块状脱落，呈渐进性加重，范围由小而大，毛发稀疏枯槁，容易脱落；伴有唇色苍白，心悸，气短懒言，倦怠乏力；舌淡，脉细弱。

治法：益气健脾，养血生发。

方药：八珍汤加减。纳呆乏力者，加砂仁、陈皮；心烦失眠者，加柏子仁、炒酸枣仁、远志。

(二)外治法

(1)用鲜生姜切片外搽，每天 2 次。

(2)用 10%辣椒酊、5%～10%斑蝥酊或 10%补骨脂酊外搽，每天 2 次。

【预防与调护】

(1)患者宜保持心情舒畅、睡眠充足，忌烦恼、紧张、抑郁、忧思。

(2)患者生活要有规律。

(3)患者应饮食有节,营养全面、均衡,注意保护脾胃功能。

(4)患者宜加强户外活动与身体锻炼,脱发区宜适时暴露于阳光之下。

项目十八 红蝴蝶疮

红蝴蝶疮是一种以常在面部皮肤上出现蝴蝶样红斑为特征的皮肤疾患。在中医文献中,尚未发现类似本病的记载,从其临床表现和各地的实践经验看,本病多散记于“温病发斑”“日晒疮”等病证中。红蝴蝶疮的临床特点是盘状红蝴蝶疮损害主要局限于皮肤,多呈慢性经过;系统性红蝴蝶疮除有皮肤损害外,尚同时累及多个脏器,造成多系统损害,病变呈进行性改变,预后较差。本病相当于西医学的红斑狼疮,临床上可分为盘状红斑狼疮(DLE)和系统性红斑狼疮(SLE)。系统性红斑狼疮因常累及多个重要脏器,故若治疗不当,则可危及生命,属结缔组织疾病;因其有自身免疫现象,故亦属自身免疫病。

【病因病机】

本病的内因多为先天禀赋不足,肾精不充,元气虚损。水亏则不能涵木,木旺则火炽,火炽则伤阴耗气,以致气阴两伤;肾为先天之本,生命之根,五脏六腑之源,肾虚则五脏六腑、四肢百骸犹如无本之木,而相继亏损;或情志内伤,劳伤心脾而致心脾积热,则内燔脏腑、灼伤营血,亦可使脏腑功能紊乱,气血失和,阴阳不调而发。正气不足,抗邪无力,外邪乘虚内犯;或日光暴晒,热毒入侵,病邪留止则气血运行失常,导致经络阻塞、气滞血瘀而发为本病。

总之,先天不足、肾精亏损乃发病之本,心脾积热、外感六淫为发病的重要条件,内外合邪而成本病。病之初期多为肾阳不足、风寒湿邪外侵;病程中可出现热毒炽盛、阴虚火旺、肝郁血瘀等;病之后期可表现为气阴两虚和脾肾阳衰之象。本病在整个病程中,常虚实互见,变化复杂。

西医学到目前为止,对本病的病因认识尚不清楚,认为本病的发生可能与遗传、感染、环境、精神、紫外线、药物等因素有关,常因导致患者自身免疫功能缺陷而发病。

【诊断】

(一)临床表现

红蝴蝶疮多见于20～40岁的女性,男性患病者较少。红蝴蝶疮可分为盘状红蝴蝶疮和系统性红蝴蝶疮两种,以后者为多见。

1. 盘状红蝴蝶疮

盘状红蝴蝶疮的皮损好发于暴露于日光的部位,如面部、手背、耳、颈前“V”形区和上肢外侧;头皮亦常累及,最常见的部位是颧、鼻、口唇,但鼻唇沟处一般不累及。盘状红蝴蝶疮对日光敏感,夏季或日晒后症状可加重,冬季可减轻。

盘状红蝴蝶疮的皮损初起为一片或数片鲜红色斑,约黄豆大小,略高出皮面,边界清楚;以后逐渐扩大,中心萎缩微凹,部分消退,稍有色素减退,上覆黏着性灰褐色鳞屑,除去鳞屑后可见扩大的毛孔,鳞屑的底面有嵌入毛孔的角质栓,边缘清晰,略隆起,呈环状(盘状),四周常有色素沉着带。

盘状红蝴蝶疮发生于鼻梁和面颊者,皮损常呈蝴蝶状;发生于下口唇者,表现为灰白色小片表浅糜烂,绕以紫色红晕;发生于头皮者,中央萎缩更明显,失去毛发;发生于手背或指侧者,皮损呈冻疮样红斑,指关节酸痛,呈游走性,屈伸不利,可因萎缩而发生畸形;发生于足跖的皮损，表面角质显著增生，基底浸润，日久可形成溃疡；部分患者皮损可相继出现在多处，称为播散性盘状红蝴蝶疮。

盘状红蝴蝶疮局部自觉症状轻微，或有轻微瘙痒及刺痛灼热感，一般多无全身症状。

盘状红蝴蝶疮的病程较长，日久损害可趋于静止状态，呈中心色素减退、周围色素增加的萎缩性瘢痕。

极少数患者（占 2%～5%）可能转变为系统性红蝴蝶疮，个别患者可发生癌变。

2. 系统性红蝴蝶疮

系统性红蝴蝶疮除皮肤损害外，常侵犯多个系统的器官和组织，甚至可累及所有脏器，出现各种各样的临床表现。早期多一个器官受损，或几个器官同时被累及，但任何一个器官的症状皆可为本病的早期表现。

（1）皮肤症状：80%～90%的患者有广泛对称的皮损，可为首发症状，初起时多在面部，主要分布在面颊、前额、下颌、耳缘等处，或四肢同时发生。少数患者在整个病程中没有皮损出现，应予以注意。

皮损为大小不等、不规则的水肿性红斑，颜色鲜红或紫红，边界清或不清，常因部位不同而表现各异。皮损发生于鼻颊部者，常融合成蝶形，在掌跖、四肢大小关节面、肩胛、上臂、臀部等易摩擦的部位可见压之不褪色的水肿性红斑，其上可发生坏死，干燥后可结成厚痂；皮损发生在指甲根周围者，为紫红色斑；皮损发生在口唇者，多为下口唇部红斑性唇炎改变。在疾病严重时，可有瘀点或瘀斑成群出现。部分患者有典型的盘状红蝴蝶疮的皮损。有的患者早期有两手遇冷则出现青紫现象（雷诺现象）。

（2）系统性红蝴蝶疮可伴有多种全身表现：具体如下。

发热：呈不规则发热，可发生于 90%以上的患者，常见于疾病初期。多数患者为低热，或呈弛张型高热。急性活动期患者可见高热，达 40℃以上，多见于脑损害的后期或心、肺损害的临终表现，预后险恶。

关节痛：可发生于 90%左右的患者，多见于肘、膝以下的大、小关节，常呈风湿性关节炎样表现，疼痛多为游走性。

肾脏损害：发生于 75%左右的患者，可出现于本病的任何时期，能见到各种肾炎的表现，早期以肾小球肾炎为多见，后期因肾功能损害，可出现尿毒症、肾病综合征，预后不良，常给患者带来致命后果。

心血管系统病变：约 1/3 的患者有心血管系统病变，以心包炎、心肌炎、心包积液常见，有的可伴发周围血管性疾患，如血栓性浅静脉炎、血栓闭塞性脉管炎。

呼吸系统病变：可见胸膜炎和间质性肺炎，甚者可出现呼吸功能衰竭。

其他器官及系统病变：如肝、脑、血液、神经、淋巴系统等均可受累，高血压、精神症状、眼部病变、月经紊乱或停经及消化道症状等亦常出现。

（二）辅助检查

1. 一般检查

血常规可见中度贫血、白细胞及血小板减少、血沉明显增快、血清丙种球蛋白和 α_2 球蛋白升高；尿液检查有蛋白、管型、红细胞、白细胞等。

2. 免疫学检查

(1)红斑狼疮(LE)细胞:阳性率在60%以上,急性期可达80%以上,但特异性低,使用激素的患者阳性率低。

(2)抗核抗体(ANA)检查:阳性率在90%以上,其中抗双链DNA抗体特异性高,阳性率为95%,效价与病情轻重成正比。抗核抗体在1∶160以上是本病活动性的重要指标。其他还可见如抗Sm抗体(+)、抗dsDNA抗体(+)、抗SS-A抗体(+)。

(3)补体及免疫复合物检查:血清补体C3和C4下降,循环免疫复合物升高。

(4)狼疮带试验(LBT)检查:用直接荧光免疫法在患处表皮与真皮连接处检查,可见免疫球蛋白和补体沉积,以及呈颗粒状、球状或线条状排列的黄绿色荧光带,在系统性红蝴蝶疮的正常皮肤部位阳性率为50%~70%,皮损部位高达90%以上,诊断意义较大。

系统性红蝴蝶疮的诊断目前尚缺乏特异性,但只要具备蝶形红斑或盘状红斑、光敏感、口腔溃疡、关节炎、浆膜炎、肾脏病变、神经系统异常、血液学异常、免疫学异常、抗核抗体滴度异常等中的四项或四项以上,即可做出诊断。

【鉴别诊断】

1. 风湿性关节炎

风湿性关节炎患者常有关节肿胀明显,可呈现游走性疼痛,抗风湿因子大多为阳性,对日光反应不敏感。

2. 日晒疮

日晒疮的皮损可见于面部,日晒后加剧,但皮损呈多形性,不呈蝶形分布,无角化及角质形成,瘙痒明显,停止日晒后症状减轻明显,内脏多无损害。

【辨证论治】

本病为结缔组织病,临床多难以治愈,但积极有效的治疗不仅可稳定病情,且能带病延年。盘状红蝴蝶疮一般以局部治疗为主,系统性红蝴蝶疮应以皮质类固醇激素治疗为先,可配合中医辨证论治。

(一)内治法

1. 风寒湿痹证

证候:主要表现为四肢小关节酸痛,呈游走性,屈伸不利,关节胀痛,或伴有雷诺现象,或肢端有冻疮性红斑样皮损;可伴有四肢逆冷;舌质紫黯,苔薄白,脉浮紧。

治法:益肾温阳,散寒通络,祛风胜湿。

方药:阳和汤合四物汤去麻黄、白芥子,加淫羊藿、巴戟天、秦艽、威灵仙。若病邪郁而化热成热痹者,可选用白虎加桂枝汤合一贯煎加减,或用秦艽丸加减,以滋阴清热,祛风通络。

2. 热毒炽盛证

证候:本型相当于系统性红蝴蝶疮急性活动期。面部见蝶形红斑,色鲜红,皮损紫暗,有瘀斑,甲下和眼结膜有出血点;伴有高热神昏,烦躁口渴,关节肌肉疼痛,便干尿赤;舌质红绛,苔黄糙,脉弦滑或洪数。

治法:清热解毒,凉血护阴。

方药：犀角地黄汤合黄连解毒汤加减。高热不退者，加生石膏、知母；大便干结者，加生大黄；高热甚至昏迷者，加安宫牛黄丸或紫雪丹、至宝丹。

3. 阴虚火旺证

证候：斑疹暗红；伴有不规则发热或持续低热，手足心热，心烦乏力，自汗盗汗，颜面潮红，关节痛，足跟痛，月经不调；舌质红，苔少，脉细数。

治法：滋阴降火，佐以疏肝。

方药：知柏地黄汤合青蒿鳖甲汤加秦艽、白花蛇舌草、玫瑰花。

4. 肝郁血瘀证

证候：多见于盘状局限型及亚急性皮肤红蝴蝶疮。红斑暗滞，有角栓形成及皮肤萎缩，伴有精神抑郁；舌质黯红，苔白或呈光面舌，脉弦细。

治法：疏肝解郁，理气活血。

方药：血府逐瘀汤去牛膝、柴胡，加黄芪、玫瑰花、绿萼梅。若为慢性盘状红蝴蝶疮皮损坚厚者，可加莪术以助活血散瘀之功。

5. 气阴两虚证

证候：多见于急性发作期过后。患者可表现为低热，神疲乏力，心悸自汗，少气懒言，纳少便干，关节隐痛，女性则可见月经量少或闭经，红斑隐约；舌质淡，苔少，脉细弱。

治法：益气养阴，佐以清热。

方药：竹叶黄芪汤去石膏、半夏、黄芩、生姜，加白花蛇舌草。若脾虚而纳少便溏者，加怀山药、山楂、白术。

6. 脾肾阳虚证

证候：多见于晚期或长期使用激素治疗的患者。患者表现为全身浮肿，面白神疲，腰膝酸软，四肢逆冷，腹痛腹泻，纳少腹胀，尿少或尿闭，心悸怔忡，甚则出现胸水、腹水、周身关节酸痛；严重者，可因虚阳浮越而出现颜面潮红等升火之象；女性则可见月经量少或闭经，体温不高或低于正常，皮损为暗褐色斑，隐约可见或无皮损，脱发；舌质淡胖而嫩，边有齿痕，脉沉细而弱或沉微。

治法：益肾温阳，健脾利水。

方药：金匮肾气丸合真武汤加减。伴下肢水肿者，加猪苓、赤小豆；伴蛋白尿者，加黄芪、芡实；尿中有红细胞者，加败酱草、马鞭草；伴恶心、呕吐者，加姜半夏、竹茹；伴胸水者，加葶苈子；伴腹水者，加大腹皮、猪苓。

（二）外治法

外治法主要用于盘状红蝴蝶疮。

（1）可外搽白玉膏、黄柏霜等；或用马齿苋煎汁冷敷，每天3～4次。

（2）可用皮质类固醇激素软膏、霜剂外搽，或皮损内注射皮质类固醇激素，1～2周1次；角化明显的皮损亦可外涂维A酸乳膏。

【预防与调护】

（1）患者宜畅情志，以利于病情保持稳定。

（2）患者应避免日光暴晒，夏季外出时应做好防晒工作。

(3)患者应避免感冒、受凉等,局部暴露部位应注意保护。

(4)患者应饮食有节,注意营养合理,忌辛辣刺激性食品。

(5)患者应劳逸结合,加强身体锻炼,重者应卧床休息。

项目十九 白屑风

白屑风是一种皮肤油腻、瘙痒、潮红或起白屑的慢性皮肤病,又称"面游风""纽扣风"。《外科正宗》卷四:"白屑风多生于头、面、耳、项发中,初起微痒,久则渐生白屑,叠叠飞起,脱之又生,此皆起于热体当风,风热所化。"白屑风的临床特点是好发于青壮年人,男性多于女性,皮肤油腻、瘙痒,反复起白屑。白屑风相当于西医学的脂溢性皮炎。

【病因病机】

患者因饮食失节,过食肥甘厚味、辛辣之品,致脾胃运化失常,湿热内生,蕴阻肌肤致病;或素体湿热内蕴,复外感风邪,致风湿热蕴阻,日久耗伤阴血,使阴伤血燥,肌肤失于濡养;或平素为血虚风燥之体,复感热邪,致风热燥蕴阻肌肤而成。

西医学认为,本病由油脂分泌过多所引起,是一种慢性、亚急性炎症性皮肤病。

【诊断】

白屑风多见于青壮年人,好发于皮脂腺丰富的部位,皮损形态多种多样,通常可分为干性和湿性两种类型。

(1)干性皮损:以潮红、脱屑为主,皮损为大小不一的斑片,上有干燥白色糠秕状鳞屑。发生于头皮处可堆积很厚,伴有剧烈瘙痒,毛发干枯,可有脱发,且梳头发时白屑飞起多。

(2)湿性皮损:皮损为红斑、糜烂,滋水淋漓,有油腻性脱屑和结痂,伴有臭味。发生于头皮者,头屑多,反复滋生,瘙痒,头发细软,可脱落、秃顶;发生于耳后和鼻部者,可出现皲裂,鼻部毛囊口开大,能挤出白色粉脂;发生于眉毛者,眉毛出现折断、稀疏;病情严重者可泛发全身,似湿疹样。

【鉴别诊断】

1. 白疕

白疕为红斑上覆有银白色鳞屑的皮肤病,鳞屑无油腻,搔抓后可有筛状出血,发生于头皮处时无脱发,头发可呈束状。

2. 慢性湿疮

慢性湿疮多有急性湿疮病史,皮损边界清楚,无油腻性鳞屑,皮肤干燥、粗糙、增厚,可呈苔藓样变,搔抓后可有渗出。

【辨证论治】

(一)内治法

1. 血燥证

证候:皮损表现为红色斑片,干燥,脱屑,瘙痒明显,遇风加重;舌质红,苔少,脉细弱或细数。

治法：养血祛风润燥。

方药：消风散合当归饮子加减。皮损干燥甚者，加玄参、麦冬、天花粉；皮损颜色较红者，加牡丹皮、金银花、青蒿；瘙痒重者，加白鲜皮和刺蒺藜。

2. 湿热证

证候：皮损表现为湿性，自觉瘙痒；常伴有胸闷，食欲不振，便秘或便溏，小便短赤；舌质红，苔黄腻，脉濡数或弦数。

治法：清热利湿。

方药：茵陈蒿汤加减。伴明显糜烂、渗出者，加苦参、马齿苋、土茯苓；热重者，加桑白皮、黄芩。

（二）外治法

(1)干性皮损：发生于头皮者，可用颠倒散冲水（宜用温水）洗头后，再以白屑风酊或侧柏叶酊外搽，每天 3 次；发生于面部者，可用痤疮洗剂或颠倒散洗剂外搽，每天 2 次。

(2)湿性皮损：可用马齿苋、黄柏等煎水湿敷或外洗，每次 30 分钟，每天 2 次，湿敷或外洗后再外搽青黛膏。

【预防与调护】

(1)患者饮食宜清淡，忌食辛辣、油腻之品，少食甜食，忌饮咖啡、浓茶，多食水果、蔬菜。

(2)患者应生活起居规律，保证充足的睡眠，养成定时排便的习惯。

(3)患者应保持良好的情绪，避免精神紧张、过度疲劳等。

(4)皮损局部避免搔抓，避免使用肥皂或刺激性强的外用药。

项目二十　虫咬皮炎

虫咬皮炎指昆虫叮咬人类皮肤而引起的炎性皮肤病。本病主要与节肢动物的叮咬有关，常见的如螨、蚊、松毛虫、隐翅虫等，以春、夏、秋季节多见，因昆虫种类的不同和机体反应性的差异，故可引起叮咬处不同的皮肤反应。虫咬皮炎一般为红色水肿性丘疹，中央可有小水疱，呈黄豆大小，好发于暴露部位和腰部。

【病因病机】

1. 隐翅虫皮炎

隐翅虫皮炎是因皮肤沾染了隐翅虫体内毒液所致。隐翅虫是甲虫的一种，属昆虫纲、鞘翅目、隐翅虫科，为一蚁形小飞虫，种类较多，其中毒隐翅虫有致病作用。隐翅虫长 0.6～0.8cm，头呈黑色，胸呈橘黄色，前腹部为黑色鞘，尾部有尾刺两根，有足三对；昼伏夜出，有趋光性，夜间常围绕日光灯飞舞，常栖居于草木间的石下。隐翅虫若停于人体皮肤上被拍打或捏碎，虫体内强酸性毒液（pH 值为 1～2）溢出到皮肤，数小时内即可引起毒性皮炎。

中医学认为，夏秋之季，人体腠理疏松，接触毒虫，致使毒液侵入肌肤，入于营血，外发肌表，而中其毒，若因禀赋不耐，则可泛发全身。

2. 螨皮病

螨皮病是因螨叮咬或接触其分泌物、蜕皮而引起的急性皮炎，属中医学中的“谷痒症”。螨皮病的发生主要因宿主对螨的分泌物或蜕皮刺激所引发的皮肤变态反应。螨为肉眼刚能见到的微小昆虫，种类繁多，广泛存在于自然界中，可寄居于动物及植物上。引起螨皮病比较常见的是袋形虱螨和革螨。袋形虱螨大小约 0.2mm，主要寄生在谷物、稻草上，也可寄生在蝶蛾幼虫和其他昆虫体上。因袋形虱螨只暂时侵袭人的皮肤，而且留于皮肤时间短暂，故常难找到，引起皮炎的革螨则多寄生在鼠和家禽身上。

3. 其他虫咬皮炎

其他虫咬皮炎主要指蜂、蝎、蜈蚣、蠓虫等咬伤或接触其毒汁所致的急性皮炎。蜂蜇伤是由于蜂尾部的毒刺刺入皮肤瞬间的同时放出毒汁，引起局部或全身反应。蝎子有足四对，前端为一对强有力的巨爪，头胸较短，前腹较宽，后腹细长而呈尾状，最末端一节有锐利的弯钩与体内的毒腺相通，毒腺内含强酸性毒液，当尾部刺入皮肤时，毒液可引起多种临床症状。蜈蚣呈褐红色，长 6～7cm，多足，呈对称分布，两前足各有一对毒肢，其毒肢与体内的毒腺相通，当毒肢刺入皮肤时，毒液即可引起皮肤损害及中毒症状。蠓是昆虫类，在我国吸血的蠓有 200 余种，分布广泛，其中勒蠓及库蠓与人有较大的关系，易引起本病。

中医学认为，由于盛夏之时湿热蕴蒸，皮毛腠理开泄，因此外邪易于入侵，复被毒虫叮咬，遂使湿热毒邪蕴阻肌肤，发为本病。毒毛、毒液从伤痕侵入，内侵营血，侵蚀筋脉，甚至累及脏腑，可引起中毒。

【诊断】

1. 隐翅虫皮炎

(1)多见于面部、颈、四肢及躯干等暴露部位。

(2)隐翅虫皮炎好发于夏、秋季节及雨后闷热天气，以青壮年人多见，接触毒素数小时到 2 天内可发病。隐翅虫皮炎的典型皮损是突然出现的条状或片状水肿性红斑，上有密集的针头大小的丘疹、水疱或脓疱，中央可呈灰褐色，重者可出现大面积糜烂、渗液、结痂或浅层皮肤坏死，发生于组织疏松部位的，如眼睑或阴茎部，可有明显肿胀。

(3)病损局部可伴有瘙痒、灼痛和灼热感。反应严重的或范围较大者，可伴有发热、头晕、局部淋巴结肿大。隐翅虫皮炎的病程为 1 周左右，愈后可留下暂时性色素沉着。

2. 螨皮病

(1)因接触方式不同而有别，袋形虱螨引起的皮炎多见于颈项部、躯干及上肢，革螨引起的皮炎可发生于上胸、四肢、腋下及肘窝等处。

(2)袋形虱螨所致皮炎多发生在夏、秋温暖潮湿季节，经常接触农作物及其制品的农民、制粉工人、搬运工人等易发病。革螨所致皮炎则多见于家禽饲养员、兽医及其他接触者。螨皮病的皮损处为水肿性红斑、丘疹、丘疱疹或风团样疹，呈米粒至黄豆大小，中央常有虫咬小瘀点或小水疱，常因搔抓而伴有抓痕、血痂、湿疹样变，亦可因继发感染而出现脓疱。

(3)患者自觉剧痒难忍，呈持续性，夜间加重；个别严重者可出现发热、头痛、关节痛、乏力和恶心等全身症状。本病具有自限性，皮损于 1 周左右可自行消退，会遗留暂时性色素沉着。

3. 其他虫咬皮炎

(1)蜂、蝎、蜈蚣、蠓虫等引起的皮炎多见于头面、颈项、手足等暴露部位。

(2)皮损特点：由于毒虫种类不同，所致临床表现亦各有其特点。

1)蜂蜇伤者:局部出现红肿、风团、红色斑丘疹或水疱,皮损中央被蜇处有小出血点。

2)蝎蜇伤者:患者可立即感到局部疼痛难忍,继而局部红肿,出现瘀斑,甚至发生坏死,可并发淋巴管炎或淋巴结炎。

3)蜈蚣咬伤者:咬伤处有两个小出血点,周围红肿,常继发淋巴管炎。

4)蠓虫叮咬皮炎:可表现出速发型和迟发型两种类型损害,皮损可为小瘀点或水肿性红斑,继而变成水肿性丘疹或风团,部分可变成水疱。

(3)轻者局部有瘙痒、疼痛;重者可见明显全身中毒症状,如恶心、呕吐、抽搐、高热等。大多数患者病程在1周左右,皮损可自然消退;若继发感染或中毒较深,则病程可延长。

【鉴别诊断】

1. 带状疱疹

隐翅虫皮炎应当与带状疱疹进行鉴别。带状疱疹也可出现水疱、红斑等皮损,但带状疱疹为病毒感染,无接触或拍打隐翅虫史,水疱为集簇性水疱,周围有红晕,常沿肋间神经、三叉神经等呈单侧带状分布,各群皮损之间可有正常皮肤,自觉疼痛。

2. 急性湿疹

隐翅虫皮炎应当与急性湿疹进行鉴别。急性湿疹无明显的接触隐翅虫史,病因复杂,起病急,病程缓慢,常迁延不愈,皮肤损害边界不清,呈对称性分布,可有红斑、丘疹、渗出等多形性损害,常伴有剧烈瘙痒。

【辨证论治】

(一)内治法

虫咬皮炎轻者一般无须内治,若皮损广泛,治宜清热解毒,方用五味消毒饮合黄连解毒汤加减;皮损多且瘙痒剧烈者,可酌情口服抗组胺药,如赛庚啶、氯雷他啶、苯海拉明等。

(二)外治法

(1)隐翅虫皮炎:局部红肿、灼痛显著者,可用新鲜马齿苋、紫花地丁、土大黄捣烂敷于患处。

(2)螨皮病:常外用具有消炎止痒的药物,如1%～2%薄荷炉甘石洗剂、5%樟脑酊、20%蛇床子酊等。

(3)蜂蜇伤:要设法拔除皮内的毒刺,然后用拔罐的方法吸出毒液,或外搽3%～10%氨水。

(4)蝎蜇伤:用橡皮止血带扎紧被蜇伤肢体近端,尽可能将毒液吸出,必要时进行扩创。

(5)蜈蚣咬伤:可外涂肥皂水、3%～10%氨水或5%～10%的小苏打液,蜇伤处禁用湿敷,否则易发生水疱、坏死。

(6)蠓虫叮咬皮炎:可外搽1%薄荷炉甘石洗剂;若继发感染,可外用莫匹罗星软膏。

【预防与调护】

(1)积极开展爱国卫生运动,消灭害虫。搞好环境卫生,室外需清理杂草,或喷洒杀虫药;房间应安装纱门、纱窗,或挂蚊帐,使用电蚊香;居室内应保持通风干燥;避免家禽、宠物与人同室居住。

(2)当有隐翅虫接触皮肤时,不要拍打,可用口吹去,或将虫拨落。

(3)做好个人防护，搬运稻谷、草席、棉花类等物品时应戴手套，扎紧袖口及裤口等，发现螨虫应及时喷洒杀虫剂。

(4)被病原虫污染的衣物、包装袋等应用热水烫洗，并暴晒或适当使用杀虫剂进行处理。

(5)到野外工作或旅游时，应穿防护衣，必要时可外涂防虫油。

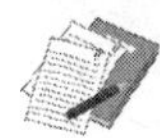

复习思考题

(1)简述常见皮肤病皮损的种类及外用药使用原则。

(2)简述蛇串疮的病因病机、诊断及辨证论治。

(3)简述疣的分类，各类疣的临床表现及治疗。

(4)简述癣的分类，各类癣的临床表现及治疗。

(5)简述接触性皮炎的临床表现，与湿疮的鉴别及辨证论治。

(6)简述湿疮的分类、病因病机、诊断及辨证论治。

(7)简述瘾疹的病因病机、诊断及辨证论治。

(8)简述药疮的病因病机、共有表现、各型临床表现及治疗。

(9)简述黄褐斑和白癜风的病因病机、诊断及辨证论治。

(10)简述粉刺的病因病机、诊断及辨证论治。

(11)简述油风的病因病机、诊断及辨证论治。

(12)简述红蝴蝶疮的病因病机、诊断及辨证论治。

(13)简述疥疮的病因、临床表现及外治法。

(14)简述摄领疮的病因病机、诊断及辨证论治。

模块七　性传播疾病

学习目标

掌握：性传播疾病的传播途径，常见性传播疾病的临床表现和辨证论治。

了解：常见性传播疾病的危害及预防。

项目一　概　论

性传播疾病指由性接触、类似性行为及间接接触等传播而感染的一类传染性疾病，简称性病。我国既往所称的性病指以性行为作为主要传播途径的一组传染病，包括梅毒、淋病、软下疳、性病性淋巴肉芽肿和腹股沟肉芽肿五种，此五种疾病称为经典性病（五大经典性病）。20世纪70年代以后，随着医学的发展及性观念的变化，性病的概念及范围逐渐扩大，1975年，世界卫生组织（WHO）正式决定以性传播疾病来命名包括梅毒、淋病、软下疳、艾滋病、尖锐湿疣、非淋菌性尿道炎、生殖器疱疹、生殖器念珠菌病、加特纳性阴道炎、嗜血杆菌阴道炎、棒状杆菌阴道炎、性病性盆腔炎、阴虱病、阴道毛滴虫病、乙型肝炎、疥疮、阿米巴等在内的20多种疾病。目前我国政府重点监测防治的性传播疾病有淋病、梅毒、艾滋病、非淋菌性尿道炎、尖锐湿疣、生殖器疱疹、软下疳、性病性淋巴肉芽肿8种。

早在16世纪，我国就发现了梅毒。成书于1632年的《霉疮秘录》（陈司成著）是我国第一部论述梅毒较完整的专著，该书主张用生乳（砒制剂）、丹砂、雄黄等药物治疗各期梅毒，比欧洲开始使用砷剂治疗梅毒早300多年，倡导亲不同居、饮不同器、静室候愈的隔离治疗和预防措施等，为我国研究梅毒学的重要参考古籍。明代医家提出的用丹砂、水银等治疗梅毒，开创了使用汞制剂治疗梅毒的先河。

【传播途径】

1. 直接性接触传播

性传播疾病主要的传播途径是异性或同性性行为，近年来调查显示，同性性行为是造成艾滋病等性传播疾病发病上升的主要原因，其他类似性行为也会增加感染的概率。

2. 间接性接触传播

间接性接触传播包括健康人因为破损皮肤直接接触患者病变皮肤或分泌物而感染，以及间接接触被污染的衣物、公用物品或共用卫生器具等而感染。

3. 血液传播

血液传播包括输入已感染性病病原体的血液或血液制品，如血小板、白蛋白、球蛋白等，或静脉成瘾者共用注射器具造成感染。

4. 母婴垂直传播

母婴垂直传播包括已染病的母亲通过胎盘使胎儿感染，或分娩时胎儿通过产道时感染，或通过母乳喂养使婴儿感染。

5. 医源性传播

医源性传播包括医护人员在医疗操作过程中因防护不当使自身感染，以及被污染的医疗器械经身体检查、注射、手术等方式使他人感染。

【性传播疾病的危害】

性传播疾病不仅在性器官上发生病变，还可通过淋巴系统侵犯性器官所属的淋巴结、皮肤黏膜，甚至通过血行播散侵犯全身重要组织和脏器，导致生殖器畸形或缺损、不育症、毁容等严重病症，不仅危害患者的身心健康，还可以传给胎儿，影响后代，对家庭幸福、社会安定及民族的繁荣构成严重威胁。特别是艾滋病，其传播迅速，病势凶险，无特异疗法，死亡率极高，严重危害人类健康。

【预防与调护】

(1)性传播疾病应以预防为主，切断传播途径。

(2)提高文化修养，洁身自好，杜绝不安全性行为。

(3)做到早诊断、早治疗，疗程规则，用药正规。

(4)治疗患者的同时应治疗其配偶，治疗期间避免性生活。

项目二　淋　病

淋病是由淋病双球菌引起的泌尿生殖系统的化脓性感染为主要表现的性传播疾病，属中医学的“淋浊”范畴，中医文献也称之为“花柳毒淋”。淋病的临床特征是尿频、尿急、尿痛、尿道流脓或脓性白带，病程短，可治愈，易再感染和发病率高。

淋病在我国性传播疾病中发病率最高，是《中华人民共和国传染病防治法》规定的乙类传染病。

【病因病机】

淋病主要因卖淫嫖娼等性行为直接染毒，或通过被秽浊邪毒污染的衣被、寝具、毛巾、浴盆、便器和手接触等间接染毒。秽浊邪毒从前阴之窍口入侵，湿热结聚于下焦，流注于膀胱、精室、尿道等，致使局部经络阻滞，气血不畅，湿热蒸酿，热盛肉腐，膀胱气化失司而成。若迁延日久，耗气伤津，导致肾阴亏虚，肾阳不足，瘀结内阻，又可形成心肾、肝肾、肺肾及髓脑等相关脏腑本虚标实，病情迁延难愈，由实致虚，虚实夹杂，甚至可危及患者生命。

西医学认为，淋病的病原体是淋病奈瑟菌(又称淋病双球菌，简称淋球菌)，主要由性接触感染，也可经污染用具间接传播，新生儿淋病性结膜炎多由母体产道分泌物污染所致。淋病患者是淋病主要的传染源。

【诊断】

(一)临床表现

本病好发于青壮年中的性生活活跃者，多见于男性，潜伏期为 2～10 天，平均 3～5 天，饮酒、性生活过度可使潜伏期缩短。

根据淋球菌侵犯的部位、范围及严重程度，临床上将淋病分为无并发症淋病（单纯性淋病）、有并发症淋病、其他部位的淋病和播散性淋病。

1. 男性淋病

有5%～20%的男性患者为无症状带菌者。

(1)男性无并发症淋病（单纯性淋病）：主要表现为尿频、尿痛、尿道口溢脓，脓液呈深黄色或黄绿色，清晨起床时尿道口流出的分泌物较多，排出的尿液混浊，呈乳白色，以前段尿为明显，尿道口黏膜外翻，龟头红肿，夜间常有阴器痛性勃起，少数患者伴有恶寒发热、腹股沟臀核、包皮嵌顿，甚至尿道周围脓肿，此时为急性前尿道炎；急性期2周后，约有60%的患者可发展为急性后尿道炎，常见尿意窘迫、尿频、以排尿终末时尿痛或疼痛加剧为特征的尿痛、急性尿潴留等，偶有终末血尿出现，1～2周后症状逐渐消失。若淋球菌隐伏于尿道腺体、尿道隐窝，则病程转为慢性，常持续2个月以上。

男性无并发症淋病症状持续2个月以上的，称为慢性淋菌性尿道炎，多因治疗不彻底所致。慢性淋菌性尿道炎症状轻微，表现为尿道刺痒、灼热，有轻度尿痛，排尿无力，尿形变细，尿后余沥，尿中有淋丝（由淋菌、脓细胞、上皮细胞和黏液组成），晨起尿道口有分泌物及结痂。

(2)男性有并发症淋病：慢性淋菌性尿道炎多侵犯前列腺、精囊、睾丸，引起这些器官的淋菌性炎症改变，成为淋病主要的并发症。前列腺炎以发热、尿频、尿痛、尿液混浊、会阴部坠胀感为主要临床表现，直肠指诊可有前列腺肿大、触痛。精囊炎急性者表现为发热、尿频、尿痛、终末尿液混浊带血、精液带血，直肠指诊可有精囊肿大、触痛；慢性者以血精为特征，常常不能自止，可延续数月，患者精神紧张，直肠指诊可有精囊发硬、纤维化。精囊炎常可导致不育。

2. 女性淋病

女性淋病患者多数基本无症状，处于亚临床感染状态，有40%～60%的女性患者为无症状带菌者。

(1)女性无并发症淋病：常见于急性宫颈炎、急性尿道炎、急性前庭大腺炎。急性宫颈炎表现为大量脓性白带，伴有外阴部刺痒及烧灼感，妇科检查可见较多脓性分泌物，子宫颈充血、触痛或有宫颈糜烂，宫颈脆性增加，易出血。急性尿道炎表现为尿道口充血，有压痛及少量脓性分泌物，伴有尿频、尿痛、排尿困难。急性前庭大腺炎表现为腺体开口处红肿、疼痛、溢脓，严重者可形成脓肿。这三处的炎症反应常可同时存在。若淋球菌潜伏于子宫颈腺、尿道旁腺、前庭大腺深处，则可反复发作，引起上述器官的慢性炎症，表现为下腹坠胀、腰痛、白带增多等。

(2)幼女淋菌性外阴及阴道炎：表现为外阴红肿、灼痛、阴道及尿道有黄绿色脓性分泌物等。

(3)女性有并发症淋病：主要有盆腔炎、输卵管炎、子宫内膜炎等，偶可继发卵巢脓肿、盆腔脓肿、腹膜炎等。

3. 播散性淋病

播散性淋病常发生淋菌性关节炎、淋菌性败血症、淋菌性脑膜炎、淋菌性心内膜炎及淋菌性肝炎等全身感染性疾患。

4. 其他部位的淋病

其他部位的淋病有新生儿淋菌性眼结膜炎、淋菌性咽炎、淋菌性直肠炎、淋菌性皮炎等。

(二)辅助检查

1.涂片、细菌培养

涂片可取患者尿道或宫颈分泌物做革兰氏染色,可在多形核白细胞内找到革兰氏阴性双球菌;病期较长的男性及全部女性患者均应进行淋球菌培养,培养淋球菌阳性者即可确诊。

2.药敏试验

药敏试验结果可指导抗生素的选用。

3.其他检查

患者必要时还可做糖发酵试验、淋球菌直接荧光抗体染色和包被凝集试验。

【鉴别诊断】

1.非淋菌性尿道炎

非淋菌性尿道炎有性接触史,潜伏期长,多为7～21天;尿道刺痒,黏液性分泌物少或无,质稀薄;尿痛及排尿困难轻或无;分泌物涂片无细胞内革兰氏阴性双球菌。非淋菌性尿道炎的病原体主要为沙眼衣原体和解脲支原体,少数可为念珠菌或滴虫。

2.念珠菌性尿道炎

念珠菌性尿道炎病程长,可反复感染;尿道口、龟头、包皮潮红,有白色污垢,瘙痒剧烈;实验室检查可见念珠菌。

【辨证论治】

本病宜早期诊断、早期治疗。急性期多主张采用抗生素疗法,应及时、足量、规范和合理使用疗效可靠的抗生素。慢性淋病和有并发症的淋病以中西医结合治疗为最佳选择,在应用抗生素的同时,应用中医辨证论治。

(一)内治法

1.湿热毒蕴证(急性淋病)

证候:尿道口红肿,有尿急、尿频、尿痛,尿后余沥,混浊如脂,尿道口有溢脓,严重者可有尿道黏膜水肿,附近淋巴结红肿、疼痛;女性宫颈充血、触痛,并有脓性分泌物,可伴有前庭大腺红、肿、热、痛及发热;舌质红,苔黄腻,脉滑数。

治法:清热利湿,解毒化浊。

方药:龙胆泻肝汤加土茯苓、萆薢、红藤、白花蛇舌草等。

2.正虚毒恋证(慢性淋病)

证候:小便艰涩,尿后余沥,腰酸腿软,五心烦热,酒后或疲劳易发,食少纳差,女性带下多;舌质淡或有齿痕,苔白腻,脉沉细弱。

治法:滋阴降火,利湿化浊。

方药:知柏地黄丸加土茯苓、萆薢、白花蛇舌草等。

3.毒邪流窜证(伴有并发症者)

证候:男性有前列腺肿痛、拒按,小便溢浊或尿后余沥,腰酸及下坠感;女性有下腹部隐痛、压痛,外阴瘙痒,带下增多;或伴有低热;舌质红,苔薄黄,脉滑数。

治法：清热利湿，解毒化浊。

方药：龙胆泻肝汤加土茯苓、红藤、白花蛇舌草、鹿衔草等。

4. 热毒入络证(淋菌性败血症)

证候：小便灼热刺痛，尿液赤涩，下腹疼痛；可伴有头痛，高热，神情淡漠，面目浮肿，心悸烦闷，四肢关节酸痛；舌质红绛，苔黄燥，脉滑数。

治法：清热解毒，凉血化浊。

方药：清营汤加土茯苓、石苇、萆薢、白花蛇舌草、鱼腥草等。

(二)外治法

淋病可选用土茯苓、地肤子、苦参、芒硝各 30g，煎水外洗局部，每天 3 次。

【预防与调护】

(1)加强性病的防治教育，普及淋病防治知识，倡导健康的性道德观和安全性生活，提倡正确使用避孕套。

(2)及时规范治疗，患者配偶及性伴侣应同时进行诊治，治疗期间应停止性生活。

(3)患者应注意消毒污染用品，生活用品与他人分开。淋病双球菌在 55℃，5 分钟即可死亡，或一般消毒剂也很易将其杀灭。

(4)便前及便后应洗手，注意清洁卫生。

(5)忌烟、酒，忌食辛辣、刺激性食物。

项目三　非淋菌性尿道炎

非淋菌性尿道炎指由淋球菌以外的病原微生物引起的泌尿、生殖系统炎症性性传播疾病，属于中医学“淋浊”的范畴。非淋菌性尿道炎的临床特点是尿频、尿急、尿道灼痛或刺痛、晨起尿道口有糊口现象等。

在我国，非淋菌性尿道炎是仅次于淋病和尖锐湿疣的第三位性病，在西方国家居于性传播疾病的首位。本病一般预后良好，无任何后遗症，但如不及时治疗，迁延为慢性，则可导致前列腺炎、附睾炎、盆腔炎、精囊精索炎、直肠炎等并发症的发生。

【病因病机】

本病多由卖淫嫖娼或其他不良性接触，使秽浊邪毒之气由阴窍入侵，邪毒与下焦湿热互结或与肝气郁而化火，或病久致肾阳亏虚，以致局部经络阻滞，气血不畅，膀胱气化失司，三焦水道不利而成。久病者，反复迁延，致肝肾亏虚，疾病难愈。

西医学认为，本病的病原体主要为沙眼衣原体和解脲支原体，通过性接触传播，少数可因念珠菌、滴虫、单纯疱疹、巨细胞病毒等其他病原微生物引起。

【诊断】

1. 临床表现

本病好发于年轻人，以性活跃者为多，多有不良性接触感染史，平均潜伏期为 1～3 周，主要表现为尿频、尿急、尿道灼痛或刺痛、晨起尿道口有糊口现象、尿液分叉及尿末有浆液性或黏液性分泌物溢出等。

(1)男性非淋菌性尿道炎：主要表现为尿频，尿急，尿道口红肿，尿道口有发痒、刺痛或烧灼感，尿末常有浆液性或黏液性分泌物，长时间不排尿或晨尿时可发现因分泌物结痂而封住尿道口(称为“糊口”现象)，排尿时有阻塞感和尿液分叉现象出现，分泌物常可引起尿道口黏湿感及污染内裤等。

部分患者因症状不明显而发生漏诊，直到出现并发症时才引起重视。男性同性恋者因肛交而易发生直肠炎。

男性非淋菌性尿道炎进入慢性阶段后，可引起前列腺炎、附睾炎、精囊精索炎和赖特综合征、不育症等并发症。急性前列腺炎表现为排尿有较剧烈的疼痛感，并向尿道、阴囊和臀部方向放射，直肠有坠胀感；附睾炎表现为附睾肿大、变硬，输精管增粗，也可有阴囊水肿，发展成慢性时，附睾尾部可有硬结和精索增粗；赖特综合征常在尿道炎出现1～4周后发生关节炎，为非对称性，可累及下肢大关节及骶关节等，同时有眼结膜炎、角膜炎和皮肤黏膜的损害；精囊精索炎常与前列腺炎同时存在，前列腺精囊炎常可为患者首诊症状，除表现与前列腺炎相似外，还伴有血精、射精时疼痛和遗精次数增多等。

(2)女性非淋菌性尿道炎：常为尿道炎和宫颈炎，表现不特异、不明显或无症状，有时仅有白带增多。当发生尿道炎时，仅部分患者有尿频、尿急及排尿困难，基本无尿痛感，检查时可发现尿道口红肿，压迫后尿道有少量淡黄色分泌物。当发生宫颈炎时，大部分患者无症状，可持续数月至数年。有症状发生时，可出现阴道分泌物异常、非月经期或性交后出血，检查时可见宫颈充血、水肿等。如母亲有衣原体感染，部分新生儿通过产道时可发生感染，并可诱发衣原体眼炎和肺炎。

女性非淋菌性尿道炎进入慢性期后，以沙眼衣原体感染为主者可引起急性盆腔炎、慢性盆腔炎、前庭大腺炎、直肠炎、肝周炎、不孕症等并发症。急、慢性盆腔炎急性期表现为发热、头痛、恶心、呕吐、腹胀和下腹部疼痛等，慢性期主要表现为下腹部坠胀感和疼痛、月经不调、白带增多及不孕症等；前庭大腺炎在小阴唇和处女膜间的腺体开口处出现潮红、水肿和局部疼痛，严重时可出现脓肿，慢性反复发作可形成囊肿等；直肠炎患者有肛门瘙痒、疼痛及黏液性分泌物；肝周炎为沙眼衣原体引起的肝脏表面和邻近腹膜的局限性纤维性炎症，主要表现为发热和肝区疼痛等。

需要注意的是，非淋菌性尿道炎患者常同时患有淋病，可出现淋病症状，单纯治疗淋病往往无法痊愈；不注意肛周和阴部卫生者，容易合并尖锐湿疣、生殖器疱疹、念珠菌感染等，会掩盖本病的症状。

2. 辅助检查

非淋菌性尿道炎进行淋球菌检查时结果为阴性。衣原体、支原体的诊断主要靠实验室检测，标本采集的部位和方法直接影响检查结果。男性急性期可用拭子插入尿道2～4cm旋转取样，慢性期或治疗后复查，要用尿道拭子和前列腺液同时取样；女性无论是检查还是复查，均要在宫颈部取样。

检查方法常采用直接免疫荧光法、衣原体培养、解脲支原体的分离培养以及衣原体、支原体的血清学试验、分子生物学的核酸杂交和核酸扩增试验等。

【辨证论治】

本病宜早期确诊，及早治疗，预防转变为慢性和并发症的发生。治疗应采取中西医结合的治疗方法，如急性期，在应用抗生素的同时，配以清利湿热、疏肝解郁的中药内服；慢性期和有并发症时，以扶正祛邪、攻补兼施的中医内治法为主。中医辨证施治对伴有慢性前列腺炎、慢性盆腔炎、慢性精囊炎及不孕不育症等患者疗效较佳。

(一)内治法

1. 湿热下注证

证候：小便频急、短赤混浊，尿道口红肿，尿道涩痛、灼热刺痒，尿后余沥，尿末可溢出少量稀薄脂液；可伴有口渴便结，少腹不适等；舌苔黄腻，脉濡数。

治法：清利湿热，分清泌浊。

方药：萆薢渗湿汤加金银花、连翘、蒲公英、土茯苓等。

2. 肝郁化火证

证候：小便短赤涩滞、频数，尿道灼热刺痛，尿毕时可流出淡黄脂液；可伴有双目红肿，羞明多眵，少腹满痛，子肿微痛，阴部胀痛；舌质红，苔黄，脉弦数。

治法：清利湿热，清泻肝火。

方药：龙胆泻肝汤加菊花、金银花、蒲公英等。

3. 肾阳亏虚证

证候：小便艰涩无力，尿后余沥，时有白浊物滑出，尿道刺痒；可伴有腰膝酸软，头晕耳鸣，阳事不坚，面白肢冷，白带增多等；舌质淡，苔薄，脉细弱无力。

治法：温补肾阳，佐以清化湿毒。

方药：右归丸加金银花、白花蛇舌草、土茯苓。

(二)外治法

本病的外治法以外洗为主，可适当选择苦参煎液外洗；或选用黄柏、土茯苓、白鲜皮、蒲公英各 10g，煎水，洗涤外阴及肛门，每天 2 次；或采用肤阴洁、妇炎洁、洁尔阴等外用药物洗涤坐浴，每天 1～2 次。

【预防与调护】

(1)加强性病防治教育，宣传普及本病的防治知识，倡导健康安全的性行为。

(2)患病期间忌吸烟、饮酒和恣食辛热煎炒之品，宜多饮水，以增加排尿。

(3)早发现，早治疗，规范治疗，劝导患者的配偶及性伴侣同时进行检查治疗，治疗期间应停止性生活。

(4)治疗淋病时，应考虑预防非淋菌性尿道炎的继发感染，及早使用作用较强的广谱抗生素。

(5)消毒被患者接触污染的物品，对于衣原体和支原体，一般加热至 56℃，5～10 分钟即可将其杀灭，或使用常用消毒剂，如福尔马林、石炭酸、来苏水等进行消毒。

项目四　梅　毒

梅毒是一种由梅毒螺旋体引起的慢性全身性性传播疾病。在中医文献中，梅毒有“花柳病”“霉疮”“杨梅疮”之称，是中医性病学中具有代表性的病种之一。梅毒的临床特点是病程长，可出现多种皮肤损害（硬下疳、斑疹、扁平湿疣、结节等）与多种器官损害（皮肤、黏膜、骨骼、心血管、脑、骨髓、五官等）。

梅毒约于1505年传入我国，20世纪60年代初期我国已基本控制了梅毒流行。自20世纪80年代以来，随着对外交往增加和旅游事业的发展，梅毒再次从国外传入我国，并广泛流行。如早期梅毒未经治疗或治疗不当，感染10～25年，病变多进入恶性晚期梅毒阶段，导致损容和内脏损害，严重时常可危及患者生命。

【病因病机】

本病多由淫秽疫疠之毒外发于皮毛、阴器，内犯于经脉、骨髓、脏腑等而成。淫秽疫疠之毒传于阴器，可发为疳疮，流注经脉则生横痃，后期内侵则伤及骨髓、官窍、脏腑，变化多端，证候复杂。本病的传染途径分为精化传染、气化传染及胎中染毒。精化传染主要是与梅毒患者房事精泄时，淫毒乘肝肾之虚入里；气化传染是通过被患者污染的生活用品触及秽毒，毒气循脾、肺二经传入；胎中染毒则是禀受于母体之疫疠之毒而发。

西医学认为，梅毒的病原体为苍白螺旋体（梅毒螺旋体）。成人患者主要由性接触感染，少数可因接吻、输血及接触患者用过的物品（如衣物、毛巾、浴具等）感染；婴儿多由胎盘或产道感染，少数可通过哺乳感染。梅毒螺旋体经过黏膜或破损的皮肤进入人体后，在入侵处繁殖，然后在此处形成硬下疳，此时为一期梅毒；一期后部分梅毒螺旋体被消灭，硬下疳消失，此为一期潜伏梅毒。硬下疳消失后约6周，潜伏的螺旋体大量繁殖，进入血液循环，侵入多种组织，全身皮肤黏膜广泛出现皮损（梅毒疹），此为二期梅毒。二期梅毒出现后仍可消退，为二期潜伏梅毒，若未被消灭的螺旋体再次引起梅毒疹，为二期复发梅毒，也有不复发者。一期和二期梅毒均属于早期梅毒，传染性强。2年后进入晚期，此时可无症状，为晚期潜伏梅毒，若复发，可侵及任何组织，如皮肤黏膜、心血管系统、神经系统等，破坏力大，出现组织缺损及脏器功能障碍，为三期梅毒，传染性较弱。

【诊断】

本病好发于青壮年人，以早期梅毒最为多见，一般有不洁性交史或性伴侣有梅毒发病史。

1. 分类

(1)根据国际、国内通行的分类标准，梅毒可分为获得性梅毒（后天梅毒）和胎传梅毒（先天梅毒）。

(2)根据感染时间、临床表现及传染性的不同，梅毒可分为早期梅毒和晚期梅毒。早期梅毒包括一期、二期和二期潜伏梅毒，晚期梅毒包括三期和晚期潜伏梅毒。

2. 临床表现

(1)一期梅毒：主要表现为疳疮（硬下疳），多发生在感染后的2～4周（平均21天），常出现在男、女性患者的生殖器、肛门、口唇及乳房等部位。皮损为单个、圆形、稍高出皮面、边界清楚、触之坚韧、不痛不痒、直径为1～3cm的皮下硬结，继之破溃，可形成四周坚硬凸起、中间凹陷、基底平坦、无脓液的溃疡面（硬下疳），经6～7周或更长时间后可自行消退，退后不留痕迹或仅留轻度萎缩性瘢痕及色素沉着。

硬下疳出现后1～2周，胯腹部或患部附近淋巴结可肿大（即横痃），初起形如杏核，渐大如鸡卵，不红、不肿、不热，色白，坚硬不痛，很少溃破，皮核不融合，消退较硬下疳晚，需1～2个月。一期梅毒一般无全身症状。

(2)二期梅毒:杨梅疮(杨梅斑、杨梅疹及扁平湿疣)为二期梅毒的主要皮损特征,一般发生在感染后的9～12周或硬下疳消失后3～4周。皮损出现前多先有发热、头痛、骨节酸痛、咽喉肿痛等流感样前驱症状,2～3天后皮损出现,全身症状消失。损害常由胸部开始,而后渐及腰腹、四肢屈侧、颜面及颈部,最后是手部。皮损早期为直径约0.5cm的圆形或椭圆形淡红色斑,相互独立,不融合,亦可进一步出现丘疹、鳞屑性丘疹及脓疱疹等。掌跖可见脱屑性斑疹,黏膜可出现黏膜斑,外阴及肛门可发生扁平湿疣,头发可呈虫蛀样或弥漫性脱落,全身浅表淋巴结可有无痛性肿大。

除皮损外,尚可出现口腔、舌、咽喉、口唇或生殖器黏膜等黏膜损害,骨膜炎、关节炎、骨髓炎等骨损害,肝炎、肾炎、胃肠道疾病等内脏损害,以及无症状性脑脊膜炎、脑血管病变等神经病变等。

(3)三期(晚期)梅毒:杨梅结毒(结节性梅毒疹及树胶样肿)是三期梅毒的主要皮损特征。感染梅毒后,如未经治疗,2年后即进入三期梅毒,部分患者如经不规则治疗,进入三期梅毒的时间会略长一些。三期梅毒以结节性皮损或皮肤、黏膜、骨骼等树胶样肿为典型表现,黏膜损害以口腔、鼻、舌、鼻腔的损害为多见。树胶样肿常破坏骨质,可形成硬腭穿孔、马鞍鼻。内脏受损,如心血管系统受损可见单纯性主动脉炎、主动脉瓣关闭不全、主动脉瘤;神经系统受损可见梅毒性脑膜炎、麻痹性痴呆、脊髓结核等。三期骨梅毒表现为日轻夜重的骨骼疼痛,有骨赘或骨疣,病程缓慢,很少发生化脓、坏死,可自愈,常见的有骨膜炎、骨髓炎、骨炎、骨树胶肿、关节炎等。

(4)先天梅毒:亦称胎传梅毒。

1)早期胎传梅毒(2岁以内发病者):多发生于产后3周到3个月内。患儿消瘦,发育不良,皮肤干枯、松弛苍白、有皱纹,貌似老人,常有轻度发热,皮损与二期梅毒基本相同,口角放射性皲裂及瘢痕是其特有表现,面部常呈脂溢性皮损表现,可出现骨及肝、脾的损害,死亡率高。

2)晚期胎传梅毒(2岁以后发病者):其临床表现除前额圆凸、胡氏齿、桑椹齿、马鞍鼻、口腔周围皮肤放射性皲裂、梭状指等永久性损害外,若仍有活动性损害,还可见实质性角膜炎、神经性耳聋、肝脾肿大、树胶肿、骨膜炎等,梅毒血清反应呈阳性。

(5)隐性梅毒:又称潜伏梅毒,指感染梅毒后未经治疗,临床虽无症状或体征,而梅毒血清反应呈阳性,约20%的患者可发生二期复发性损害的可能,一般不具有传染性,但妊娠时仍可传给胎儿,发生胎传梅毒。

3. 辅助检查

(1)梅毒螺旋体检查:梅毒螺旋体检查主要取硬下疳、皮肤损害、黏膜损害的表面分泌物或肿大的淋巴结穿刺液,采用暗视野显微镜检查法,适用于早期梅毒的诊断。

(2)梅毒血清试验:梅毒血清试验分为两大类,一类是非梅毒螺旋体抗原试验,包括性病研究实验室试验、灭活血清反应素试验、快速血浆反应素试验;另一类是梅毒螺旋体抗原试验,包括梅毒螺旋体血凝试验、梅毒螺旋体颗粒凝集试验和荧光螺旋体抗体吸收试验。硬下疳初期梅毒血清反应呈阴性,7～8周后多为阳性。

【鉴别诊断】

1. 软下疳

软下疳潜伏期短,发病急,疼痛剧烈,溃疡数目多且深,边缘柔软,脓性分泌物多,可找到杜克雷嗜血杆菌。

2. 生殖器疱疹

生殖器疱疹呈集簇性炎症性小疱疹，易破溃糜烂，无硬结，有痛痒感，可反复发作。

3. 尖锐湿疣

尖锐湿疣的皮损呈乳头或菜花状隆起，呈淡红色，涂片检查无梅毒螺旋体，梅毒血清反应呈阴性。

【辨证论治】

本病宜早期确诊，及早治疗，目前国内外仍然以青霉素疗法为首选治疗方案，只要做到及时、足量、规则用药，就能使早期梅毒迅速治愈，即使晚期梅毒，疗效也是甚佳的。临床上，中医药作为梅毒治疗中的辅助疗法，可发挥其传统特色，取得较为满意的疗效。

（一）内治法

1. 肝经湿热证

证候：本型多见于一期梅毒。阴器及肛门或乳房等处有单个质硬丘疹，四周焮热红肿，腹股沟部有杏核或鸡卵样肿块，色白坚硬，或全身出现杨梅疹、杨梅痘或杨梅斑；伴有口苦纳呆，小便短赤，大便秘结；舌苔黄腻，脉弦数。

治法：清肝利湿，解毒化斑。

方药：龙胆泻肝汤加土茯苓、牡丹皮、赤芍。

2. 痰瘀互结证

证候：疳疮色紫红，四周坚硬突起，或横痃质地坚韧，或杨梅结毒呈紫色，或腹按坚硬，肝脾肿大；舌淡紫，苔滑腻，脉滑涩。

治法：祛瘀化痰，解毒散结。

方药：二陈汤合消疬丸加土茯苓、夏枯草、桃仁、红花。

3. 血热蕴毒证

证候：本型多见于二期梅毒。皮损可见杨梅疮，呈玫瑰色，无痛痒，或见丘疹、脓疱、鳞屑；伴有口干咽燥，口舌生疮，便秘；舌质红，苔薄黄或少苔，脉细滑或细数。

治法：凉血解毒，泻热散瘀。

方药：清营汤合桃红四物汤加减。

4. 脾虚湿蕴证

证候：疳疮破溃，疮面湿润，渗流黄水，或结毒遍生，皮色暗褐，或腐肉不脱，久不收口；伴有胸闷纳呆，食少便溏，肢体困重；舌胖润，苔腻，脉滑濡。

治法：健脾化湿，解毒祛浊。

方药：芎归二术汤加减。

5. 气阴两虚证

证候：病程日久，低热不退，皮肤干燥，溃面干枯，久不收口；伴有口干咽燥，头晕目眩，视物昏花；舌红苔少，脉细数无力。

治法：滋阴降火，填补肾精。

方药：生脉散合大补阴丸加土茯苓、地骨皮、菊花、银柴胡。

6. 肝肾亏虚证

证候：本型多见于三期梅毒脊髓结核者。患病时间长，两足瘫痪或痿弱不用，肌肤麻木或痒如虫行，筋骨窜痛；伴有腰膝酸软，小便困难；舌质淡，苔薄白，脉沉细弱。

治法：滋补肝肾，填髓息风。

方药：地黄饮子加减。

除以上辨证施治外，本病还可选用传统的驱梅疗法，治以清热解毒，选用土茯苓合剂、升丹合剂、复方五宝散、小金丹等。

（二）外治法

（1）疳疮：糜烂者，可选用鹅黄散或珍珠散，掺于患处，以红油膏纱条盖贴，每天2次；溃疡者，可于疮面上撒七三丹，外盖红油膏纱条，每天1～2次。

（2）杨梅结毒：未溃时，可选用冲和膏，用醋、酒各半调成糊状，外敷患处，每天2次；破溃时，先用七三丹掺在疮面上，外盖生肌玉红膏，每天1次；腐脓已尽后，再用生肌散或生肌玉红膏换药。

【预防与调护】

（1）加强性病防治知识的宣传和教育工作，提倡健康的性道德观，保障性安全。

（2）本病宜早诊断，早治疗，坚持“查出必治，治必彻底”的原则；劝导患者配偶和性伴侣同时诊治；女性患者宜避孕，或及早中止妊娠；建立随访追踪制度。

（3）治疗期间，患者生活器具宜消毒，避免性生活。

项目五　艾滋病

艾滋病是一种由人类免疫缺陷病毒（HIV）引起的性传播疾病，其全称为获得性免疫缺陷综合征。艾滋病的临床特点是条件致病性感染及发生恶性肿瘤。艾滋病是1981年才被认识的一种烈性性传播疾病。在中医学史籍中，尚未发现类似艾滋病的明确记载。艾滋病患者由于易患条件性感染和少见的恶性肿瘤，病死率高，传染性强，对人类健康生存具有极大威胁，因此有“21世纪的超级瘟疫”和“超级癌症”之称。

【病因病机】

本病由淫秽毒邪经阴窍或血脉等侵入人体，致使人体正气不足，脏腑功能衰败，以及痰瘀互结等所致。初起淫毒之邪结聚经络、气血，耗亏阳气，而见气虚阳热证；邪毒蕴久则化为阴火痰毒，而见诸皮损及遍生臖核；通过阳损及阴、阴阳俱损的病变过程，最后患者因正气耗竭，元气难复，正不胜邪，瘀血、痰毒、浊气凝而踞之，发为岩肿，甚至阴阳耗竭，离决而亡。

西医学认为，艾滋病的病原体为人类免疫缺陷病毒（HIV），主要通过性接触、血液（如输血、注射器、手术器械、器官移植）、母婴（如胎盘、产道、母乳）等传播而感染。感染后，病毒主要攻击T淋巴细胞，特别是$CD4^+$ T细胞，最终大量$CD4^+$ T细胞死亡，当$CD4^+$ T细胞$<200/\mu L$时，患者免疫功能遭到严重破坏，导致免疫缺陷，引发各种条件性感染和继发性恶性肿瘤等。艾滋病的传染源为艾滋病患者或HIV的携带者，被感染后，病毒核酸与宿主染色体DNA整合，强占遗传而复制，因此免疫接种预防及治疗艾滋病都极其困难。

【诊断】

1. 临床表现

本病多见于有不良性生活及吸毒人群，或有输血及使用血液制品史。据近几年的数据统计，艾滋病以同性恋人群为多见，经血液传播和母婴传播者较少见。艾滋病的潜伏期一般为6个月至5年或更长，从感染到死亡一般可分为三个阶段。

(1)HIV病毒感染阶段：急性感染后可以没有任何症状，为无症状感染期，并为HIV的携带者，有传染性。被感染者可于感染后2～4周出现一过性症状，表现为发热、出汗、乏力、肌肉痛、厌食、恶心、腹泻和无渗出的咽炎，有些被感染者可伴有头痛、怕光和脑膜刺激征，部分被感染者的躯干部会出现斑丘疹、玫瑰疹或荨麻疹，少数被感染者可出现脑炎、周围神经炎和急性上升性多发性神经炎。这些症状都比较轻微，常因持续时间不长而容易被忽视。部分被感染者有持续性、对称性的全身(除腹股沟外)淋巴结肿大，以颈、枕和腋部多见，可至少2处，持续3个月以上。被感染者血清HIV抗体呈阳性，具有传染性。

(2)艾滋病相关综合征期：除前面的症状存在外，被感染者还有非特异性全身症状，如易疲倦、低热、晚间盗汗以及间歇腹泻、鹅口疮、口腔毛状黏膜白斑病、特发性血小板减少性紫癜等，严重者可合并消化道出血或脑出血，常有肝脾肿大，并伴有贫血及白细胞减少，血清HIV抗体呈阳性，具有传染性。此期的病程通常为1～3年。

(3)艾滋病期：病程通常为数月到2年，也称为艾滋病重症期，为艾滋病的晚期。机体受艾滋病病毒长时间感染后，细胞免疫功能严重缺陷，辅助性T淋巴细胞明显下降，可出现明显的条件致病菌感染(如真菌、细菌、原虫等)，如卡氏肺囊虫性肺炎；或出现多种非典型性皮肤损害，如传染性软疣、脂溢性皮炎、银屑病、浅部真菌感染、口腔白色念珠菌病等；或伴有恶性肿瘤，如卡波济肉瘤、非霍奇金淋巴瘤和肛门生殖器鳞癌；或出现消耗综合征(明显消瘦)及痴呆(青年人生活自理能力丧失、无定向力、无逻辑性)等。被感染者终因各种条件致病性疾病和癌肿，导致全身极度衰竭而发生死亡。

2. 辅助检查

(1)免疫学检查：外周淋巴细胞显著减少，自然杀伤细胞活性下降，$CD4^{+}/CD8^{+}<1$，B淋巴细胞功能失调。

(2)HIV抗体检查：常用酶联免疫吸附法(ELISA)、间接免疫荧光法(HF)、明胶颗粒凝结试验(PA)、免疫印迹检测法(WB)、放射免疫沉淀试验(RIP)，前三种用于筛查，后两种用于确诊。

【鉴别诊断】

艾滋病应与原发性或继发性免疫缺陷病、血液病、传染性单核细胞增多症、传统型卡波济肉瘤(90%为50～70岁男性，耳、面、躯干、口腔有淡红、蓝黑、青紫斑块或结节，硬如象皮，软腭、结节可发生溃疡或坏疽)、中枢神经系统疾病(如感染、痴呆)等相鉴别。

【辨证论治】

本病目前尚无确切有效的药物和治疗方法，宜早期发现、及早确诊、积极治疗和严防蔓延传播。在治疗上，西医采用免疫调节剂、抗病毒制剂及综合疗法以减轻患者的症状，提高其生存质量和延长生命。中医药在本病的预防和抑制病毒，以及增强人体抵抗力、提高免疫功能等方面有着积极的作用。

1. 肺卫风热证

证候：本型多见于急性感染期。症见发热，乏力，咽痛；舌质淡红，苔薄白或薄黄，脉浮或浮数。

治法：疏风宣肺，清热解毒。

方药：银翘散合黄连解毒汤加土茯苓。

2. 肺肾阴虚证

证候：本型多见于艾滋病早、中期，以卡氏肺囊虫肺炎、肺孢子肺炎为多见。症见发热，咳嗽，气短，胸痛，气喘，乏力，口干咽痛，盗汗，皮损淡红伴轻度瘙痒；舌质红，苔少，脉沉细数。

治法：滋肺补肾，清热化痰。

方药：百合固金汤加减。

3. 脾胃两虚证

证候：腹泻久治不愈，呈稀水样便，或夹有脓血和黏液；可伴有发热，消瘦，全身乏力，食欲不振，恶心呕吐等；舌质淡，有齿痕，苔白腻，脉濡细。

治法：健脾益胃，扶正祛邪。

方药：补中益气汤合参苓白术散加减。

4. 脾肾阳虚证

证候：本型多见于晚期患者。症见发热或低热，形体极度消瘦，神疲乏力，心悸气短，头晕目眩，腰膝酸软，四肢逆冷，食欲不振，五更泄泻等；舌质淡胖，苔白，脉细无力。

治法：温补脾肾，益气回阳。

方药：肾气丸合四神丸加减。

5. 气虚血瘀证

证候：本型多见于卡波济肉瘤。症见周身乏力，气短懒言，面色苍白，纳食不香，四肢、躯干部出现多发性肿瘤，瘤色紫暗，易出血，伴有淋巴结肿大；舌质暗，脉沉细无力。

治法：益气化瘀，清热散结。

方药：补阳还五汤、犀角地黄汤合消瘰丸加减。

6. 痰热蒙闭证

证候：头痛发热，神志不清，或神昏谵语，痴呆，抽搐，有局灶性和周围神经功能障碍；舌质红，苔黄，脉滑数。

治法：凉血清热，化痰开窍。

方药：安宫牛黄丸合清营汤加减。

【预防与调护】

(1)宜大力宣传普及艾滋病的防治知识，提倡安全的性生活和正确使用安全套。

(2)凡与血液有接触的医疗器械和手术器械必须严格消毒，禁止共用注射器，严格加强注射消毒管理，提倡使用一次性用品。医务人员应严格遵守操作规程，切实加强自我防护。

(3)严格选择供血者，使用的血液及血液制品必须严格进行 HIV 检测，防止血液传播。

(4)艾滋病患者、HIV 阳性者应避孕，已出生的婴儿不使用母乳喂养。

（5）做到早期发现，及早确诊，坚持治疗，尽快隔离治疗，追踪与患者有性接触的高危人群。积极治疗可能会促进 HIV 传播的有溃疡的性病，如梅毒、软下疳、生殖器疱疹等。

项目六　尖锐湿疣

尖锐湿疣是由人类乳头瘤病毒（HPV）感染引起的性传播疾病，又称生殖器疣或性病疣，相当于中医学的“臊疣”“瘙瘊”。尖锐湿疣的临床特点是在生殖器、会阴、肛门等部位的皮肤黏膜上出现赘生物，治愈后容易复发，少数易发生癌变。目前，尖锐湿疣的发病率逐年上升，居我国性传播疾病的第二位，好发于性活跃的青壮年人。

【病因病机】

本病多由房事不洁，感受秽浊淫毒，或由自身接种及接触污染的物品间接感染，毒邪蕴聚下焦，酿生湿热，湿热蕴于肝经，下注阴器和肛门，凝聚肌肤而发赘疣；或湿热与痰浊互结，郁久伤阴，正虚邪恋，反复发作，赘疣缠绵难愈，甚至变生岩证。

西医学认为，尖锐湿疣的病原体为人类乳头瘤病毒（HPV）。尖锐湿疣主要是通过性接触感染，或分娩时胎儿经产道和出生后与母亲密切接触感染，或通过患者污染的生活用品，如内裤、被褥、浴巾、浴盆及坐便器等间接接触感染。HPV 包括 100 多种亚型，分为低危型和高危型，低危型可引起内、外生殖器皮肤赘生物，高危型则可引起癌变。

【诊断】

1. 临床表现

（1）本病主要发生在性活跃的人群，性紊乱者多发生于内、外生殖器和肛门部；同性恋者则发生于肛门及直肠内。

（2）发病前均有与尖锐湿疣患者接触史，或因有过淋病而继发本病。本病复发率高，临床以外生殖器、肛门、直肠等皮肤黏膜交界处出现疣状赘生物为特征，潜伏期为 1～8 个月，平均为 3 个月。

（3）男性多发生在龟头、冠状沟、包皮及系带等处，女性多发生在阴唇、阴蒂、宫颈、阴道和肛门等处，同性恋者常见于肛门、直肠，亦可发生在尿道、膀胱、输尿管、口唇、舌系带、喉部、乳头、脐窝、腋下及脚趾间等部位。

（4）基本损害为乳头状、菜花状、珊瑚状、鸡冠状、蕈状柔软赘生物，表面分叶，或呈现棘刺状赘生物，直径通常为 1～4mm，最大者可达 15mm 或几厘米。疣体表面湿润，有分泌物浸渍，可呈灰白色、污灰色或红色，触之易出血。部分患者可有疼痛及瘙痒，继发感染则分泌物增多，可伴有恶臭。妊娠期或其他原因导致局部分泌物增多时，疣体可迅速增大，而巨大型尖锐湿疣则有恶化倾向。艾滋病患者感染尖锐湿疣时，皮损可扩展至面、手、足等部位，皮损的数目多、体积大。

（5）多数患者一般无自觉症状，少数患者可有瘙痒感。

2. 辅助检查

（1）5%醋酸试验：又称醋酸白试验，即在可疑的皮损上用 3%～5%醋酸液涂抹或敷贴，3～5分钟可使有尖锐湿疣的皮肤局部发白为阳性，放在放大镜下观察可更明显。

(2)甲苯胺蓝试验:先用1%甲苯胺蓝涂擦皮损处,待干燥后再用1%醋酸液洗脱,未脱蓝色者即为阳性。

(3)组织病理学检查:可见乳头瘤样增生,棘层上部和颗粒层凹空细胞及真皮乳头内毛细血管增生。

【鉴别诊断】

1. 假性湿疣

假性湿疣又称女阴尖锐湿疣样丘疹,多见于青年女性,皮损仅局限分布在两侧小阴唇内侧面,表面为淡红色或红色绒状、鱼子状、息肉状密集小丘疹,丘疹大小相近,触之有颗粒感及柔软感,表面潮湿,一般无自觉症状,或仅有轻度痒感。

2. 扁平湿疣

扁平湿疣为二期梅毒的一种损害,好发于肛周及会阴等湿润处,疣体较大,表面扁平,略高出皮肤,边界清楚,质韧,潮湿,基底不变窄,可找到梅毒螺旋体,梅毒血清试验呈阳性。

3. 阴茎珍珠状丘疹

阴茎珍珠状丘疹为沿冠状沟排列均匀的粟粒样大小、珍珠样半透明的小丘疹,正常皮色或呈淡红色,无自觉症状,醋酸白试验呈阴性。

4. 生殖器癌

生殖器癌多见于中年以上人群,皮损向下浸润明显,易形成溃疡,并向周围扩展,质硬,活动差,边缘常隆起,组织病理学检查可确诊。

【辨证论治】

本病宜早期确诊,及早治疗,预防恶变;治疗以外治法为主,内治法为辅。本病一般病程短,皮损小者治愈率高,病程长、皮损大者治疗效果则差,复发率也高。

(一)内治法

1. 湿毒下注证

证候:外生殖器或肛门等处出现疣状赘生物,色灰白或呈褐色,质地柔软,形如乳头、鸡冠等,表面潮湿,触之易出血,有秽臭或恶臭味;可伴有溲赤,便结;舌苔黄腻,脉滑数。

治法:利湿化浊,清热散结。

方药:龙胆泻肝汤加夏枯草、玄参、牡蛎、浙贝母、虎杖、板蓝根。

2. 火毒炽盛证

证候:外生殖器或肛门等处出现疣状赘生物,色淡红,易出血,表面有大量黄白色分泌物,恶臭,瘙痒,疼痛;伴有小便黄短,口渴欲饮,大便干结;舌红苔黄,脉弦数。

治法:泻火解毒,化浊利湿。

方药:黄连解毒汤加苦参、萆薢、土茯苓、大青叶。

(二)外治法

(1)外洗:土茯苓、大青叶、板蓝根、苦参、蒲公英、明矾各10g,煎水熏洗,每天2次;或用苦参、蛇床子、百部、苍术、生薏苡仁、黄柏各30g,明矾20g,皂矾2g,煎水熏洗,每天1次,10天为1个疗程。

(2)祛疣:取鸦胆子油适量,用竹牙签或探针点涂患处,每天 2～3 次,直至疣体脱落,注意用凡士林保护疣体周围正常皮肤黏膜。

(3)五妙水仙膏:用竹牙签或探针点涂患处,3 分钟后用力推掉疣体,并用生理盐水洗净残留膏药,局部消毒即可。

(4)物理治疗:采用液氮冷冻、红外线凝固或 CO_2 激光,利用激光高温使病变组织气化;或采用高频电针、高频电刀、电灼直接烧灼疣体,疣体清除后,继续用中药洗浴,撒以青黛散,保持局部干燥。

(5)手术治疗:疣体较大、基底宽和连体者,以及妊娠期尖锐湿疣和巨大型尖锐湿疣者,均应采用手术治疗,可在局部浸润麻醉下行手术切除,亦可在常规备皮消毒麻醉下,以刮匙或有齿直镊顺基底将疣体依次刮除或推除至创面平整,术后外搽 3%肽丁胺霜,直至痊愈。

【预防与调护】

(1)宜加强尖锐湿疣等性病防治知识的普及,推广正确使用安全套,防止尖锐湿疣的传播。积极治疗能够诱发尖锐湿疣的疾病,如包皮过长、慢性淋病、非淋菌性尿道炎、宫颈炎、单纯疱疹等。

(2)劝导患者配偶及性伴侣同时进行检查治疗,治疗期间禁止性生活。

(3)患者患病期间忌饮酒及进食辛辣、刺激食物,注意衣服等生活用品的消毒。

(4)巨大型尖锐湿疣、宫颈尖锐湿疣均应及早进行手术治疗,以防止发生癌变。

项目七　生殖器疱疹

生殖器疱疹指由单纯疱疹病毒(HSV)引起的生殖器及肛门部位的急性疱疹性复发性疾病,是一种较常见的性传播疾病,相当于中医学的“阴疮”“阴疱”“疳疱”。生殖器疱疹的临床特点是外阴生殖器的皮肤黏膜出现群集性水疱、糜烂,自觉灼痛。生殖器疱疹的发生和复发可给患者带来很大的身心痛苦,影响其生活质量和人际交往,并可能引起播散性单纯疱疹病毒感染、病毒性脑膜炎、脊髓脊神经根病、盆腔炎综合征等并发症。孕妇罹患生殖器疱疹可导致流产、早产、死产。

【病因病机】

本病主要由于房事不洁,外阴皮肤黏膜腠理疏松或破损,淫毒之邪乘虚而入;机体素有湿毒蕴结下焦,淫毒和湿毒之邪搏结于外阴,郁而化热化火,以致出现水疱、糜烂和灼热疼痛;邪毒久伏,反复发作易伤精耗气,引起肝肾阴虚,脾失健运,正虚邪恋。

西医学认为,本病的病原体为单纯疱疹病毒(HSV)。HSV 有两个亚型:单纯疱疹病毒Ⅰ型(HSV-Ⅰ)和单纯疱疹病毒Ⅱ型(HSV-Ⅱ),90%的生殖器疱疹是由 HSV-Ⅱ引起的。生殖器疱疹的传播途径有水平传播和垂直传播。水平传播指性接触传播,包括生殖器性交、口-生殖器性交和肛门性交,这是主要的传播途径;垂直传播指母-婴传播及母-胎儿间传播,包括子宫内感染和经产道感染。

【诊断】

1. 临床表现

本病的好发年龄为 15～45 岁,临床表现多样,有典型损害,也有不典型难以辨识的损害,亦可有无症状的亚临床感染和带病毒者。在临床上，一般将有症状的生殖器疱疹分为原发性生殖器疱疹和复发性生殖器疱疹两大类。

(1)原发性生殖器疱疹：潜伏期为2～10天，平均为1周，好发部位是男性的龟头、冠状沟、包皮、阴囊和尿道口，女性的阴蒂、阴唇、宫颈、大腿和臀部。皮损初发时有灼热、痒感。患处可出现多个群集性针尖大小的红丘疹，很快变成粟状、绿豆大水疱，疱壁破溃后可形成糜烂或溃疡，分泌物干涸后会结痂，有疼痛感，附近淋巴结有肿痛。肛门直肠受累时有里急后重、便秘、肛门直肠疼痛、黏液脓性分泌物。原发性生殖器疱疹患者常伴有发热、头痛、肌痛、全身不适或乏力等全身症状，病程为2～3周，愈合后易复发。

(2)复发性生殖器疱疹：一般发生于原发性感染后1～4个月，诱因多为劳累、焦虑、紧张、性生活过多，或与月经期有关。90%的患者复发前有前驱症状，表现为会阴部、臀部、股部或腿部的瘙痒、烧灼感、刺痛、隐痛、麻木感和会阴坠胀感等。复发性皮损多出现在原发感染部位，皮损数目较少，分布不对称，全身症状少见。皮损处的水疱和脓疱1～2天可变成溃疡，4～5天可结痂，10天左右可痊愈，一般不留瘢痕。

2. 辅助检查

(1)直接检测法：在疱疹或溃疡的基底部取材，然后涂片，用直接荧光免疫法、间接荧光免疫法、过氧化物酶和酶联免疫吸附法，直接检测HSV抗原。

(2)HSV分离：用组织培养法，一般在接种5天后可出现典型的细胞病理变化，此方法对于复发病毒感染损害的检出率仅为50%。

(3)PCR检测法：对培养阴性的生殖器疱疹损害进行检测，能提高损害中HSV阳性检出率。

(4)血清学检查：可用中和试验、补体结合试验和酶免疫测定等法检测患者血清中的HSV抗体。

【鉴别诊断】

1. 软下疳

软下疳的溃疡与原发性生殖器疱疹很相似，但软下疳有不规则的基底和卫星状出血性边缘，常伴有化脓性腹股沟淋巴结炎，直接显微镜检查和细菌培养可检出杜克雷嗜血杆菌。

2. 带状疱疹

带状疱疹为在红斑基础上簇集性的水疱，伴有疼痛，呈带状分布，无性接触史。

【辨证论治】

生殖器疱疹的治疗目的在于减轻症状、减少并发症、促进皮损愈合、缩短HSV排放时间、减轻传染性，中医药治疗在减少复发方面起着积极的作用。

(一)内治法

1. 湿热下注证

证候：外阴红色疱疹因摩擦而破溃、糜烂，伴有局部肿胀、疼痛及烧灼感；多有心烦易怒，两胁胀痛，喜叹息，小便短赤；舌质红，苔黄腻，脉弦滑或细数。

治法：清热利湿解毒。

方药：龙胆泻肝汤加板蓝根、大青叶、金银花。

2. 热毒炽盛证

证候：阴部疱疹灼热疼痛，红肿糜烂；伴有心烦易怒，发热，头痛，口干喜饮，大便干结，小便短赤；舌质红，苔黄，脉滑数。

治法：清热解毒止痛。

方药：黄连解毒汤合五味消毒饮加减。

3. 肝肾阴虚证

证候：阴部疱疹反复发作；伴有咽干口燥，心中烦热，头晕目眩，胁肋隐痛，腰膝酸软，夜寐欠佳；舌质红，少苔，脉弦细数。

治法：滋补肝肾，养阴清热。

方药：知柏地黄丸加虎杖、板蓝根、大青叶。

（二）外治法

（1）土茯苓 100g，赤芍、板蓝根、黄芪各 50g，金银花 80g，连翘、地龙各 20g，加水 1000mL，煎煮浓缩至 500mL，外洗患处。

（2）水疱破溃后用青黛膏、四黄膏外搽。

（3）生大黄、苦参、乳香、没药各 10g，黄柏 15g，共研极细末，用食醋调之，涂于疮面。

【预防与调护】

（1）树立正确的性观念、性道德，洁身自好，预防感染。

（2）当出现损害或有前驱症状时，必须避免性行为；非发作期间，与性伴侣发生性接触时，应使用安全套。

（3）饮食宜清淡，富有营养，忌食膏粱厚味、辛辣之品，忌烟、酒。

（4）注意观察性伴侣，当其出现病变时，应同时治疗。

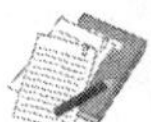

复习思考题

（1）简述我国重点防治的八种性传播疾病。

（2）简述性传播疾病的传播途径。

（3）简述淋病与非淋菌性尿道炎的诊断及辨证论治。

（4）简述梅毒的病原体、分期、诊断及治疗。

（5）简述艾滋病的病原体、诊断及治疗。

（6）简述尖锐湿疣的病原体、诊断及辨证论治。

（7）简述生殖器疱疹的病原体、诊断及辨证论治。

模块八　男性前阴病

学习目标

掌握:常见男性前阴病的临床表现和辨证论治。

熟悉:常见男性前阴病的定义、病因病机。

了解:常见男性前阴病的预防与调护。

项目一　概　论

男性前阴病泛指发生于男性泌尿系统和男性生殖系统的疾病,属临床常见病。常见的男性前阴病有子痈、子痰、水疝、精浊(前列腺炎)、精癃(前列腺增生症)、不育、阳痿、早泄等。

【解剖生理概要】

1. 阴囊

阴囊古称肾囊,为一下垂的皮肤囊袋,由皮肤及其深层的内膜构成,皮肤薄而柔软,富有伸展性,因有明显色素沉着而呈暗褐色。阴囊的主要生理功能是保护囊内容物免受损伤,以及调节囊内睾丸、附睾的温度。

2. 阴茎

阴茎古称外肾,俗称男根,是悬附于耻骨联合前方的圆柱形勃起器官,分为三个部分,后端为阴茎根,固定在耻骨和尿生殖膈上;前端膨大的为阴茎头(龟头),位于阴茎前端;中间的部分为阴茎体。正常成年人阴茎未勃起时的平均长度为 7～10cm,勃起时长度可增加;阴茎未勃起时的平均直径为 2.5～3.5cm,勃起时可增粗。阴茎是男子的性交器官,具有排尿和射精功能。阴茎的正常勃起是完成性交全过程的保证。

3. 睾丸

睾丸位于阴囊内,古称肾子、卵子,左右各一,呈扁卵圆形,表面光滑,每个重 10～15g,其精曲小管是精子发生的部位。在精曲小管之间,充填有结缔组织,其中的间质细胞能分泌男性激素。

4. 附睾

附睾为附着于睾丸后外侧的半月形扁平状器官,长约 5cm,由不规则迂曲的附睾管组成。附睾分为头、体、尾三部分。上部膨大而钝圆,为附睾头,与睾丸相通;下端尖细,为附睾尾,移行于输精管;头尾之间的部分,为附睾体,呈圆柱形。附睾的主要功能有:①贮藏和运送精子;②促使精子成熟;③具有吸收、分泌、浓缩、吞噬等功能。

5. 输精管

输精管是附睾尾部附睾管的延续，起于附睾尾，止于射精管，全长约 40cm，直径为 2.2～3mm，全程分为三段，即睾丸段、精索段和盆腔段。睾丸段最短，被精索静脉丛所包围；精索段位置最浅，是输精管结扎的常用部位。

6. 精囊腺

精囊腺是男性附属性腺之一，位于输精管壶腹部外侧、膀胱底与直肠之间，长 4～5cm，宽 1～2cm。

7. 射精管

射精管是由精囊腺排泄管与输精管二者末端汇合而成的一对细管，为输精管中最短小的一段，长约 2cm。射精管是射精时精液的通道，射精时，大量精液通过狭小的射精管产生一种强烈的欣快感，此时，射精管口会有节律地开放，一般每 0.8 秒开放 1 次，因而可出现节律性射精。

8. 精索

精索是悬挂睾丸和附睾的圆索状结构，由腹股沟内环处起，向内下斜行，经腹股沟管和皮下环进入阴囊，终止于睾丸后缘，全长 11～15cm，一般左侧较右侧稍长。精索内包括提睾肌膜、精索静脉、精索动脉、输精管等组织。

9. 前列腺

前列腺是男性生殖器附属性腺中最大的实质性器官，位于盆腔内膀胱颈的下方，包绕尿道前列腺部，后面与直肠相邻。前列腺外形如栗，底向上而尖向下，底部横径约 4cm，纵径约 3cm，前后径约 2cm，重约 20g。前列腺后面正中线上有一浅沟，名前列腺中央沟，一般将前列腺分为 5 叶，即前叶、中叶、后叶以及左、右两侧叶；也可将前列腺分为外周带、移行带和中央带。

前列腺既是内分泌腺，又是外分泌腺，每天可分泌 0.2～2mL 黏性液体，呈酸性(pH 值约为 6.5)，是精液的组成部分，占精液的 15%～30%，射精时在精囊液之前排出，不射精时可随尿液排出。

【前阴与经络、脏腑的关系】

男性前阴的主要功能与精、溺有关。肾有两窍，一为精窍，一为溺窍，精与尿均经尿道而泄于体外。精的生成以脏腑、经络及气血的功能为基础，依赖中焦脾胃受纳的水谷精微，运行于全身，受五脏六腑之精的扶助，变化而成生殖之精，藏于肾。精的藏所是精室，精的排泄为肾所主。尿的产生和排泄与脾、肺、膀胱、三焦等脏腑有关。

男性前阴主要与足厥阴肝经、足少阴肾经、足太阳膀胱经有关。前阴各部位在脏腑上的归属，按照《外科真诠》可划分为：玉茎(阴茎)属肝，马口(尿道)属小肠，阴囊属肝，肾子(睾丸)属肾，子之系(精索)属肝。

【病因病机】

1. 外感六淫

男性前阴病以外感湿、热、寒邪较为多见，常相兼为患。外感热邪，热灼膀胱，血络受损，则见尿血、尿痛；邪蕴肝络，或湿热下注，则可蕴滞成痈；湿浊下注膀胱，则生尿浊，内留滞络，则成水疝；若寒滞肝经，经脉气血运行受阻，则可见少腹胀痛、睾丸坠胀，重则可致寒疝阴冷、阴缩等症。

2. 房事不洁

房事不洁，湿热邪毒内侵，可致淋证。

3. 外来伤害

跌扑损伤外阴，致瘀血阻络，可致血疝、阳痿等。

4. 脏腑功能失调

脏腑功能失调是导致男性前阴病发生的主要因素。

(1)肝：肝脉络阴器，前阴器官的器质性与功能性疾病与肝的关系都很密切。肝失疏泄，肝经气滞，湿热下注，或湿毒乘机侵袭，瘀湿蕴结成痈；或水湿下注，则成水疝。

(2)脾：脾主水湿，主运化。脾失健运，水湿下注或津液凝聚为痰，可发生子痰、阴茎痰核、水疝；脾虚中气下陷，可使膀胱失约，发生小便失禁。

(3)肺：肺主气，司呼吸，通调水道，下输膀胱。肺气失宣，水道不利，可发生尿闭；肺气虚弱，水道失制，可发生小便失禁。

(4)肾：肾开窍于二阴，肾藏精，睾丸属肾。肾阴不足，水液不利，或肾阳虚微，气不运水，可发生癃闭及水疝；阴虚火旺，炼津灼液，可发生子痰及阴茎痰核；火扰精室，可发生精浊与血精、梦遗、早泄、不育等。

(5)膀胱：膀胱为州都之官，主藏尿，赖肾的气化以排泄。肾气不足，气不化水，膀胱无力，可引起尿潴留；膀胱开阖不利，湿热内生，则可发生尿频、尿急、尿痛。

【常用检查】

1. 体格检查

(1)望诊：一般采取站立位，观察阴茎、阴囊发育情况，望阴茎和尿道口有无包茎、包皮过长和包皮嵌顿。包茎指包皮外口过小，紧箍阴茎头部，不能向上外翻者。包皮过长指不能使阴茎头外露，但包皮可以翻转者。包皮嵌顿指包皮前口太小，一旦向后越过阴茎头后不能恢复到覆盖阴茎头的状态。注意阴囊内容物的大小、质地、形状及肿块的有无，输精管的粗细、有无结节。所有阴囊肿物应进行透光试验，如照出红光，常提示肿块为囊性、充满液体；交通性鞘膜积液的肿块大小可随体位变化而改变，站立时增大，平卧时缩小。

(2)触诊：触诊时，应面对患者，四指在后，拇指在前，将阴囊内容物放在中间进行触摸。鞘膜积液和疝气是阴囊常见的肿块。睾丸鞘膜积液呈椭圆形，表面光滑，有囊性感，透光试验阳性，以此可与疝气相鉴别。附睾附于睾丸内后侧，上端为附睾头，下端为附睾尾，中间为附睾体。附睾的任何增大均为病理性改变。出现急性附睾炎时，附睾肿大、疼痛，伴有高热；出现慢性附睾炎时，附睾增粗，有轻度触痛，但无全身症状。附睾结核多发生在附睾尾部，少数可发生在附睾头部，可触及硬结，严重者病变可累及整个附睾，也可延及睾丸或阴囊皮肤。附睾肿瘤很少见。

精索鞘膜积液位于精索部位，其下方可触及睾丸。精索输精管应检查其有无增粗、结节或触痛。出现急性精索炎时，精索增粗，触痛明显，常与急性附睾炎同时发生。出现慢性附睾炎时，输精管可以均匀增粗。出现附睾结核伴有输精管结核时，输精管呈串珠样。部分阻塞性无精子症患者是因先天性输精管缺如所致的。检查精索静脉曲张时，应沿精索自上而下轻轻触诊，可触及蚯蚓状柔软静脉团块，屏气后静脉曲张加重，平卧后减轻。

(3)直肠指诊：患者取侧卧位、胸膝位、仰卧位或站立弯腰体位，检查顺序为先检查前列腺、精囊，然后将手指旋转360°，最后检查直肠和肛门。

为检查者的手指套涂上足够的润滑剂，进入直肠后，轻柔缓慢地检查前列腺的大小、质地，有无结节及压痛，中间沟是否变浅或消失。前列腺增生者，可触及腺体增大、膨隆、表面光滑，中央沟变浅或消失；急性前列腺炎时，可触及腺体肿大，触痛明显，或有波动感；慢性前列腺炎时，可触及腺体大小无改变或缩小、硬度不均、表面不光滑，前列腺按摩液镜检，可有大量白细胞；前列腺结核时，可触及腺体质地较硬、表面不规则、有小结节；前列腺癌时，可触及肿物，质地坚硬，大小不一。正常情况下，精囊不能触及，但当有梗阻或感染而精囊变大时，则可通过直肠指诊触及。

前列腺按摩方法：检查前嘱患者排空尿液，检查者为其做直肠指诊，自前列腺两侧向中间沟，自上而下纵向按摩2～3次，再按摩中间沟1次，将前列腺液挤入尿道，并由尿道口滴出，直接收集前列腺液送检。应当注意的是，急性前列腺炎时禁忌按摩。

前列腺和精囊指诊时，还应检查直肠内有无炎症或肿瘤，最后检查肛门括约肌张力有无减低。排尿困难或尿失禁患者，如有肛门括约肌张力减低，提示可能为神经源性膀胱。

2. 实验室检查

(1)前列腺液检查：正常的前列腺液呈淡乳白色，较稀薄，涂片检查可见多个卵磷脂小体(+++/HP～++++/HP)，白细胞总数不超过10/HP。前列腺按摩前应做尿常规检查，若未获得前列腺液，可于按摩后收集10～15mL初段尿送检，比较按摩前、后尿液中的细胞数，可间接了解前列腺的炎症情况。

(2)精液检查：体外收集标本，检查前3～5天应无性交或手淫；正常精液呈乳白色，不透明，量约2～6mL，5～30分钟液化，pH值为7～8，精子计数为每毫升2000万～20000万，精子活动度超过60%，正常形态精子超过60%。精浆可反映精囊功能、前列腺功能、附睾功能，对男性不育的判断有重要意义。

项目二　子　痈

子痈指发生于肾子(睾丸及附睾)的急、慢性感染性疾患。子痈可分为急性子痈和慢性子痈，相当于西医学的急、慢性睾丸炎或附睾炎。急性子痈包括西医学的急性化脓性睾丸炎、急性附睾炎、腮腺炎性睾丸炎等；慢性子痈包括西医学的慢性附睾炎、慢性淋菌性附睾炎、慢性非淋菌性附睾炎等。

【病因病机】

1. 湿热下注

患者多因恣食肥甘厚味，湿热火毒内生，下注膀胱、肾子；或情志抑郁，以致气血壅滞，湿热壅结不化，热盛肉腐，从而形成肾子脓肿。或因跌扑损伤，肾子外伤血瘀，兼感邪毒，液化成脓；或房事不洁，肾子为淫秽邪毒所染，结而成痈。

2. 气滞痰凝

若急性子痈失治或误治，气血凝滞不通，日久成为慢性子痈；或情志不畅，肝郁气滞，致经脉运行不利，血瘀痰凝，发于肾子，也可成为慢性子痈。

3. 瘟毒下注

痄腮之后，瘟毒下注于肾子，经脉不利，则见肾子肿痛。

西医学认为，睾丸炎、附睾炎最常见的致病菌为大肠杆菌、链球菌、葡萄球菌、铜绿假单胞菌，亦可因腮腺炎病毒、淋球菌及衣原体感染等致病。

【诊断】

1. 临床表现

本病好发于20～35岁的男性，多见于夏、秋季节，发病前有泌尿生殖系统感染史，近年来亦多见于性活跃的年轻人，常见患淋病或非淋菌性尿道炎时并发子痈。一般认为，急性子痈的潜伏期为3～5天，慢性子痈的潜伏期则难以确定。

(1)急性子痈：发病较急，初起一侧睾丸或附睾肿大疼痛，疼痛程度不一，轻者仅有不适，重者痛如刀割，行走或站立时加重。疼痛可为局限性，也可沿输精管放射至腹股沟及少腹部，伴有恶寒发热或寒热往来、纳呆口苦、口渴欲饮、溲赤便秘等全身症状。附睾或睾丸拒按，触摸时痛觉敏锐，触痛常传导至患侧精索附近的下腹部。如炎症累及精索时，精索增粗、硬痛，痛引少腹；若炎症波及阴囊时，则阴囊皮肤亦红肿；化脓时，皮肤光亮而软，脓液穿破阴囊后，脓出毒泄，症状即迅速消退，创口亦逐渐愈合。因外伤所致者，初起肿痛明显，感染邪毒后，瘀血化毒酿脓时，才出现红、肿、热、痛及全身症状。

腮腺炎并发的腮腺炎性睾丸炎(卵子瘟)多在腮腺炎消退后又突然发热，同时睾丸肿痛，一般不会化脓，病程多为7～14天；多见于成年人，继发于痄腮后的5～7天，睾丸肿大、压痛明显，大多为单侧，不化脓，经5～14天逐渐消失，个别患者可引起不育。

淋病并发的子痈(急性淋菌性附睾炎)多发生于急性淋菌性尿道炎后，多为单发，有发热、附睾肿大，疼痛明显，同侧腹股沟和下腹部有反射性抽痛，常与前列腺炎和精囊炎同时发生。

非淋菌性尿道炎并发的子痈(急性非淋菌性附睾炎)发生率约为1%，常与尿道的炎症同时存在，多为单侧，表现为附睾肿大、变硬，输精管增粗、有触痛，也可有阴囊水肿。

(2)慢性子痈：临床较多见。大部分慢性子痈无急性子痈病史，但常伴有邻近性腺的慢性感染，如慢性前列腺炎、慢性精囊炎。患者常有阴囊疼痛、发胀、下坠感，疼痛可放射到下腹部及同侧的大腿根部。检查时，可触及附睾增大、变硬、有结节，伴有轻度压痛，同侧输精管可增粗。

慢性非淋菌性子痈(慢性非淋菌性附睾炎)触诊时附睾尾部可有硬结和精索增粗，常可因性生活过度和酗酒等诱因引起急性发作。

2. 辅助检查

子痈可用涂片、尿常规、血常规、血沉、细菌培养、血清学试验等辅助检查方法帮助诊断。急性化脓性子痈，血常规中的白细胞总数及中性白细胞比例均升高；急、慢性淋菌性子痈，取前列腺液涂片，可查到淋病双球菌；急、慢性非淋菌性子痈，采取血液标本做血清学试验，血清抗体有明显升高。

【鉴别诊断】

1. 子痰(附睾结核)

子痰(附睾结核)病程长,常有结核病病史,附睾有痛性肿块,但自觉疼痛轻微,仅在触摸时感觉隐痛。若化脓,则出现局灶性冷性脓肿,溃破后可流出稀薄如痰的脓液,愈合困难。

2. 嵌顿性斜疝

嵌顿性斜疝的疝块嵌闭于阴囊,不能回纳腹腔,也可发生阴囊部疼痛、肿胀,偶被误诊为急性子痈。全面的病史询问及系统、认真的体格检查可发现疝块常有反复下坠阴囊的既往病史,以及肿物与睾丸仍有一定界限的特点。

3. 睾丸扭转

睾丸扭转可引起阴囊内剧烈疼痛,并放射至腹股沟或下腹部,常有剧烈运动或阴囊损伤的诱因,无发热,托起阴囊可使疼痛加剧(子痈则减轻)。阴囊触诊检查可发现睾丸上移或呈横位,可扪及精索呈麻绳状扭曲。

4. 睾丸肿瘤

慢性子痈须注意与睾丸肿瘤的早期肿物进行鉴别。睾丸肿瘤的肿块质地坚硬,沉重感明显,附睾常不易摸到。

5. 囊痈

囊痈发生于阴囊皮肤,局部红肿,有渗液,但睾丸不肿大。

【辨证论治】

急性子痈宜尽早配合使用抗生素治疗,以控制炎症继续发展而形成脓肿。慢性子痈则以中医药治疗为主。

(一)内治法

1. 湿热下注证

证候:多见于急性期或慢性子痈急性发作时,初起阴囊有胀痛或下坠感,不久出现肿胀和剧烈疼痛,多生于一侧,阴囊红肿灼热,皮肤绷紧光亮,睾丸肿大,质地坚硬,压痛明显;伴有发热,口渴,头痛,恶心,小便短赤或刺痛,小腹痛等;舌苔黄腻,脉弦数。

治法:清热解毒,利湿消肿。

方药:龙胆泻肝汤加减。疼痛剧烈者,加延胡索、金铃子、小茴香;已成脓者,加透脓散。

2. 瘟毒下注证

证候:多见于青少年人,常因患痄腮并发。睾丸肿大疼痛;伴有恶寒发热,一般不化脓;舌质红,苔黄,脉弦数。

治法:清热解毒,行气止痛。

方药:普济消毒饮合金铃子散加减。

3. 火毒炽盛证

证候:睾丸肿痛加剧,阴囊红肿,触痛明显,按之应指;伴有高热不退,口苦咽干;舌红苔黄,脉弦数。

治法：清热解毒，透脓托毒。

方药：五味消毒饮合透脓散加减。

4. 肝气郁结证

证候：多见于慢性期，睾丸上有较硬的肿块，有轻微的疼痛或不痛，发作时则肿痛明显；可伴有精神抑郁，少腹胀痛等；舌质偏暗，苔薄或腻，脉弦滑。

治法：疏肝散结，活血消肿。

方药：橘核丸加减。

5. 阳虚寒凝证

证候：附睾结节，子系粗肿，触痛不明显，阴囊寒冷；伴有腰酸，阳痿，遗精；舌质淡，或边有齿痕，苔薄白，脉沉或细。

治法：温肾补阳，散寒化结。

方药：右归丸合阳和汤加减。硬结难消者，加三棱、莪术、炮猪蹄甲、鬼箭羽；阴囊内积水者，加赤茯苓、泽泻。

（二）外治法

（1）急性子痈：未成脓者，可用金黄散或玉露散以水调匀，冷敷。病灶有波动感、穿刺有脓者，应及时切开排脓引流。脓稠、腐肉较多时，可选用九一丹或八二丹药线引流，脓液已净而溃口未愈时，用生肌散纱条直至愈合。

（2）慢性子痈：用葱归溻肿汤坐浴，或以冲和膏温敷。

【预防与调护】

（1）患者应多卧床休息；急性期应正确使用阴囊托将阴囊托起悬吊，以及做好局部清洁卫生、热水坐浴、热敷等家庭护理工作。

（2）男性外生殖器有包皮过长、包茎、龟头炎、性病等，应及时彻底治疗。

（3）治疗期间，患者宜避免性生活。

（4）患者应保持心情舒畅，生活规律。

（5）急性者饮食宜清淡，忌烟、酒，忌食辛辣、炙煿之品，营养搭配合理。

项目三　水　疝

水疝指睾丸或精索鞘膜积液所引起的阴囊或精索部的囊性肿物，相当于西医学的睾丸鞘膜积液或精索鞘膜积液等病。水疝分为先天性与继发性两种，前者多见于婴儿，后者多见于成年人。若失治或病久者，少数患者可继发不育。

【病因病机】

睾丸属肾，肾主水液气化之机，下通阴器；脾为水湿运化之枢。先天肾气不足，或肾阳虚衰，水液不能蒸腾气化；或脾阳虚冷，运化乏力，水湿停聚，导致睾丸或精索局部水液的正常分泌与吸收功能失调，水湿内停，下流阴器是产生水疝的基本病因。先天性水疝因肾子下降后通道闭合不良，先天异常，水液易于下趋，集注睾丸而成；继发性水疝可因年老体弱，命门火衰，饮食不节，酒湿内伤，脾胃虚弱，外感湿邪，脾失健运，水湿下注所致。成年人睾丸外伤，血瘀阻塞肾络水道;或年轻人因性病,淫秽湿毒壅阻而并发精索积液等,均可导致继发性水疝的发生。

西医学认为,正常情况下,鞘膜囊仅有少量浆液,当鞘膜的分泌或吸收功能失去平衡,如分泌过多或吸收过少等,都可形成鞘膜囊积液。由于积液所停留的部位不同,因此有睾丸鞘膜积液、精索鞘膜积液、睾丸精索鞘膜积液和交通性鞘膜积液四种类型。继发性鞘膜积液常由炎症、外伤、肿瘤、丝虫病等引起。

【诊断】

1. 临床表现

本病好发于婴幼儿和青壮年人,尤以 20～40 岁的成年人多见。近年来,本病亦多见于性活跃的年轻人(主要是非淋菌性精索炎并发水疝者)。

阴囊肿大,偏坠一侧,多呈单侧性,触之阴囊内有光滑的肿物,多数为卵圆形;积液少时,可无不适;肿胀严重时,阴囊光亮如水晶,坠胀不适。

先天性水疝在平卧时挤压积液,可使之逐渐缩小,甚至完全消失。原发性水疝的阴囊皮肤正常,积液张力较大。患儿常阴囊肿大,甚则光亮如水晶,不红不热,无疼痛,行、立、哭、叫则胀大,睡卧时则逐渐缩小。原发性水疝常见于婴幼儿,可于 1 周岁后自行吸收,有自愈倾向。

继发性水疝积液张力不大,比较柔软。因外伤引起者,有明显的外伤史,伴有睾丸肿痛。继发于性传播疾病者,多有炎症及水肿表现,一般发病较快,阴囊有肿胀、潮湿及灼热感,或有睾丸肿痛,伴有溲赤便结、口干不欲饮及恶寒发热;寒湿凝聚者,病程较长,阴囊肿大,久则皮肤发凉、顽厚,阴器坠胀不适。肿胀严重时,可见阴茎内缩、排尿不畅等。

睾丸精索鞘膜积液者,阴囊肿胀的外观则呈梨形。

2. 辅助检查

(1)透光试验:医生持手电筒在患者肿胀的阴囊一侧,利用光线对准肿块照射,如能透光,即为阳性,多为原发性水疝,继发性水疝透光试验多为阴性。

(2)按触法:患者取仰卧位,医生以右手食、中指并拢进行阴囊按触,指端感觉如触摸到表面光滑、肿块如卵和有波动感者,多为睾丸鞘膜积液;或在精索上扪及囊肿样肿块,牵拉睾丸或精索,肿块则随之下移者,多为精索鞘膜积液;交通性鞘膜积液,在仰卧时按触到囊性肿块后可逐渐缩小或消失,取站立位时又可重新出现阴囊肿块。

(3)穿刺抽液法:先对阴囊皮肤常规消毒,然后取一次性注射器对准肿块,以边进针、边回抽注射器活塞的方法进行抽液,如注射器内所抽取的液体为清亮淡黄色的浆液,即为鞘膜积液;若为血液,则属外伤性水疝;为脓液者,应考虑外伤性水疝已化脓;如抽取的积液混浊、色深,应考虑因炎症所致。若疑为癌瘤者,切忌进行穿刺。

【鉴别诊断】

1. 狐疝(腹股沟斜疝)

狐疝(腹股沟斜疝)肿大的阴囊可时大时小,或随体位时有时无,肿块有时呈肠型,或可听到肠鸣音,嘱患者咳嗽时,触摸阴囊内根部有冲击感,扪及的肿块无波动感,透光试验为阴性。

2. 睾丸肿瘤

睾丸肿瘤无疼痛,形状可似睾丸鞘膜积液,但睾丸肿瘤有肿物持续增长的病史,肿物较沉重,透光试验为阴性。

3. 睾丸外伤血肿

睾丸外伤血肿穿刺抽取的积液为血液。

【辨证论治】

本病临床上多视病情而定治疗方案，一般主张中西医结合论治。婴幼儿可适当内服中药治疗，如属先天性交通性鞘膜积液者，1周岁后仍反复发作，则应行疝囊多位结扎术；成年人水疝，如肿块小且无任何症状者，可应用中医药内、外治法并举，其疗效甚佳；若肿块较大、肿痛甚者，应做鞘膜翻转或切除术；非淋菌性水疝者，除按水疝治疗原则处理外，还应选用针对衣原体、支原体等非淋菌的抗生素进行同步治疗。

（一）内治法

1. 肾气亏虚证

证候：多见于婴幼儿，站立、哭闹时肿块增大，平卧时肿物缩小，肿物过大时，阴囊光亮如水晶；舌苔薄白，脉细滑。

治法：温肾通阳，利水消肿。

方药：济生肾气丸加减。

2. 湿热下注证

证候：阴囊潮湿而温热，或有睾丸肿痛，小便短赤；舌苔黄腻，脉濡数。

治法：清热利湿。

方药：大分清饮加减。

3. 肾虚寒湿证

证候：多见于病久者。阴囊寒冷，皮肤增厚，坠胀不适；伴有面色少华，神疲乏力，腰膝酸软，大便溏薄，小便清长；舌苔白厚，脉沉细。

治法：温肾散寒，化气行水。

方药：加味五苓散加减。

4. 瘀血阻络证

证候：有睾丸损伤或睾丸有肿瘤病史。能触到肿块，伴有疼痛，透光试验为阴性；舌质紫，苔薄，脉细涩。

治法：活血化瘀，行气利水。

方药：活血散瘀汤加减。

（二）外治法

（1）婴儿水疝或继发性水疝属肾虚寒湿证者，可用小茴香、橘核各100g，研成粗末，炒热，装布袋内温熨局部，每次20～30分钟，每天2～3次；下次使用时仍炒热，可连用3～5天再更换药物。

（2）继发性水疝属湿热下注者，可用朴硝250g，装布袋内外敷。

（3）手术疗法适用于各种类型的水疝。睾丸鞘膜积液如积液多、体积大，伴有明显的症状者，应行鞘膜翻转术；如属交通性鞘膜积液者，须同时行疝囊多位结扎术；若为精索囊肿，需将鞘膜囊全部切除。

【预防与调护】

(1)忌食醇酒及辛辣炙煿之品,饮食以清淡、低盐为宜。

(2)治疗期间避免性生活。

(3)积极治疗原发病。

(4)术后宜卧床休息,并将阴囊抬高,以利于术后恢复。

项目四　子　痰

子痰是发生于肾子的慢性化脓性疾病,又称“肾漏”“穿囊漏”。其临床特点是附睾慢性硬结,病程缓慢,无痛性肿块,化脓溃破后脓液稀薄如痰,易形成窦道,经久不愈。本病相当于西医学的附睾结核。

【病因病机】

本病多因正气亏虚、素体肝肾阴虚或脾虚湿盛,痰浊乘虚下注,内外合邪致局部经络阻滞、痰湿凝滞,结于肾子而成。浊痰不消,郁久化热,热盛肉腐为脓;化脓时可出现阴虚内热证候;脓水淋漓,病久不愈,久之阴损及阳,出现阳虚痰凝证候,严重者可出现阴阳两虚之表现。

西医学认为本病由结核分枝杆菌感染而成。

【诊断】

1. 临床表现

子痰好发于中、青年人,以 20～40 岁者居多。

子痰初起肾子尾部有小结节,质硬,不痛,发展缓慢;经数月或数年后肿块增大变软,不红、不热、不痛(寒性脓疡),可扪及波动感;溃破后流脓稀薄,夹有豆腐渣样絮状物,易形成窦道,久不愈合,子系增粗变硬,呈条索状,可有多处硬结,呈串珠状;发病过程中可伴有腰酸背痛,五心烦热,潮热,盗汗,乏力等症。

子痰若伴有严重的精囊结核,则往往表现为精液减少、脓精、血精和久婚不育;若为双侧病变,则精液无精子。

2. 辅助检查

尿常规检查可有红细胞、白细胞及脓细胞;红细胞沉降率升高;脓液涂片可找到结核分枝杆菌,或脓液培养有结核分枝杆菌生长。

【鉴别诊断】

1. 特异性附睾炎

特异性附睾炎常为慢性前列腺炎及精囊炎的并发症,附睾增大,有硬结,但为单个硬结,输精管虽有增粗,但无串珠状结节的特征,阴囊皮肤无窦道形成。

2. 淋菌性附睾炎

淋菌性附睾炎有淋病史,附睾肿胀疼痛,尿涩痛或灼热痛,尿道分泌物较多,涂片可查出革兰氏阴性双球菌,无附睾硬结与窦道。

3. 附睾肿瘤

附睾肿瘤可在附睾尾部发现有实质性肿块,属良性肿瘤者,表面光滑,边界清楚;属恶性肿瘤者，表面不光滑，呈结节状，质地硬韧，边界不清。

【辨证论治】

本病的治疗一般应在中医内外兼治的同时，应用西医抗结核治疗6个月以上。

(一)内治法

1. 湿痰凝结证

证候：肾子酸胀隐痛，有硬结，子系呈条索状肿硬；一般无明显全身症状；苔薄，脉滑或弦。

治法：温经通络，化痰除湿。

方药：阳和汤加减。

2. 阴虚内热证

证候：肾子与肾囊皮肤粘连，色转暗红，酿脓时有轻微波动；伴有午后潮热，盗汗，倦怠，颧红；舌质红，苔薄黄，脉细数。

治法：滋阴清热，除湿化痰，佐以透脓解毒。

方药：滋阴除湿汤合透脓散加减。

3. 阳虚痰凝证

证候：肾子酸胀隐痛，硬结不消，或溃后创口不愈合；伴有肢冷畏寒，面色淡白，腰酸肢软，肾子阴冷；舌边有齿痕，苔薄白，脉弱无力。

治法：补肾温阳，化痰散结。

方药：先天大造丸合小金丹加减。

(二)外治法

(1)初期：未成脓者可外敷冲和膏或紫金锭膏，或用葱归溻肿汤坐浴，每天1次。

(2)已溃：脓肿已成宜切开引流，局部应用提毒化腐药制成药线引流，如九一丹、八二丹、七三丹提脓祛腐；脓尽后可用生肌散或生肌白玉膏盖贴。

(3)慢性窦道形成：选用化腐药物制成药线或药条，置入窦道，腐蚀窦道壁，以达到腐去新生、促进愈合的目的。

(4)手术治疗：抗结核治疗2周以上无效者，行患侧附睾或附睾睾丸切除术。

【预防与调护】

(1)患者应加强饮食营养，宜食高蛋白、高维生素、易消化之食物。

(2)用阴囊托将阴囊托起。对已经形成慢性窦道者，注意引流的通畅。

(3)患者应保持心情舒畅，适当加强户外活动。

项目五　精　浊

精浊指男性尿道口常有精液溢出的生殖系统炎症性疾病。其临床特点是尿频、尿急、尿痛，偶见尿道口溢出乳白色液体，伴有会阴、小腹等部位胀痛，病至慢性则病情顽固，缠绵难愈，反复发作。精浊是目前中医男科很常见的疾病之一，占专科门诊患者的1/3左右。本病相当于西医学的急、慢性前列腺炎，目前国际公认的分类包括急性细菌性前列腺炎、慢性细菌性前列腺炎、慢性非细菌性前列腺炎（慢性骨盆疼痛综合征）、无症状炎症性前列腺炎，其中以慢性非细菌性前列腺炎最为常见。

【病因病机】

急性精浊多由饮食不节、恣食醇酒肥甘，酿生湿热，注于下焦；房事过度，精室空虚，或房事不节，湿热自精道内侵精室；或因外感湿热之邪，壅聚于下焦而成。

慢性精浊多因性交欲念不遂，心肾不交；或因房劳过度，湿热从精道内侵，湿热壅滞，气血瘀滞而成；或因淫秽之毒由阴窍而入，先发淋病或非淋菌性尿道炎，后并发本病。病久者，肾阴耗损，致阴虚火旺，也有肾阳不足者。

西医学认为，急性前列腺炎多由大肠杆菌、葡萄球菌、链球菌及淋球菌、衣原体等致病菌通过血行和淋巴传播到前列腺，或尿道及泌尿、生殖其他部位的感染向前列腺直接蔓延所致。慢性前列腺炎可由急性前列腺炎治疗不彻底或房事过度、射精中断，造成前列腺反复过度充血，使前列腺的腺泡肿胀，腺体组织水肿，日久则前列腺的腺体被破坏，或酗酒，或嗜食辛辣、酸冷食物等，而发生前列腺慢性炎症性病变。本病往往与后尿道炎、精囊炎等同时发生。

【诊断】

1. 临床表现

本病好发于青壮年人，临床多见于20～40岁的成年男子，目前也较多见于性活跃的年轻性传播疾病患者。

(1)急性精浊：多见于急性细菌性前列腺炎。急性精浊发病前有过度饮酒纵欲史，或有其他组织器官的感染病史，发病急骤，一般可出现发热、寒战等症状，腰骶部及会阴部疼痛，有尿频、尿痛及直肠刺激症状。形成脓肿时常发生尿潴留。直肠指诊可触及前列腺饱满肿胀，压痛明显，局部温度升高。

(2)慢性精浊：多见于慢性细菌性前列腺炎、非细菌性前列腺炎、无症状炎症性前列腺炎。

慢性细菌性前列腺炎常由急性细菌性前列腺炎迁延而来，可能有尿路感染症状，其余主要症状与非细菌性前列腺炎类似，主要为尿频，排尿时有不适感、烧灼感、排尿不尽感，常有睾丸、精索、会阴、腰骶部隐痛不适，便后或尿后尿道口有白色分泌物溢出。病久者，常出现头晕目眩、神疲乏力、腰膝酸软、性功能障碍、早泄、阳痿等表现。无症状炎症性前列腺炎则无明显临床症状。

(3)性病性精浊：可由淋病或非淋菌性尿道炎等引起。淋菌性前列腺炎为淋球菌感染前列腺排泄管及腺体，引起急性前列腺炎，表现为高热、寒战、会阴部疼痛及排尿困难；转为慢性时，一般症状较轻，会阴部不适或有坠痛感。非淋菌性前列腺炎多数患者开始时即为慢性表现，如排尿不适，有会阴部、腹股沟、耻骨联合上部、腰背部的轻微疼痛或酸胀感；急性期排尿有较剧烈的疼痛感，并向尿道、阴囊和臀部方向放射，直肠有坠胀感，尿中可出现透明丝状物或灰白色块状物，少数患者伴有发热或全身不适。

2. 辅助检查

(1)直肠指诊：急性精浊可扪及肿大的前列腺，并有明显压痛，形成脓肿时可触及波动感，温度升高；慢性精浊时前列腺正常或稍大，有轻度压痛，表面软硬不均，呈结节状，或见腺体缩小、变硬等。

(2)实验室检查：急性精浊时血常规检查可见白细胞和中性粒细胞数多升高；前列腺液涂片镜检可见前列腺液中充满脓细胞，尿常规检查有少许红细胞或蛋白。慢性精浊时前列腺常规检查可见白细胞每高倍视野在 10 个以上，或虽少于 10 个，但有成堆脓细胞，卵磷脂小体减少。

(3)分段尿及前列腺液做细菌培养加计数：常规消毒尿道口，留初段尿 10mL 做标本 VB_1，留中段尿 10mL 做标本 VB_2，然后按摩前列腺，取得前列腺液做标本前列腺液，再排尿留 10mL 做标本 VB_3。所有标本均做细菌培养加计数。前列腺感染者的前列腺液和 VB_3 的细胞计数高于 VB_1 和 VB_2。慢性细菌性前列腺炎做细菌培养有较固定的菌种生长。慢性非细菌性前列腺炎占绝大多数，细菌培养多为阴性。

性病性精浊的辅助检查可参照性传播疾病中有关淋病和非淋菌性尿道炎的实验室检查进行。

【鉴别诊断】

1. 前列腺结核

前列腺结核多有泌尿系统结核病史，可有尿频、尿急、尿痛等膀胱刺激症状，尿常规检查可见白细胞。直肠指诊时前列腺可触及结节，质地稍硬。24 小时尿找抗酸杆菌、泌尿系统造影或前列腺穿刺活检可协助诊断。

2. 精癃(前列腺增生症)

精癃(前列腺增生症)多见于老年人，主要表现为尿频、夜尿多、排尿困难，甚至点滴不出；直肠指诊可扪及前列腺增大，表面光滑，无结节，中央沟变浅或消失；前列腺液常规检查、细菌培养和 B 超有助于诊断。

3. 血精(精囊炎)

精囊炎和慢性精浊常同时发生，除有类似精浊的症状外，还有肉眼血精及射精疼痛的特征。

4. 慢性子痈(附睾炎)

慢性子痈(附睾炎)有阴囊、腹股沟部隐痛不适，类似于慢性精浊，但慢性附睾炎附睾部可扪及增粗、有触痛的结节。

【辨证论治】

本病临床治疗多以中医药辨证治疗为主，主张早发现，早确诊，正规用药。急性者，可应用中药内服，西药抗生素和止痛、解痉、退热等对症治疗的方案。慢性阶段注重运用中医药活血化瘀和清热解毒的内外兼治、理疗等综合疗法。

(一)内治法

1. 气滞血瘀证

证候：少腹、会阴、睾丸坠胀不适，或有血尿、血精；舌质紫，或有瘀点，苔白或黄，脉沉涩。

治法：活血散瘀。

方药：前列腺汤加减。

2. 湿热蕴结证

证候：尿频，尿急，尿痛，有灼热感，排尿或大便时尿道有白浊溢出，会阴、腰骶、睾丸坠胀疼痛；舌苔黄腻，脉细数。

治法：清热利湿。

方药：龙胆泻肝汤加减。

3. 阴虚火旺证

证候：腰膝酸软，头晕眼花，失眠多梦，遗精或血精，阳事易兴，大小便时尿道口有白浊滴出；舌质红，苔少，脉细数。

治法：滋阴补肾，清泻相火。

方药：知柏地黄丸合萆薢分清饮加减。

4. 肾阳虚损证

证候：头晕神疲，腰酸膝冷，阳痿早泄，甚至稍劳后即尿道口有白浊溢出；舌质淡胖，苔白，脉沉细。

治法：温肾固精。

方药：金锁固精丸合右归丸加减。

(二)外治法

(1)坐浴疗法：用朴硝50g、大黄30g、野菊花15g、血竭10g、苏木10g，水煎，待温坐浴，每天1次；也可用葱归溻肿汤或温开水坐浴，温度不宜过高。

(2)肛门塞药：可选用洗必泰栓，坐浴后，每天1枚，塞入肛内，1个月为1个疗程。

(3)药物离子透入法：选择敏感、广谱的抗生素或中药制剂，以直流感应电动机等仪器经直肠内药物导入，每次20分钟，隔天1次，10天为1个疗程。

(4)外贴膏药：用代温灸膏贴关元、中极、肾俞等穴位。

(5)前列腺按摩：经直肠内按摩前列腺腺体，每周1次，6次为1个疗程。急性前列腺炎禁用前列腺按摩。

【预防与调护】

(1)宜积极宣传普及精浊的医学知识，安抚患者，克服其急躁情绪，坚持正规治疗。

(2)宜指导患者性交时不要忍精泄出；要戒除手淫、酗酒、吸烟等。

(3)嘱患者饮食宜清淡，不要恣食肥甘、辛辣炙煿之品。

(4)嘱患者避免过度疲劳、久坐及长时间骑坐自行车等。

(5)急性精浊者，宜卧床休息，多饮水，保持大小便通畅；慢性精浊者，可采用自我腹部按摩，晨起前或夜卧时按摩10～15分钟。

(6)嘱患者保持心情舒畅，树立信心，积极治疗原发病。

项目六 精 癃

精癃指精室肥大，以排尿困难和尿潴留为主要表现的男性泌尿生殖系统疾病。本病相当于西医学的前列腺增生症。精癃是我国老年男性常见的前阴疾病，发病率随年龄递增，据国内资料统计，总发病率为38.3%。

【病因病机】

尿液的代谢与肾、肺、脾、膀胱、三焦关系密切。本病多因老年肾气渐衰，中气不足，肺气失宣，痰瘀互结水道，三焦气化失司所致。肺失宣肃，通调水道、下输膀胱的功能受限，则尿后余沥、尿闭；脾胃湿热下注，气化失常，则尿闭或排尿艰涩；脾虚中气不能收摄，膀胱失于约束，则遗尿或失禁；肾虚则气化不利，水道不畅，则小便沥涩。若老年肾阴不足，相火偏亢，膀胱气化不利，则排尿频数、滞涩不爽；如肾阳虚衰，固摄无权，则尿失禁或尿后余沥。本病或因劳伤或房劳，瘀血痰浊结成癥块，阻塞水道，终发癃闭。

西医学认为年龄的增长是前列腺增生的重要病因。流行病学调查显示，60 岁以上男性 50%和 80 岁以上男性 83%有不同程度的前列腺增生。除年龄增长外，饮酒、体重、生活习惯、遗传等也可能与本病的发生有关。增生的腺体可向两侧和向膀胱内突出，堵塞尿道，造成排尿困难。正常前列腺重约 20g，增生后的前列腺可达 80～200g，但增生程度不与症状成正比，而与增生部位密切相关，前列腺中部增生更容易挤压尿道，引起排尿困难。轻者，增生不引起梗阻或梗阻较轻，可不出现症状，对健康也无影响；重者，可出现尿频、进行性排尿困难，对患者健康影响较大。

【诊断】

1. 临床表现

本病好发于 50～70 岁的中老年人，其中以年老体弱多病者求治最多，常见于疲劳、嗜酒、性欲旺、恣食膏粱厚味和素有泌尿系统的慢性病患者，临床多以排尿困难、尿频、尿潴留和并发症为主要特征。

（1）尿频：尿频是患者最初出现的症状，多因前列腺的充血刺激和膀胱的感受性升高所致，小便次数增多，这一症状在夜间更为明显。随着梗阻加重、残余尿量增多，尿频现象则逐渐加重。

（2）排尿困难：排尿困难是本病最重要的症状。随着尿频的发展，患者会出现进行性排尿困难，初期患者只是在排尿时需要等待较长时间方能排出，排尿终了后仍有尿滴出，或每次尿分几段排出，以后随着梗阻的加重，排尿更加费力，尿的射程缩短，尿线变细，最终仅能淋沥而出，致使患者不能将尿排尽，而有残余尿。残余尿量愈多，表示梗阻愈重。

（3）尿潴留：梗阻加重、残余尿过多时，膀胱失去收缩能力，逐渐发生尿潴留。如遇憋尿、感冒、饮酒或劳累等因素，尿道黏膜充血肿胀，常可诱发急性尿潴留。当患者持续处于尿潴留状态，由于膀胱过胀，膀胱内尿液超过尿道括约肌阻力时，尿液常可从尿道外口溢出，出现充溢性尿失禁。

（4）并发症：①急性尿潴留，前列腺增生引起的尿路梗阻加重，造成不能自行排尿。②泌尿系统感染，可出现尿频、尿急、尿痛、发热、腰痛等；膀胱颈部因充血水肿、结石刺激，可有血尿。③尿中毒，长期慢性严重的尿路梗阻，可出现严重肾积水，肾实质受损，而出现神疲乏力、食欲不振、恶心腹胀、头晕头痛等慢性尿中毒症状。④可因长期排尿困难，引起腹压增高而并发腹股沟疝、痔疮或脱肛等病。

2. 辅助检查

（1）直肠指诊：此检查是精癃最为简便易行而重要的常规检查，可经直肠触及前列腺，正常前列腺如栗子大小，表面光滑，无结节，边界清楚，中等硬度，有弹性。前列腺增生时，依其程度可分为三度：Ⅰ度大如鸽蛋，Ⅱ度大如鸡蛋，Ⅲ度大如鸭蛋或更大，中央沟消失或中间凸出。当发生尿潴留时，下腹部可触及膨胀的膀胱，叩诊有中央浊音区。

（2）实验室检查：并发感染时，小便常规可见白细胞增多，有脓细胞，有时可有红细胞。

（3）影像学检查：B超检查能较精确地测量前列腺的大小和凸入膀胱颈内的情况，并可测定出残余尿量，发现膀胱内肿瘤、结石或憩室等病变。

必要时，精癃也可做膀胱造影、CT扫描、磁共振成像等检查。

【鉴别诊断】

1. 前列腺癌

前列腺癌的症状可与前列腺增生症相似，并可同时存在，但直肠指诊前列腺常不对称，可扪及不规则结节，质地坚硬；血清碱性磷酸酶升高，晚期可见骨转移或全身恶病质；活体组织检查可进一步证实。

2. 慢性精浊

慢性精浊常见于青壮年人，发病缓慢，前列腺可能不大。前列腺常规检查可见白细胞增多，或见脓细胞、红细胞，卵磷脂减少。

3. 神经源性膀胱功能障碍

神经源性膀胱功能障碍的临床症状与前列腺增生相似，有排尿困难和尿潴留，但有明显的神经系统损害的病史和体征，往往同时存在下肢感觉和运动障碍，有时可伴有肛门括约肌松弛和反射消失，可应用尿流动力学检查加以鉴别。

【辨证论治】

本病的治疗方案可分为非手术疗法和手术疗法两大类。如梗阻较轻或难以耐受手术者，以中药内、外治法并举，改善和减轻临床症状；若梗阻较重，残存尿量在50mL以上，或曾有急性尿潴留病史者，则应动员患者及早实施手术疗法。

（一）内治法

1. 肺热失宣证

证候：小便不畅或点滴难出；伴有咽干口燥，胸闷气促，咳嗽咳痰；舌质红，苔薄黄，脉滑数。

治法：清热宣肺，降气通水。

方药：黄芩清肺饮加杏仁、桔梗、桑白皮等。

2. 湿热下注证

证候：尿少黄赤，频数涩痛，点滴不畅，甚至尿闭，小腹胀满；伴有口渴而不欲饮，发热，便结；舌质红，苔黄腻，脉濡数。

治法：清热利湿，通淋利窍。

方药：八正散加减。

3. 中气下陷证

证候：小腹坠胀，小便欲解不爽，尿失禁或夜间遗尿；伴有精神倦怠，少气懒言；舌质淡，苔薄，脉濡细。

治法：补中益气。

方药：补中益气汤加减。

4. 肾阳虚损证

证候：排尿无力，失禁或遗尿，点滴不尽；伴有面白神疲，畏寒乏力，腰膝酸软，手足不温；舌质淡，苔白，脉沉细。

治法：补肾温阳，化气行水。

方药：济生肾气丸加减。遗尿或尿失禁者，加桑螵蛸丸。

5. 肾阴亏虚证

证候：小便频数，尿后余沥，便后不爽；伴有头晕目眩，腰膝酸软，失眠多梦，咽干；舌红苔黄，脉细数。

治法：补肾养阴。

方药：知柏地黄汤加减。

6. 气滞血瘀证

证候：小便努挣方出或点滴全无，会阴、小腹胀痛，偶有血尿或血精；舌质紫黯，或有瘀斑，苔白或黄，脉沉弦或细涩。

治法：活血化瘀，行气利水。

方药：代抵当汤加瞿麦、扁蓄。

（二）外治法

（1）热熨疗法：用食盐 250g，炒热，布包熨小腹；或用生葱 250g，切碎，酒炒，入布袋，推熨脐部至少腹，直至尿液排出。

（2）导尿：此法适用于尿潴留患者经服药、外敷、热熨、针灸治疗无效者，可在无菌操作下，放入导尿管引流尿液。如膀胱极度膨胀者，应分次导尿，一般可先放出 500mL，其余部分可在数小时内放完。

（3）针灸治疗：实证可选用膀胱俞、阳陵泉等穴，用泻法；虚证可选用肾俞、关元、足三里等穴，用补法，并可施以温灸。尿闭者，针刺气海、中极、三阴交，用强刺激。

（4）手术疗法：适用于前列腺增生后期，可采用睾丸切除术、前列腺尿道扩张术、前列腺支架留置术等保守性手术和前列腺摘除术，以及激光气化切除等。

【预防与调护】

（1）宜积极宣传和普及精癃的医学知识，指导老年人适当参加太极拳、散步等增强机体抵抗力的活动。

（2）嘱患者减少性生活；定时排尿，忌忍积小便，保持二便通畅。

（3）嘱患者避免受凉，预防感冒。

（4）嘱患者饮食宜清淡，忌饮酒，少食辛辣刺激性食物。

（5）嘱患者做好会阴部清洁，及时治疗其他泌尿、生殖系统疾病。

项目七 尿石症

尿石症又称尿路结石，包括肾结石、输尿管结石、膀胱结石和尿道结石，其中前两者属于上尿路结石，后两者属于下尿路结石。尿石症的临床特点以腰腹部疼痛、血尿为主。本病在我国长江以南和西北沙漠地带为高发区，男、女性发病率之比为 3∶1，好发于 25～40 岁的人群，常与感染、畸形、梗阻等因素有关。

本病属于中医学“石淋”范畴，尿中有砂石者，又称砂淋；尿中有血者，又称血淋。

【病因病机】

本病多由肾气不足和下焦湿热、气滞血瘀引起；以肾气不足为本，湿热、气滞血瘀为标；病位在肾、膀胱和尿道。肾虚则气化无力，膀胱开阖不利，导致尿液生成与排泄失常；或摄生不慎，感受湿热之邪；或饮食不节，嗜食辛辣、肥甘、醇酒之品，致湿热内生，蕴结下焦，煎熬尿液，结为砂石；气滞血瘀，气机不利，结石梗阻，不通则痛；热伤血络，可引起血尿。

【诊断】

1. 临床表现

(1)上尿路结石：包括肾结石和输尿管结石。上尿路结石主要表现为突然发作的腰腹部疼痛和血尿，疼痛和血尿的程度与结石的部位、大小、活动及损伤、感染、梗阻等有关。绞痛发作剧烈时，患者可出现面色苍白、恶心、呕吐、冷汗等症状。疼痛为阵发性，并向下放射到大腿内侧及外阴部。如为肾结石，可有肾区叩击痛或压痛。结石较大或固定不动时，可出现钝痛、胀痛，以及肾积水或感染。绞痛发作后，多出现镜下血尿，肉眼血尿较少见；或可见结石排出。有时上尿路结石唯一的临床表现是活动后镜下血尿。当上尿路结石合并膀胱感染时，可有尿频、尿急、尿痛；伴发急性肾盂肾炎或肾积脓时，可有发热、畏寒、寒战等全身症状。双侧上尿路结石或孤肾伴输尿管结石完全梗阻时，可出现无尿，甚至导致尿毒症。

(2)下尿路结石：包括膀胱结石、尿道结石。

1)膀胱结石：膀胱结石的典型表现为排尿中断，疼痛可放射至远端尿道及阴茎头，患儿常抓握阴茎，蹲坐哭叫，多在变换体位后又可顺利排尿。患者平素多有排尿不畅、尿频、尿急、尿痛和终末血尿。前列腺增生继发膀胱结石时，排尿困难可加重。结石位于膀胱憩室内时，多有尿路感染的表现。

2)尿道结石：尿道结石主要表现为排尿困难，排尿费力，呈点滴状，或出现尿流中断，甚至发生急性尿潴留；排尿时疼痛更明显，可放射至阴茎头部；若为后尿道结石，则可有会阴和阴囊部疼痛。

2. 辅助检查

(1)B 超检查：可发现直径 2mm 以上的结石，但由于肠道内容物的影响，B 超检查对中下段输尿管结石不敏感。

(2)尿路 X 线平片：可发现 90%左右的阳性结石，并可确定结石的大小、形态、数量和位置。

此外，尿石症可行排泄性尿路造影、膀胱镜、CT等检查，以明确结石与肿瘤的鉴别。

【鉴别诊断】

1. 胆囊炎

胆囊炎为右上腹疼痛且牵引背部作痛，一般疼痛不向下腹及会阴部放射，墨菲征阳性。腹部X线平片、B超、血常规、尿常规等检查可明确胆囊炎与尿石症的区别。

2. 急性阑尾炎

急性阑尾炎以转移性右下腹痛为主，麦氏点有压痛，且有反跳痛，腹肌紧张。腹部X线平片和B超检查可鉴别急性阑尾炎与尿石症。

【辨证论治】

在进行结石治疗时，直径小于1cm且表面光滑、无肾功能损害者，可采用中医辨证排石治疗；对于较大的结石，可先行体外冲击波碎石，然后配合中药治疗。疾病初期宜宣通清利，日久则宜补肾活血、行气导滞。

（一）内治法

1. 湿热蕴结证

证候：腰痛或小腹痛，或尿流突然中断，尿频，尿急，尿痛，小便短赤，或呈血尿；可伴有口干欲饮；舌质红，苔黄腻，脉弦数。

治法：清热利湿，通淋排石。

方药：三金排石汤加减。

2. 气滞血瘀证

证候：腰腹部突然胀痛或绞痛，并向外阴部放射，尿频，尿急，尿黄或色赤；舌暗红，或有瘀斑，脉弦数。

治法：理气活血，通淋排石。

方药：金铃子散合石韦散加减。

3. 肾气不足证

证候：结石日久，留滞不去，腰部胀痛，反复发作，遇劳加重，尿少或频数不爽；伴有颜面浮肿，疲乏无力；舌质淡，苔薄，脉细无力。

治法：补肾益气，通淋排石。

方药：济生肾气丸酌加黄芪、海金沙、金钱草、鸡内金、丹参、猪蹄甲等。

（二）外治法

（1）若结石横径大于1cm者，应及时选用体外冲击波碎石进行保守治疗。

（2）如结石横径较大，保守治疗无效且无手术禁忌证者，应择期行手术治疗。

【预防与调护】

（1）患者每天应饮水2000～3000mL，饮水宜分次进行。

（2）患者应合理进食富含蛋白质饮食，菠菜、豆腐、竹笋、苋菜之类不宜多食。痛风患者应少食动物内脏、海鲜、肥甘之品。

(3)患者应积极治疗尿路感染,及时解除尿路梗阻。

(4)患者应经常做跳跃运动,以利于结石排出。

复习思考题

(1)简述男性前阴与脏腑的关系。

(2)简述子痈的病因病机、诊断与辨证论治。

(3)简述精浊的病因病机、诊断与辨证论治。

(4)简述精癃的病因病机、诊断与辨证论治。

模块九　肛门直肠疾病

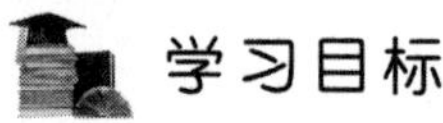

学习目标

掌握:肛门直肠疾病的检查方法,常见肛门直肠疾病的临床表现与辨证论治。

熟悉:常见肛门直肠疾病的病因病机。

了解:肛管、直肠的解剖、生理,常见肛门直肠疾病的预防与调护。

项目一　概　论

肛门直肠疾病指发生于直肠、肛管、肛门及其周围间隙等所有疾病的总称。本病为临床常见病,常见的有痔、肛裂、肛痈(肛门直肠周围脓肿)、肛漏、息肉痔、脱肛和锁肛痔(肛管直肠癌)等。肛门直肠疾病在中医文献中统称为“痔疮”“痔漏”。

【解剖生理概要】

1. 直肠

直肠位于盆腔内,上端自第3骶椎平面接续乙状结肠,下端与肛管连接,全长12～15cm,上、下端狭小,中间膨大。直肠在盆膈以上的部分,称为直肠盆部。盆部的下段肠腔膨大,称为直肠壶腹。盆膈以下的部分缩窄,称为肛管或直肠肛门部。直肠上段的前面和左、右两面被腹膜包裹。

直肠壁由浆膜层、肌层、黏膜下层、黏膜层4层组织构成。黏膜层组织疏松,因此易与肌层分离,造成直肠黏膜脱垂。直肠瓣在直肠内壁上,自上而下通常有3个呈半月形的横向皱襞。直肠柱又叫肛柱,是直肠内壁末端,因括约肌收缩,黏膜形成垂直的纵向黏膜皱襞,有6～10个,长约1.5cm,上端平坦,下端隆起显著,对触觉和温觉刺激敏感。肛瓣是连接两个相邻直肠柱下端的较小的半月形黏膜皱襞,当大便干燥时易被撕裂。肛隐窝又叫肛窦,是由肛瓣与相邻的两个肛柱下端连接而形成的小隐窝,肛腺开口于隐窝内。肛乳头呈三角形隆起,在直肠柱下端,沿齿状线排列,有2～6个,表面覆以皮肤,当反复受炎性刺激时,可增生至1～2cm。括约肌间沟又叫肛门白线,正对肛门内括约肌下缘与肛门外括约肌皮下部之间,只有在进行肛门指诊时才能触及。

直肠有两个弯曲:上段凸向后,与骶骨前面的曲度一致,形成骶曲;下段向后下绕过尾骨尖,形成凸向前的会阴曲。临床上,当进行乙状结肠镜检查时,应顺着直肠两个弯曲的方向将镜插入,以免损伤肠壁。

直肠与盆腔脏器的毗邻关系男、女不同,男性直肠的前面有直肠膀胱凹、精囊、输精管壶腹、前列腺、输尿管盆部;女性则有子宫和阴道、阴道穹后部、直肠子宫陷凹、子宫阴道隔。因此，临床指诊时，经肛门可触及前列腺、精囊腺或子宫、阴道等。

2. 肛管

肛管为上接直肠，下止于肛门，长约 3cm 的管腔。肛管与直肠连接处在矢状位上形成凸向前的直肠会阴曲，该弯曲对排便功能有重要意义，临床检查也应注意此弯曲。解剖学肛管的上皮组织，上部为柱状上皮及移行上皮，下部为移行上皮及鳞状上皮。肛管的皮下组织内含有丰富的血管，易发生曲张。肛管外部被肛门内括约肌、肛门外括约肌、联合纵肌、肛提肌所围绕，具有括约肛门的作用。

3. 齿状线

齿状线又名梳状线，是解剖学肛管与直肠相接续的分界线，是由肛瓣的游离缘连合而成的呈锯齿状的结构，距肛门约 3cm。它是内、外胚层的移行地带，是皮肤与黏膜的分界线。很多肛门直肠疾病发病于此，具有重要的临床意义。

齿状线上、下的上皮组织、神经支配、血管分布及淋巴回流均不同。

(1)上皮组织：齿状线以上为直肠，表面覆盖的是黏膜；齿状线以下为肛管，表面覆盖的是皮肤。

(2)神经支配：齿状线以上由自主神经(植物神经)支配，无痛觉；齿状线以下由躯体神经(肛门神经)支配，对痛觉敏感。

(3)血管分布：齿状线以上分布着直肠上动脉、直肠下动脉，直肠上静脉丛静脉回流入肝门静脉系；齿状线以下分布着肛门动脉，直肠下静脉丛静脉回流入下腔静脉系。

(4)淋巴回流：齿状线以上的淋巴回流入肠系膜下淋巴结及髂内淋巴结；齿状线以下的淋巴回流入腹股沟淋巴结。

4. 肛门

肛门位于臀部正中线，会阴与尾骨尖之间，是消化管的末端开口。肛门平时紧闭，呈一矢状位的纵裂，排便时扩张，呈圆形，扩张时的最大直径可达 3cm。肛门前、后均有韧带固定。肛缘皮肤松弛而富有弹性，因肌性组织的作用而呈现放射状皱襞，并有色素沉着。肛门手术时，如损伤肛门前、后韧带或过多的肛门皮肤，则可出现不同程度的肛门移位或狭窄。

5. 肛管、直肠的肌肉

肛管直肠部主要有两种不同功能的肌肉：一是随意肌，位于肛管外，即肛门外括约肌和肛提肌；二是不随意肌，即肛门内括约肌。

(1)肛门内括约肌：是直肠的内环肌向下延伸增厚的部分，为不随意肌，属平滑肌，受自主神经支配，分为外层纵肌和内层环肌，从肛管直肠线到肛门白线围绕肛管上 2/3 段，有协助排便的作用，无括约肛门的功能。

(2)肛门外括约肌：是围绕肛管全长的骨骼肌，为随意肌，通常自上而下分为三部分，即皮下部、浅部和深部。①皮下部：是外括约肌肌纤维最薄弱的部分，呈环形围绕肛管末端周围，此肌束的上缘与内括约肌下缘相邻，形成括约肌间沟，有括约肛门的作用。②浅部：肌纤维相对深部较薄弱，呈梭形包绕肛管的中部，后端附着于肛尾韧带，前端附着于会阴体，具有括约肛管的作用。③深部：是外括约肌肌纤维最发达的部分，呈环形围绕肛管上端，有重要的括约肛管的作用。在肛肠手术时，从外括约肌受伤的程度对肛门功能的影响来看，深、浅部完全损伤对肛门功能影响较大，会导致不同程度的失禁，而皮下部损伤对肛门功能影响较小。

(3)肛提肌:由耻骨直肠肌、耻骨尾骨肌和髂骨尾骨肌三部分组成,起自骨盆前壁和两侧壁,斜行向下止于直肠壁下部两侧。肌层薄而阔,呈漏斗状。肛提肌的主要作用是载托盆内脏器,启闭肛门,协助排便。

(4)肛管直肠环:是围绕直肠与肛管交接处周围肌群的总称,包括耻骨直肠肌、联合纵肌、肛门内括约肌和肛门外括约肌的深部和浅部,肛门指诊时,在肛管后方及两侧可摸到此环。肛管直肠环是括约肛管的主要动力装置。此环有重要的括约功能,手术时,若将此环完全切断,可致肛门失禁;部分切断,若括约肌断端未分离,则可保持肛门功能。

6.肛管直肠周围间隙

肛管直肠周围间隙中富含脂肪组织,发生化脓性感染时,脂肪组织很快坏死,再生较慢,会影响组织愈合;间隙中神经分布较少,感觉迟钝,发生化脓性感染时,患者一般无剧烈疼痛,往往就医较晚。肛管直肠周围间隙可分为高位和低位两部分,其中高位包括左、右骨盆直肠间隙和直肠后间隙;低位包括左、右坐骨直肠间隙和肛门后间隙。

(1)骨盆直肠间隙:左右各一,位于直肠两侧与骨盆之间,为盆膈以上、腹膜返折以下的楔形间隙,内有血管、神经、淋巴管走行,并有结缔组织填充。

(2)直肠后间隙:位于直肠与尾骨之间的较小间隙,与两侧骨盆直肠间隙相通,当直肠高位发生脓肿时,常通过此间隙左右贯通而形成高位蹄铁形脓肿。

(3)坐骨直肠间隙:左右各一,位于肛管两侧与坐骨之间,盆膈以下呈楔形的间隙,容量约60mL,内有血管、神经、淋巴管走行,并有大量脂肪组织填充。

(4)肛门后间隙:位于肛门后方,以肛尾韧带为界,分为深、浅间隙。当坐骨直肠间隙脓肿进一步发展时,可经肛门后深间隙蔓延到对侧而形成低位蹄铁形脓肿。

7.肛管、直肠的血管

(1)动脉:主要来自于直肠上动脉、直肠下动脉、骶中动脉和肛门动脉。

1)直肠上动脉:来自于肠系膜下动脉,起于乙状结肠动脉最下支起点的下方,下行至直肠上端的背面分为左、右两支,沿直肠两侧下行,穿过肌层至黏膜下层,沿途分布到直肠各层,并向下至齿状线附近与直肠下动脉和肛门动脉吻合。

2)直肠下动脉:来自于髂内动脉,经两侧骨盆直肠间隙至直肠下端,分布于直肠下段,并在齿状线附近与直肠上动脉和肛门动脉吻合。

3)骶中动脉:来自于腹主动脉,沿骶骨下行,分布于直肠下部后壁。其供血量较少,由于其解剖位置特殊,在直肠手术时应注意保护此血管,以免出血不止。

4)肛门动脉:起自阴部内动脉,经两侧坐骨直肠间隙至肛门内、外括约肌和肛管末端,并在齿状线附近与直肠上、下动脉相吻合。

(2)静脉:分别起自痔上静脉丛和痔下静脉丛,在齿状线附近存在广泛的吻合支。

1)痔上静脉丛:位于齿状线以上的黏膜下层,无静脉瓣,易发生曲张而形成内痔。该静脉丛在右前、右后和左侧集聚显著,为内痔原发部位,临床上称为“母痔区”;另外有3～4小支,是继发内痔部位,称为“子痔区”。痔上静脉丛形成静脉细支后,穿过肠壁汇成直肠上静脉,再汇成肠系膜下静脉,流入肝门静脉。

2)痔下静脉丛:位于齿状线以下的肛管皮下层,无静脉瓣,因易发生曲张而形成外痔。该静脉丛形成静脉细支后,分别汇成直肠中静脉和直肠下静脉,流入髂内静脉。

8. 肛管、直肠的生理功能

肛管、直肠的主要功能是排泄粪便、分泌黏液、吸收水分和部分药物。

正常情况下，粪便贮存在乙状结肠内，直肠内无粪便，当乙状结肠蠕动时，将粪便推入直肠，直肠下端膨胀而引起便意，反射性地引起内括约肌舒张和外括约肌松弛，从而排出粪便。若经常抑制排便，则可使直肠对粪便的压力刺激逐渐失去敏感性，加之粪便在大肠内停留过久，水分被过多吸收而变得干硬，产生排便困难，引起便秘。晨起和早饭后产生的胃结肠反射都可以促进结肠蠕动，产生排便反射。因此，晨起和早饭后定时排便符合生理要求，对于预防肛门直肠疾病有着重要的意义。

【肛门直肠疾病的检查】

1. 检查体位

在选择检查体位之前，应当首先对患者病情的一般情况有所了解，再结合患者的身体状况，有目的地选择适当的体位。临床常用的体位有以下四种。

(1)侧卧位：患者的身体一侧着床，双膝、髋关节充分屈曲，显露臀部。侧卧位是最常用的一种体位，方便而易被患者接受，既适用于年老体弱者，又适用于做简单的肛门直肠疾病的治疗(图 9-1)。

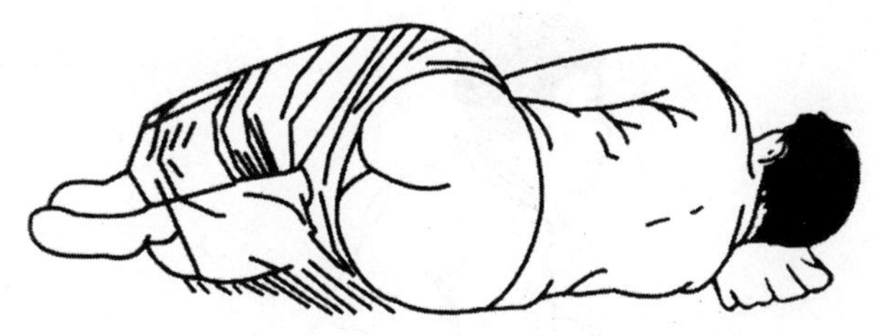

图 9-1　侧卧位

(2)膝胸位：患者跪伏于床上，胸部着床，臀部抬高，显露臀部。膝胸位常用于镜检或身体情况较好患者的一般检查及换药(图 9-2)。

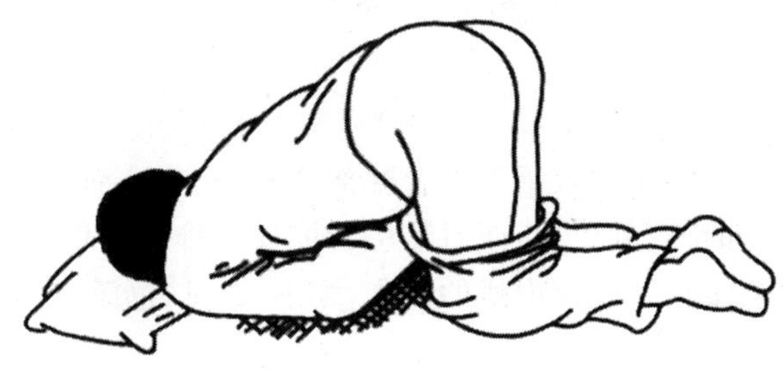

图 9-2　膝胸位

(3)截石位:患者仰卧于床上,双腿抬高,放在支架上,屈髋屈膝,臀部显露并移到床边。该体位使臀部显露良好,便于医生操作,常用于病情较重的患者检查或手术(图 9-3)。

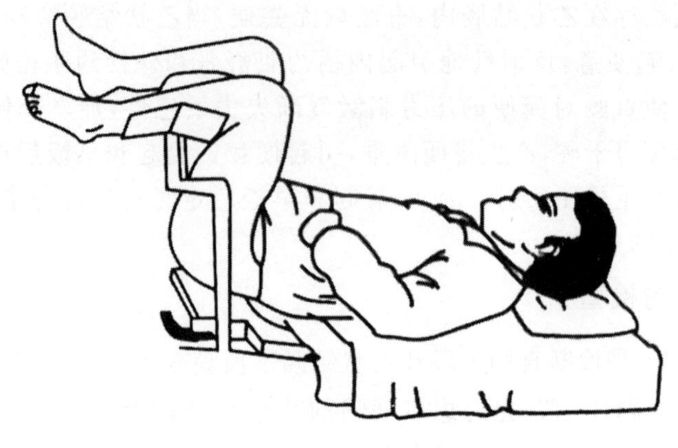

图 9-3 截石位

(4)蹲位:患者下蹲,显露臀部,增加腹压。蹲位适合检查患有可自行脱出性疾病的患者,如脱肛、Ⅱ期或Ⅲ期内痔、息肉痔等(图 9-4)。

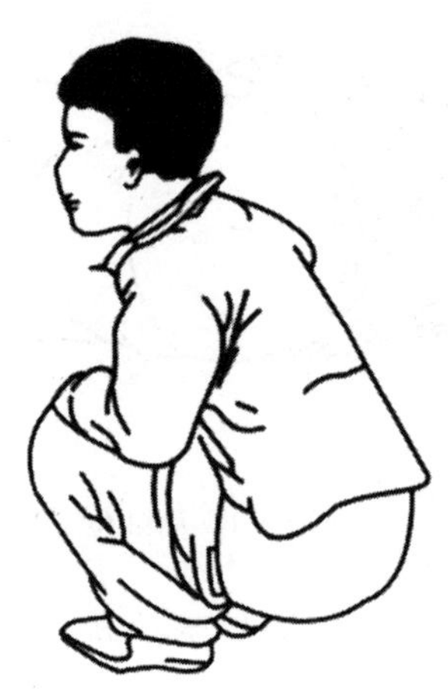

图 9-4 蹲位

2. 检查方法

(1)视诊:患者取侧卧位,医生用双手将患者臀部分开,先从外面检查肛门周围有无内痔、息肉脱出、直肠脱出、外痔和瘘管外口等,而后让患者屏气做排便动作,医生用手牵引肛缘,使肛门自然张开,或用吸肛器吸出。观察内痔的位置、大小、数目、色泽、有无出血点,同时也可观察有无肛裂等情况。

(2)指诊:患者取侧卧位,做深呼吸,放松肛门,医生用戴有手套或指套的右手食指涂上润滑剂,轻轻插入肛门,进行触诊检查。指诊包括肛外一般触诊、肛内单指诊和双合指诊。

1)肛外一般触诊:用手指触摸感知肛外病变的疼痛敏感程度,病变的软硬度、温度,病变侵及范围及瘘管的走行等。

2)肛内单指诊:用食指探入肛内触摸,感知肛内及直肠末端是否狭窄、疼痛,括约肌张力,异物,病变的大小、软硬度、活动度、是否有蒂、光滑度、波动感及距肛门的距离,检查后要观察指套所带分泌物的性质。

3)双合指诊:用两个手指同时对捏病变部位,感知其范围大小、软硬度、波动感及与邻近器官的关系。

(3)器械检查:常用的器械包括窥肛器、乙状结肠镜和球头探针等。

1)窥肛器检查:患者取侧卧位,先将窥肛器涂上润滑剂,嘱咐患者张口呼吸,慢慢将窥肛器插入其肛门内,先向腹侧方向伸入,当通过肛管后,再向尾骨方向推进,待窥肛器全部插入后抽出塞芯,在灯光照明下,观察有无息肉、溃疡,再退至齿状线附近,查看有无内痔、肛漏内口、乳头肥大及肛隐窝等。

2)乙状结肠镜检查:是诊断直肠上段和乙状结肠下段病变的重要检查方法,尤其在直肠和乙状结肠肿瘤的早期诊断上有重要的价值。除高血压、严重心肺疾患、妊娠及月经期间和肛门狭窄患者不宜做乙状结肠镜检查外,凡怀疑直肠、乙状结肠患有疾病者,均可进行乙状结肠镜检查。乙状结肠镜检查的操作方法具体如下:检查前一天晚上为患者清洁灌肠 1 次,检查时,患者取膝胸位,分开臀部,将全部涂上润滑剂的镜筒缓慢插入肛内,开始指向脐部方向,当进入深度为 5cm 时,抽出镜内闭孔器,连接电源,开放灯门,装上接目镜和橡皮球,打入空气,在肉眼观察下,将镜徐徐推到直肠壶腹,再将镜端转向骶尾方向,距离肛门 8cm 处可见直肠瓣,距离肛缘 15cm 处可见肠腔缩窄,即是直肠与乙状结肠交界部位。再调转方向,在直视下将镜筒放入乙状结肠,深度约 30cm。注意要边推进边打入空气。检查完毕后,应缓慢向外退出,边退出边检查,注意观察黏膜颜色,有无充血、出血、溃疡、结节、瘢痕、分泌物等。对于发现的肿块、息肉、溃疡,可做活体组织检查。

3)球头探针检查:以球头银质探针自肛漏外口慢慢插入,沿硬索方向轻轻探查,同时以左手食指插入肛内帮助寻找内口,在肛门直肠内如能顺利通过的部分则为内口;如果内口过小,探针的球头不能通过,而手指部感到有轻微触动感,也属内口部分;用球头探针检查可探知瘘管的方向、长度、深度及管道是否弯曲、有无分支,以及瘘管和肛管直肠是否相通、内口与肛管直肠环的关系等。

(4)实验室检查:根据患者的具体情况,可进行如血常规、尿常规、大便常规、出凝血时间、血沉、肝功能、血糖、尿糖等检查。

(5)其他检查:如 X 线检查、造影剂检查、B 超检查、CT 检查等。

(6)检查记录:通常取截石位,以时钟面的十二等分标记法,将肛门分为 12 个部位,前面会阴部为 12 点,后面尾骶部为 6 点,左面中央部为 3 点,右面中央部为 9 点,其余依次类推。当检查发现某一部位有病变时,则在相应的截石位图上做一标记。

【病因病机】

肛门直肠疾病常见的发病因素有风、湿、热、燥、气虚、血虚等,现将其致病特点分述如下。

1. 风

风邪可引起下血。下血多属内风,乃热极而生风。风性善行而数变,风热为患,损伤肠络,血不循经而外溢向下,故引起便血,其色泽较鲜红,下血较急,或呈喷射状。

2. 湿

湿有内、外之分，外湿多因久居潮湿之地所致，内湿多因饮食不节，损伤脾胃，运化失司所致。湿性重着，常先伤于下，故肛门病中因湿而发病者较多。湿与热结，蕴于肛门，经络阻塞，气血凝滞，热盛肉腐，易形成肛痈；湿热注于大肠，气血凝滞，易发为直肠息肉；本有痔疮，复感湿热之邪，可引起痔核肿痛。

3. 热

凡热积肠道，耗伤津液，热结肠燥，则大便秘结；日久气血不畅，瘀滞肛门，结而为痔；若便秘时，大便努挣，则肛门撕裂，而致肛裂；热盛迫血妄行，则便血，或发生血栓性外痔；热与湿结，蕴于肛门，导致肛痈。

4. 燥

导致肛门直肠疾病者多为内燥，常因过食辛辣、炙煿之品，燥热内生，耗伤津液，肠失濡润，则大便秘结；便时努挣，则易擦破痔核或肛门，引起内痔出血或肛裂出血和复发。

5. 气虚

气虚是肛门直肠疾病的常见病因。禀赋不足，素体气虚；或脾失健运，中气不足；或女性生育过多，耗伤气血；或慢性疾病患者，气血亏虚；或年老体弱者，气血衰退，中气亏虚，摄纳无权，中气下陷，均可引起直肠脱垂或痔核脱出不收。气虚则行血无力，气血瘀滞，加之便时久蹲，则气血更加瘀滞不行，筋脉横解，发为内、外痔。

6. 血虚

血虚则生燥，燥邪内生，肠失濡润则便秘；血虚则新肉难生，故肛漏久不收口、术后伤口久不愈合、陈旧性肛裂难以愈合。

以上病因既可单独致病，亦可合并致病，或互为因果，使病情复杂化。因此，审证求因时要全面分析。

【辨证论治】

（一）肛门直肠疾病的辨证

1. 辨症状

肛门直肠疾病常见的症状有便血、肿痛、脱垂、流脓、便秘、分泌物等。由于病因不同，因此表现的症状及轻重程度也有别。

（1）便血：便血是内痔、肛裂、息肉痔、锁肛痔的共有症状。内痔的便血特点是血不与大便相混，点滴而下，或一线如箭，出血较多且无疼痛；便血少，血附于大便表面，或便纸印血，且肛门疼痛者，多为肛裂；儿童大便带血，色鲜红，大便次数和性质无明显改变者，多为息肉痔；血与黏液相混，其色晦暗，肛门有重坠感或便意频繁者，多为锁肛痔。若血色鲜红，血出如箭，并伴口渴、便秘、尿赤、舌红、脉数者，多属风热肠燥；便血色淡，伴有面色无华、心悸、神疲、乏力、舌淡、脉沉细者，多属血虚肠燥；便血色晦暗，夹有黏液，伴有口干不欲饮、大便溏薄、小便短赤、舌红苔黄腻、脉濡数者，多为大肠湿热。

（2）肿痛：常见于肛痈、痔核嵌顿、外痔水肿、血栓性外痔等病变。肿胀高突，疼痛剧烈，多为湿热毒盛；如按之应指，多为肛痈酿脓；外痔突发肿痛，其色紫暗者，多为血栓性外痔；肿势平塌，发展缓慢，疼痛较轻，伴全身潮热、盗汗、舌红少苔、脉细数者，多为痨性（结核性）肛周脓肿。

（3）脱垂：是Ⅱ、Ⅲ期内痔及息肉痔、直肠脱垂的常见症状。内痔脱出时，脱出物多呈草莓状，其色暗红或紫暗；息肉痔脱出时，脱出物呈圆形带蒂状；直肠脱垂时，脱出物呈圆柱形或圆锥形。脱垂而不易回纳者，多因气血亏虚、中气下陷所致；内痔脱出，不能还纳，肿痛较甚，多为湿热下迫所致，若复染毒，则可出现肿物糜烂坏死。

（4）流脓：常见于肛痈或肛漏。脓出黄稠者，多为湿热壅盛，属实证；脓出稀薄不畅，或夹败絮样物者，多为阴虚湿热，属虚证或虚实夹杂证。

（5）便秘：是肛裂、痔、肛痈等疾病的常见症状，临床需结合其他症状进行辨证，如便秘时大便带血者，多为肛裂；便秘并肛周红、肿、热、痛者，多为肛痈；便秘且便时滴较多鲜血者，多为内痔。

（6）分泌物：指肛内或肛门周围有液体溢出，常见于内痔脱出、直肠脱垂、肛漏等。分泌物的出现多为湿热下注或热毒蕴结所致。

2. 辨部位

不同的肛肠疾病各有其好发部位，了解这些情况有助于正确诊断和治疗肛肠疾病。内痔好发于齿状线上 3 点、7 点、11 点处；赘皮外痔好发于肛缘 6 点、12 点处；肛裂好发于肛管6 点、12 点处；血栓性外痔好发于 3 点、9 点处；肛漏外口在 3 点、9 点前面。

（二）肛门直肠疾病的治疗

肛门直肠疾病的治疗以外治法为主，内治法为辅，但宜内外结合，尽量达到彻底治愈、防止复发的目的。

1. 内治法

（1）清热凉血：适用于风热肠燥便血、血栓性外痔初期。方用凉血地黄汤或槐角丸加减。

（2）清热利湿：适用于肛周脓肿实证，或痔核嵌顿、外痔肿痛、肛漏。方用萆薢渗湿汤或龙胆泻肝汤加减。

（3）清热解毒：适用于肛周脓肿实证、外痔肿痛。方用黄连解毒汤或仙方活命饮加减。

（4）清热通腑：适用于热结肠燥之便秘。方用大承气汤或脾约麻仁丸加减。

（5）生津润燥：适用于血虚津亏之便秘。方用润肠汤或五仁汤加减。

（6）补中益气：适用于小儿体虚、年老体弱或经产妇气虚下陷之直肠脱垂、痔核脱出。方用补中益气汤加减。

（7）补益气血：适用于素体虚弱、气血亏虚之疾病后期或术后。方用八珍汤加减。

2. 外治法

（1）熏洗法：以药物加水煮沸或散剂用开水冲泡，先熏后洗，或用毛巾蘸药汁湿敷患处。此法具有活血、消肿、止痛、止血、收敛等作用，适用于内痔脱垂及嵌顿、结缔组织性外痔肿痛、血栓性外痔初期、脱肛、术后水肿等，常用药物有芒硝、五倍子汤、苦参汤、1∶5000 高锰酸钾溶液等。

（2）敷药法：将药物敷于患处，一般于每天大便后先熏洗再敷药。此法具有消肿、止痛、止血、生肌、收敛等作用，常用药物有金黄膏、马应龙痔疮膏、生肌玉红膏、九华膏、生肌散、五倍子散等。

（3）手术疗法：手术是肛门直肠疾病的主要治疗方法，如内痔、息肉的结扎法，外痔的切除术，肛漏的切除、挂线疗法，脱肛的注射疗法，肛裂的切除术、扩肛术等。各种治疗方法操作详见相关疾病。

【预防与调护】

(1)嘱患者养成良好的排便习惯，积极防治便秘和腹泻；每天定时排便，不要久忍大便；临厕不宜久蹲努责；不宜长期服用泻剂。

(2)嘱患者注意饮食卫生，少食辛辣刺激食物，多食新鲜蔬菜、水果，以保持大便通畅。

(3)嘱患者保持肛门清洁，经常用温水清洗肛门；便纸要柔软，防止擦伤。

(4)嘱患者加强锻炼，增强机体抵抗力，促进全身气血流畅，增加肠道蠕动，可采用腹部按摩、提肛运动等方法。

(5)嘱患者对肛门附近的疖肿、脓疡、肠道寄生虫病等要及时检查和治疗，以防继发肛漏、肛门瘙痒症等。

项目二　痔

痔是齿状线上、下因各种原因所引起的静脉团、血栓或皮肤赘生等突起物，是肛门直肠疾病中最常见的疾病，任何年龄都可发生，主要见于青壮年人。临床上，可将痔分为内痔、外痔和混合痔三类。

一、内痔

内痔指发生在齿状线以上，直肠末端黏膜下的痔上静脉丛曲张、扩大所形成的柔软的静脉团，因其隐突于直肠腔内，故名内痔。内痔是肛门直肠疾病中常见的疾病。

【病因病机】

内痔的发生多有素体静脉壁薄弱，兼因饮食不节，恣食辛辣、肥甘厚腻，酗酒等，以致燥热内生，下注大肠所致；或因久坐久立、负重远行、泻痢日久、习惯性便秘、妇女妊娠、盆腔肿瘤等，以致血行不畅，瘀阻魄门，筋脉横解而生。日久气虚下陷，摄纳无权，则可发生痔核脱出。

西医学对本病的发生原因尚未完全弄清，主要有肛垫下移、静脉曲张等学说。

【诊断】

1. 临床表现

内痔好发于成年人，多见于截石位 3 点、7 点、11 点，此处的痔称为母痔，其余部位发生的痔称为子痔。内痔的主要表现为无痛性便血和脱垂。

内痔初发时主要表现为无痛性便血，多见于用力排便的过程中，出血呈间歇性，每因过食辛辣、饮酒、便秘、腹泻等致症状加重，长期而严重的便血可致贫血。随着病情发展，痔核逐渐增大，可脱出肛外，最初仅在排便时脱出肛外，便后可自行回纳，随着症状加重，患者可每因用力、行走、咳嗽等腹压增高时痔核即脱出，且不能自行回纳。痔核若不能及时回纳，可因痔核炎症、水肿而形成嵌顿，以致复位困难。临床上，内痔根据病情的不同可分为三期。

(1)Ⅰ期：痔核小，排便时无脱出，以便血为主；排便时可见间断带血、滴血或射血；镜下可见齿状线以上有枣核状黏膜隆起，色红，表面可见出血点，或痔核中央黏膜有剥蚀现象。

(2)Ⅱ期：痔核较大，排便时痔核可脱出肛外，便后能自行回纳；反复便血，呈滴血或喷射状，量较多，色鲜红；镜下可见齿状线以上有椭圆形黏膜隆起，突入肠腔或悬垂于肛管腔内，表面呈枣皮状，血管曲张明显，痔核表面黏膜有剥蚀。

(3)Ⅲ期：便血少或无便血，痔核大，色暗红或灰白(纤维型)，除排便时痔核可脱出肛外，患者可每因用力、行走、咳嗽等腹压增高时痔核即脱出，且不能自行回纳，并易形成嵌顿，以致复位困难。

2. 辅助检查

窥肛器检查可见Ⅰ期内痔齿状线上部黏膜呈颗粒状突起，呈黄豆或蚕豆大，色鲜红；Ⅱ期内痔，痔核似红枣，色深红，表面黏膜可见糜烂或出血点；Ⅲ期内痔，痔核如鸽蛋，色暗红，或大部分变灰白，有的糜烂，多无渗血。

【鉴别诊断】

Ⅰ期内痔应与直肠息肉鉴别。直肠息肉一般多见于儿童，为乳头状小肉，头圆而有蒂，细长，呈粉红色或鲜红色，量少，多伴有便血。

【辨证论治】

本病的治疗主要采取手术疗法。Ⅰ期、Ⅱ期内痔首选硬化萎缩注射疗法，Ⅲ期内痔则按混合痔手术处理。若内热较盛或有明显全身症状者，可以配合内治法。Ⅱ期、Ⅲ期内痔可选用电离子治疗仪治疗，安全有效，唯价格较高。

(一)内治法

1. 血热肠燥证

证候：出血呈滴血或射血状，量多，色鲜红，口渴咽干，大便秘结，小便短赤；舌质红，苔薄白或薄黄，脉浮数或洪数。

治法：清热凉血祛风。

方药：凉血地黄汤合槐花散加减。出血多者，加侧柏炭、大蓟、小蓟等；热甚者，加栀子、大黄等。

2. 气虚下陷证

证候：面色无华，懒言气短，肛门坠胀脱出，便血色淡；舌质淡，苔薄白，脉细弱无力。

治法：益气升陷。

方药：补中益气汤加减。

3. 阴虚肠燥证

证候：五心烦热，大便秘结，形如羊粪，肛门灼热，下血色鲜红；舌质淡红，苔薄黄，脉细数。

治法：滋阴润燥，润肠通便。

方药：麻仁丸合五仁丸加减。

(二)外治法

1. 熏洗法

熏洗法选用具有清热解毒、清热凉血、活血化瘀、软坚散结、收敛止血、消肿止痛等作用的药物，视具体病情而定，常用的方药有五倍子汤、苦参汤等。熏洗法适用于内痔脱出或嵌顿者。

2. 外敷法

外敷法选用具有活血散瘀、收敛止血、消肿止痛作用的药物，临床所用药物很多，有成药和自制的药物，成药有五倍子散、马应龙痔疮膏、九华膏等。外敷法适用于内痔各期或内痔术后换药。

3. 塞药法

塞药法指将栓剂药物塞入肛门内的疗法，选用具有消肿、止痛、止血作用的药物，常用药物有马应龙痔疮栓、九华栓、痔疮宁栓、消炎痛栓等。塞药法适用于各期内痔。

4. 手术疗法

手术是根治内痔最有效的方法，尤其对于有出血、脱出或嵌顿坏死的痔核更为适合。常用的手术疗法包括注射术、贯穿结扎术等。

(1)注射术：是将药液注入痔组织内，使其硬化萎缩或坏死脱落的方法，根据所用药液作用的不同，可分为硬化萎缩注射术和坏死脱落注射术两种，其中坏死脱落注射术现已少用。硬化萎缩注射术是通过注射硬化萎缩剂而使痔组织硬化萎缩形成瘢痕的一种注射法，临床所用药物有很多种，普遍使用的药物是消痔灵注射液。消痔灵注射液由明矾、鞣酸、三氯叔丁醇、低分子右旋糖酐注射液、枸橼酸钠、亚硫酸氢钠、甘油组成，具有收敛、止血的功效，适合于Ⅰ、Ⅱ期内痔。其他药物还有5%鱼肝油酸钠、4%～6%明矾液、5%～10%石炭酸甘油等。

术前嘱患者排空大便，取侧卧位或截石位，局部麻醉、消毒后，在肛门镜下或将痔核暴露于肛外，并检查内痔的部位、数目、大小，母痔与子痔的关系，做直肠指诊，在肛门镜直视下，局部消毒后注射。以消痔灵注射液的注射方法为例，通常采用四步注射法。

第一步：选择痔上区，即痔根上缘动脉区，药液浓度为1∶1(消痔灵注射液1份，1%普鲁卡因1份)，注射量为1～2mL。

第二步：选择痔黏膜下层，即痔组织中，药液浓度为2∶1(消痔灵注射液2份，1%普鲁卡因1份)，在痔的中部进针，刺入黏膜下层，回吸无回血，做扇形注射，使药液充盈痔组织，注射量为每个痔3～5mL。

第三步：选择痔黏膜固有层，药液浓度为2∶1，在第二步完成后，缓慢退针至黏膜固有层，注药后黏膜呈水泡状，注射量为1～2mL。

第四步：选择痔下区，即痔下洞状静脉区，药液浓度为1∶1，在齿状线以上0.1cm处进针，向斜上方刺入痔体0.5～1cm，回吸无回血，做扇形注射，注射量为1～2mL。

注意事项：注射完毕后，可用食指探入肛内，轻轻按揉注药部位，以使药液充分扩散；同时要避免将药液注入肌层和肛管皮下，以免引起肌层溃烂或术后疼痛。

(2)贯穿结扎术：是用丝线结扎于痔的根部，阻断痔组织的血供，使其坏死脱落的方法，通常采用“8”字缝扎法，即用7号丝线做贯穿痔基底部的“8”字缝扎。

适应证：Ⅱ、Ⅲ期内痔。

禁忌证：①肛门周围有急性感染或湿疮。②内痔伴有腹泻，或因腹腔肿瘤引起者。③伴有活动性结核、高血压、血液病、肝脏或肾脏疾患。④临产期孕妇。

操作方法：嘱患者取侧卧位或截石位，常规消毒，用利多卡因20mL进行局部浸润麻醉后，先扩肛，使肛门括约肌松弛，痔核暴露于肛外，用组织钳提起暴露的痔核，在其基底部用弯止血钳夹紧，沿齿状线剪一浅表裂缝，然后用穿有缝合线的圆针贯穿弯止血钳下痔核基底部，行“8”字缝扎法。术毕，将肛外的线剪去，除去组织钳和弯止血钳，再将痔核送回肛内，用红油膏少许涂入肛内，外盖纱布块，用胶布固定。

手术注意事项：①结扎内痔时，应先扎小的痔核，然后扎大的痔核。②缝针穿过痔核基底部时，不可穿入肌层，以免结扎后引起肌肉坏死或并发肛门周围脓肿。③在结扎后的 7～9 天，是痔核脱落的阶段，应让患者减少活动，保持大便软而通畅，或预防性给止血药，防止术后大出血。

术后处理：①术后当天不要解大便，第二天起排便，并保持大便质软通畅。②如痔核脱出时，应立即将其送回肛内，以免发生水肿。③便后用 1∶5000 的高锰酸钾溶液熏洗，换药，直至疮口愈合。

手术后的常见反应及处理方法：具体如下。①疼痛：口服去痛片，或用 1%盐酸普鲁卡因在中髎穴或下髎穴封闭。②小便困难：患者可因精神紧张或肛门敷料压迫等原因，引起小便困难，甚至尿潴留，应消除其紧张情绪，下腹部用粗盐炒热进行热敷，或针刺三阴交、关元、中极等穴，留针 15～30 分钟；若因敷料压迫引起者，应适当放松敷料；必要时可行导尿术。③发热：术后发热的原因有组织坏死吸收、局部感染等，应分析具体病因。若因组织坏死吸收引起，则体温一般不高于 38℃；若因局部感染引起，可应用清热解毒药物或抗生素等。④出血：原因多为内痔结扎不牢固，脱落引起创面渗血，或小动脉出血。若为创面渗血，可用凡士林纱条填塞压迫，或用桃花散外敷；若为小动脉出血，则必须显露出血点，对动脉进行缝合包扎，彻底止血；若出血过多，血压下降者，则应快速补液、输血、抗休克。⑤水肿：水肿患者可用芒硝 30g 煎水熏洗，每天 1～2 次；或用 1∶5000 高锰酸钾溶液坐浴后，外敷消痔膏。

【预防与调护】

(1)患者在治疗后应适当卧床休息，以减少局部刺激、出血等，尤其是采用椎管麻醉后，应卧床 6 小时，避免直立性虚脱。对于结扎术痔脱落期，更应避免剧烈活动。

(2)采用硬膜外麻醉的患者在术后 6 小时内应禁食、禁水，其他患者术后即可饮水；如无须控制排便，即可进流食或普食，但应避免进辛辣刺激性食物和饮酒；给予通便药物，尽早让患者养成规律排便的习惯，有利于自然扩肛，必要时可在术后 15 天左右进行被动扩肛，以防发生肛门狭窄。

(3)根据局部情况适当给予抗生素、镇痛剂。

(4)便后坐浴，常规换药。

二、外痔

外痔指发生在齿状线以下的痔。其临床特点是患者自觉肛门坠胀、疼痛、有异物感。根据发病性质的不同，外痔又可分为四类，即静脉曲张性外痔、血栓性外痔、结缔组织性外痔和炎性外痔。

【病因病机】

血栓性外痔是因内热肠燥，大便干燥，排便时用力努挣；或因剧烈运动、咳嗽等使肛门缘静脉破裂，血溢脉外，经络阻滞，气滞血瘀，瘀结于皮下而成。

结缔组织性外痔常由肛门直肠手术、肛门皮肤的各种损伤后感染或肛门直肠炎性疾病引起，常见的有肛裂、肛窦炎、肛漏、直肠炎、血栓性外痔溃破后、内痔脱垂嵌顿及坏死等疾病，使肛门缘皮肤局部气血运行不畅，筋脉阻滞，瘀结不散，日久结缔组织增生、肥大，出现皮赘，痔内无曲张的静脉。

静脉曲张性外痔指痔外静脉丛屈曲扩张，使肛缘皮肤形成圆形、椭圆形或长形肿块，多因Ⅱ、Ⅲ期内痔反复脱出，负重远行或习惯性便秘等致腹压增加，筋脉横解，瘀滞不散而成。

炎性外痔临床少见，是一种肛门皱襞炎性水肿，常因肛门受伤、细菌感染所引起，有时也可因肛裂所致，大多是因结缔组织性外痔受炎症、损伤、感染、手术等原因刺激，导致局部循环障碍，以及感染所产生的。

【诊断】

1. 血栓性外痔

血栓性外痔多见于肛门缘截石位 3 点及 9 点处，好发于中年男性，发病前多有便秘、会阴损伤或用力负重等诱因。患者发病突然，局部可出现剧烈疼痛，肛门缘可见圆形或椭圆形的包块，色紫暗，与周围组织界限清楚，对疼痛敏感，排便、行走活动时疼痛会加剧，小的血栓可 3～5 天自行吸收，疼痛缓解而愈；有的疼痛消失而肿块难消。

2. 结缔组织性外痔

结缔组织性外痔为肛门缘处赘生皮瓣，逐渐增大，质地柔软，多无疼痛，不出血，仅觉肛门有异物感，如继发炎症时，痔体肿胀、发硬，患者自觉疼痛。结缔组织性外痔发生在截石位 6 点处的，多为肛裂引起，又称为裂痔、哨兵痔；发生于截石位 12 点处的，称为前哨痔；发生在截石位 3 点、7 点、11 点处的，多为内痔引起；呈环状或花冠状的，多见于经产妇。

3. 静脉曲张性外痔

静脉曲张性外痔发生于齿状线以下的肛管内，局部有椭圆或长条形的隆起，质软，平时不明显，增加腹压时，肿物体积会增大，并呈暗紫色，触之稍硬，便后因体积缩小而变软。本病患者一般无疼痛，只感觉坠胀不适；若便后肿物体积不缩小，可因引起周围组织水肿而疼痛；多伴有内痔。

【辨证论治】

本病初期或肿块较小时，可采用外治法治疗。若肿块较大，或发病 3～5 天后肿块不消且局部不适感明显者，宜用手术治疗。若热结肠道而伴有大便秘结者，宜采用内治法。结缔组织性外痔一般无须治疗，当染毒肿痛时，可给予清热利湿治疗。

（一）内治法

1. 气滞血瘀证

证候：肛缘肿物突起，肿痛剧烈难忍，肛门坠胀疼痛，局部能触及硬性结节，色暗紫；伴有便秘，烦热，口渴；舌紫，苔淡黄，脉弦涩。

治法：活血化瘀。

方药：桃仁承气汤加减。

2. 湿热下注证

证候：肛门缘肿物隆起，肛门灼热、疼痛或滋水，便干或溏；舌红，苔黄腻，脉滑数。

治法：清热利湿。

方药：防风秦艽汤加减。

3. 脾虚气陷证

证候：肛门缘肿物隆起，肛门坠胀，似有便意；伴有神疲乏力，纳少便溏；舌淡胖，苔薄白，脉细无力。

治法：补中益气，升阳举陷。

方药：补中益气汤加减。

(二)外治法

1. 外用药物治疗

外痔可选用苦参汤加乳香、没药等煎水坐浴，外敷黄连膏、黄柏膏、马应龙痔疮膏等。

2. 手术疗法

外痔的手术疗法包括血栓性外痔剥离术、结缔组织性外痔切除术、静脉曲张性外痔剥离切除术等。

(1)血栓性外痔剥离术：适用于外痔较大、血块不能吸收、炎症局限者。操作方法：嘱患者取侧卧位或截石位，常规消毒后，用利多卡因在痔基底及其周围进行局部麻醉，于肛门缘做放射状切口，在肿块中间切开皮肤后，用止血钳将血块分离，并摘除；然后修剪切口两侧的皮瓣，使创口敞开且平整，用八二丹、红油膏纱条嵌入创口，外盖纱布块，并用胶布固定。从第二天起，改用生肌散、生肌玉红膏，每天便后换药，直至愈合。

(2)结缔组织性外痔切除术：适用于结缔组织性外痔较大，异物感明显，或经常发生肿痛者。操作方法：嘱患者取侧卧位或截石位，常规消毒和局部麻醉后，用组织钳将外痔提起，围绕外痔根部做一梭形切口，将外痔由外括约肌浅层切除，然后用红油膏纱条嵌入创口，外盖纱布块，并用胶布固定，直至愈合。

(3)静脉曲张性外痔剥离切除术：适用于肛门部不适感明显或经常引起肿痛者。操作方法：嘱患者取侧卧位或截石位，常规消毒后，用利多卡因在痔基底及其周围进行局部麻醉，用止血钳提起外痔隆起最明显处，以剪刀从肛缘外 2cm 向肛内做一梭形切口，切口上端必须指向肛门中心，呈放射状，将曲张的静脉丛分离至括约肌的表面，将其与皮肤连同皮下组织一并切除。术后可用红油膏纱条嵌入创面引流，每次便后用 1∶5000 高锰酸钾溶液洗浴，更换敷料，直至痊愈。

【预防与调护】

(1)治疗后患者应适当卧床休息，以减少局部刺激、出血等。

(2)嘱患者多食新鲜蔬菜、水果，多饮水，以保持大便通畅；忌饮浓茶，以防大便秘结。

(3)嘱患者积极治疗内痔、肛裂、便秘等原发病，以防结缔组织性外痔的发生和发展。

(4)患者多伴有内痔，应一并治疗。

三、混合痔

混合痔指内、外痔静脉丛曲张，相互沟通吻合，形成一整体者。其内痔部分为Ⅱ、Ⅲ期内痔的痔核，外痔部分为静脉曲张性外痔和结缔组织性外痔，两者无明显分界，括约肌间沟消失，兼有内痔与外痔的双重症状。

【病因病机】

混合痔多因Ⅱ、Ⅲ期内痔反复脱出，使与内痔相对应的齿状线以下皮下静脉丛曲张和结缔组织增生所致。

【诊断】

混合痔多见于截石位 3 点、7 点、11 点处，表现为内、外痔相连，无明显分界。混合痔兼有内痔和外痔的临床特征，用力排便、咳嗽等腹压增加时，痔核可一起脱出，其上部的上皮组织为黏膜，下部为皮肤，痔组织表面可见到齿状线，常伴有内痔脱出。混合痔可单发或多发，发生于肛门一周的叫环形混合痔。

【辨证论治】

本病若外痔部分症状较轻者，可单用注射疗法处理内痔即可。若外痔部分较大或症状较明显者，可行混合痔外痔剥离、内痔结扎术，或用电子治疗仪治疗，必要时也可配合应用内治法和外治法，内、外治法与内痔和外痔基本相同。

混合痔一般采用外痔剥离、内痔结扎术（简称“外剥内扎术”）。

（1）适应证：外剥内扎术适用于经常便血或痔核经常突出者。

（2）操作方法：嘱患者取截石位，局部常规消毒后，做局麻或穴位麻醉，将混合痔充分暴露，在外痔部分做“V”字形皮肤切口，用血管钳钝性剥离外痔静脉丛至齿状线，再用弯形血管钳夹住外痔皮瓣和内痔基底部，在内痔基底部正中用圆针贯穿做“8”字形结扎，剪去“V”字形内皮肤及静脉丛，使肛门部呈一放射状切口。用同样方法处理其他痔核，术后创口用油纱条覆盖，外用纱布压迫，以胶布固定。每次便后用 1∶5000 高锰酸钾溶液洗浴，更换敷料，直至痊愈。

（3）注意事项：①每次剥离结扎的痔核应不超过 4 个，否则易引起肛门狭窄，大便难以排出，易引起丝线滑脱。②结扎法施行时缝针不得穿过肌层，否则可引起肌层坏死。③外痔剥离时切口不能太靠上，否则易引起术后出血过多。④术中应尽量保留肛管皮肤和黏膜，以防止术后肛门直肠狭窄。

【预防与调护】

（1）患者在治疗后应适当卧床休息，以减少局部刺激、出血等。

（2）嘱患者多喝水，多食蔬菜、水果，少食辛辣食物。

项目三　肛　裂

肛裂指肛管皮肤全层裂开所形成的感染性溃疡。肛裂是一种常见的肛肠疾病，其发病率仅次于痔。中医学又称此病为“脉痔”“钩肠痔”。肛裂的临床特征是周期性疼痛、便血和便秘。

【病因病机】

本病多因饮食不节而热结肠道，致大便秘结，或因素体阴虚，使肠道津液不足而大便秘结；又或因排便时努挣而裂伤肛门，发为本病。习惯性便秘者，裂口长期受干硬粪便的刺激而染毒，并可导致裂口周围组织的炎症性病变。

西医学认为，肛裂发生的主要因素有以下几个方面。①解剖学因素：包括三个方面，一是肛管两侧因有肛门括约肌和肛提肌加强，而肛门前后方肌肉力量薄弱，容易损伤；二是肛管与直肠壁之间形成的会阴曲是一个接近 90°的角，排便时，肛门后部承受粪便压迫的力量重；三是肛管后方血液循环不足，且弹性差，肛门腺分布较多。②外伤因素：肛管皮肤因干硬的粪块或异物划伤。③感染因素：肛门后部的肛隐窝感染时，炎症可向肛管皮下蔓延，形成皮下脓肿后，溃破而成。④内括约肌痉挛：由于肛管部位损伤或炎症刺激，使肛门内括约肌处于痉挛状态，致使肛管张力增强。关于内括约肌痉挛，有学者认为是肛裂导致的结果，亦有学者认为内括约肌痉挛是肛裂产生的原因之一。

【诊断】

1. 临床表现

本病多见于20～40岁的青壮年人，男性多于女性，好发于截石位肛管的6点和12点处，男性多发生于6点处，女性多发生于12点处。本病的主要症状有以下几种。

(1)疼痛：疼痛是肛裂的典型症状，早期肛裂排便时有撕裂样疼痛，便后缓解；陈旧性肛裂排便时有灼痛，便后数分钟疼痛可稍有缓解，呈现一个间歇期，继而因内括约肌痉挛又出现剧烈疼痛，后一次疼痛持续时间较长，可长达半小时到数小时不等。临床上通常把这种疼痛称为周期性疼痛(图9－5)。

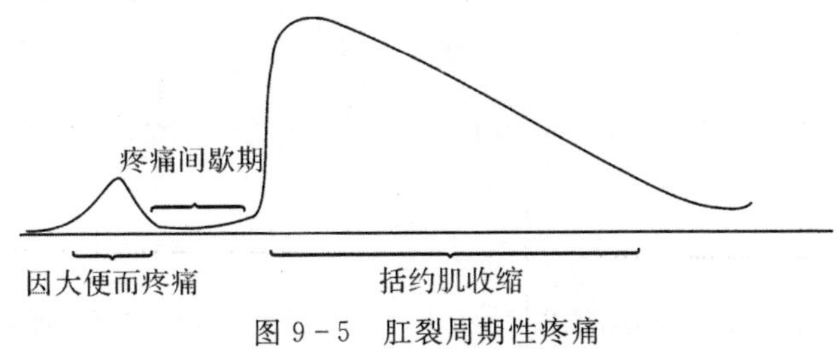

图9－5 肛裂周期性疼痛

(2)便血：大便带血或便后滴血，色鲜红，出血量可因裂口的深浅而异，裂口浅的出血量少，反之较多，一般多为大便尾端或便纸带血，严重时可有便后滴血。

(3)便秘：患有肛裂的患者通常有便秘史。大便秘结可形成肛裂，而肛裂的疼痛又会成为导致继续便秘的因素，二者互为因果，易形成恶性循环。患有陈旧性肛裂的患者，因惧怕排便时的周期性疼痛，常自主控制排便次数，而使粪便在肠道内存留时间过长，水分被过分吸收，粪块干结变硬，当干硬的粪块被排出时会刺激肛裂溃疡面，又可导致更严重的疼痛。

若裂口分泌物多，刺激肛门周围皮肤，还可引起肛门瘙痒，或肛周皮肤皲裂。

2. 分类

肛裂一般可分为早期肛裂和陈旧性肛裂。

(1)早期肛裂：病程较短，仅在肛管上有一个小的梭形溃疡，裂口浅，边缘整齐，柔软而有弹性，无瘢痕形成，有明显触痛，但不合并肛裂的任何一种其他病理改变，容易痊愈。

(2)陈旧性肛裂：病程较长，多由早期肛裂反复发生所致，裂口边缘硬而不整齐，可合并下列一种或几种病理改变。

1)肛乳头炎：肛裂的炎性改变波及肛乳头，引发裂口旁的肛乳头炎，甚则使肛乳头发生炎性增生。

2)肛窦炎：肛裂的炎性改变波及肛窦，引发裂口旁肛窦炎，继而炎症沿肛腺蔓延至肛管皮下，可引起肛管皮下小脓肿。

3)陈旧性溃疡：发生炎性改变的肛管皮肤脆性增加，皮下脓肿破裂和反复粪便污染等可形成经久不愈的陈旧性溃疡。

4)纤维增生：裂口基底部结缔组织发生炎性变性、纤维增生，使裂口基底板结变硬，限制了肛管的弹性扩张。

5)潜行瘘管:陈旧性肛裂引流不畅,炎症向深部组织扩散,可形成潜行窦道或瘘管。

6)哨兵痔:由于裂口发生炎性改变,使裂口远端局部浅静脉和淋巴回流障碍,发生炎性肿胀、结缔组织增生,可在裂口远端所对应的肛门缘处形成结缔组织性外痔,如同肛门口的哨兵一样,故又称“哨兵痔”,是陈旧性肛裂的特征性病理结构。

陈旧性肛裂常有肛乳头肥大、哨兵痔和溃疡,称为肛裂三联征。

【鉴别诊断】

1. 肛门皮肤皲裂

肛裂的裂口发生在肛管皮肤上,常伴有出血和疼痛症状;肛门皮肤皲裂的裂口发生在肛门周围皮肤上,一般不侵及肛管皮肤,裂口浅表,无哨兵痔、肛乳头肥大等,常伴有瘙痒症状,冬、春季节加重,夏季减轻。

2. 结核性溃疡

结核性溃疡常为多发性裂口,不一定在前、后中线上,创口缘呈潜行性,疼痛轻,出血少,无赘皮外痔,有结核病病史。

3. 肛门皮肤癌

肛门皮肤癌的溃疡形态不规则,表面凹凸不平,边缘隆起,质地硬,伴有臭味及持续疼痛,做病理组织检查可确诊。

【辨证论治】

早期肛裂可采用外治法,陈旧性肛裂应予以手术并同时切除附近其他病变组织。肛裂由便秘引起者,应辨证施治,并增加富含纤维食物摄入,改变大便习惯,保持长期大便通畅。

(一)内治法

1. 热结肠燥证

证候:大便干结,便时肛门疼痛剧烈,大便滴血,色鲜红,裂口色红,小便短赤;舌质红,苔黄,脉滑实或洪大。

治法:清热凉血,润肠通便。

方药:凉血地黄汤合麻子仁丸加减。

2. 阴虚肠燥证

证候:大便干结,便时疼痛带血,裂口深红,口干咽燥,五心烦热,肌肤干燥无华;舌质红,少苔,脉细数。

治法:养阴生津,润肠通便。

方药:增液汤加减。

3. 血虚肠燥证

证候:大便秘结,便痛出血,心悸气短,面色无华,唇甲苍白;舌淡,脉细。

治法:补气养血,润肠通便。

方药:四物汤合五仁丸加减。

(二)外治法

外治法适用于早期肛裂。

(1)敷药法:用具有收敛止血、祛腐生肌的药物敷于患处,常用的药物有生肌玉红膏、马应龙痔疮膏、九华膏、生肌散等。

(2)熏洗法:用具有清热解毒、清热燥湿的药物水煎后,熏洗局部,常用的药物有苦参汤,还可用花椒盐水坐浴。

(3)塞药法:用具有清热解毒、收敛止血的栓剂塞入肛内,常用的药物有马应龙痔疮栓、九华栓、化痔栓等。

(4)手术疗法:包括扩肛法、侧切术、切除术、纵切横缝术等;注意术后进流质饮食或软食2天,控制大便1～2天,使用缓泻剂,保持大便软、通畅;便后坐浴,坐浴后外敷九华膏,换药,5～7天拆线。

1)扩肛法:适用于肛裂无哨兵痔、无肛乳头肥大等并发症的患者。操作方法:患者取截石位或侧卧位,采用骶麻或局麻的方式进行麻醉,术者戴橡胶手套,并将双手的食指和中指涂上润滑剂,先用右手食指插入肛内,再插入左手食指,两腕部交叉,掌心向外、向两侧扩张肛管,之后再伸入两个中指,持续扩肛3～5分钟。操作中不要用暴力或快速扩肛,以免造成黏膜、皮肤损伤,术后每天便后用1∶5000高锰酸钾溶液坐浴。

2)侧切术:适用于不伴有结缔组织性外痔及皮下瘘的陈旧性肛裂,或伴有肛管痉挛性狭窄者。操作方法:患者取截石位或侧卧位,采用骶麻或局麻的方式进行麻醉,术者戴橡胶手套,并将左手的食指和中指涂上润滑剂,以左手食指探入肛内,触摸到括约肌间沟作为导引,在肛外左侧(或右侧)距肛门缘1～2cm处,用线状刀刺入皮下,深至齿状线,放射状切断肛门内括约肌,再扩肛3～5分钟。

3)切除术:适用于陈旧性肛裂合并病理改变的患者。操作方法:患者取截石位或侧卧位,采用骶麻或局麻的方式进行麻醉,先行扩肛,沿裂口正中做放射状切口,切口长度近端至齿状线,远端至外括约肌皮下部外缘,深度以切断内括约肌和外括约肌皮下部为准,同时切除合并的病理组织,修剪裂口创缘,引流通畅,对合整齐,用凡士林纱布压迫包扎。术后每天便后坐浴,换药至痊愈。

4)纵切横缝术:适用于陈旧性肛裂伴有肛管狭窄者。操作方法:患者取侧卧位或截石位,采用局部浸润麻醉或腰俞麻醉的方式进行麻醉,肛内常规消毒,沿肛裂正中做一纵向切口,上至齿状线上0.5cm,下至肛缘外0.5cm,切断栉膜带及部分内括约肌纤维,如有潜行性皮下瘘管、赘皮痔、肛乳头肥大、肛隐窝炎也一并切除,修剪裂口创缘,再游离切口下端的皮肤,以减少张力,彻底止血,然后用细丝线从切口上端进针,稍带基底部组织,再从切口下端皮肤穿出,对拉切口两端丝线结扎,使纵切口变成横缝合,一般缝合3～4针,盖红油膏纱布,其上用纱布压迫,并用胶布固定。

【预防与调护】

(1)治疗后患者应适当卧床休息,以减少局部刺激、出血等。

(2)患者术后即可饮水,可进普食,忌辛辣刺激性食物和饮酒,给予通便药物,尽早让患者养成良好的排便习惯,有利于自然扩肛,必要时可在术后15天左右进行被动扩肛,以防发生肛门狭窄。

(3)根据局部情况适当给予抗生素、镇痛剂。

(4)嘱患者宜多饮水,多食含粗纤维类食物,忌饮浓茶,忌烟、酒,纠正习惯性便秘。

项目四　肛　痈

肛痈指在肛门、肛管和直肠周围间隙中发生的急、慢性化脓性疾病,在中医文献中,肛痈又称为脏毒、悬痈、坐马痈、跨马痈等。肛痈相当于西医学的肛门直肠周围脓肿。本病好发于青壮年人,男性多于女性。

肛痈的发生多与肛门腺感染有关,自行溃破或切开排脓后常可形成肛漏。根据发生的部位不同,肛痈可分为肛门旁皮下脓肿、坐骨直肠窝脓肿、骨盆直肠窝脓肿、直肠后间隙脓肿。

【病因病机】

本病是由火热邪毒结聚肛门,血败肉腐而成脓。因过食辛辣食品,饮酒过度,而致热毒结聚;或因肌肤损伤,感受邪毒,瘀阻脉络,血败肉腐;或因肺、脾、肾三阴亏虚,虚火结聚于肛门而生本病。

西医学认为,肛门、直肠周围有许多间隙,间隙内填充着疏松的组织,容易感染,生成脓肿。这些脓肿多由隐窝炎引起,经过肛腺管、肛腺及其分支直接蔓延,或经淋巴管向外周扩散,形成周围脓肿。

【诊断】

本病为突发性肛门周围肿痛、坠胀,有结块,每当受压、咳嗽、行走和排便时加重,伴有发热、倦怠、纳差、排便困难、排尿不畅等全身症状,1周左右成脓,溃后易形成肛漏。由于脓肿的部位和深浅的不同,症状也有差异,如发生在肛提肌以下的间隙脓肿,部位浅,局部红、肿、热、痛明显,而全身症状较轻;发生在肛提肌以上的间隙脓肿,部位深,局部红、肿、热、痛较轻,而全身症状较重。

1. 肛门旁皮下脓肿

肛门旁皮下脓肿发生于肛门周围的皮下组织内,为临床最常见的脓肿。肛门旁有明显红肿、硬结,疼痛及触痛明显,脓成后有波动感,全身症状轻。

2. 坐骨直肠间隙脓肿

坐骨直肠间隙脓肿指发生于肛门与坐骨结节之间间隙的脓肿,脓肿范围广,位置深,患侧持续疼痛,逐渐加重,在排便、咳嗽、行走时疼痛加剧,可伴有发热、畏寒、头痛、食欲不振等全身症状。肛门指诊患侧饱满,有明显压痛和波动感。

3. 骨盆直肠间隙脓肿

骨盆直肠间隙脓肿少见,局部症状多不明显,有时仅有直肠下坠感,全身症状明显。肛门指诊可触及患侧直肠壁隆起、压痛及波动感。

4. 直肠后间隙脓肿

直肠后间隙脓肿的症状与骨盆直肠间隙脓肿相同,但直肠内有明显的坠胀感,骶尾部可有钝痛,并可放射至下肢,在尾骨与肛门之间有明显的深部压痛。肛门指诊直肠后方肠壁处有触痛、隆起和波动感。

【鉴别诊断】

1. 肛周疖肿、肛周毛囊炎

肛周疖肿、肛周毛囊炎的病灶浅表，仅在皮肤或皮下，因发病与肛漏无病理性联系，故穿溃后不会形成肛漏。

2. 肛周粉瘤

肛周粉瘤的肿物呈圆形或椭圆形，边界清楚，表面光滑，质地柔软，一般无疼痛，与肛管直肠腔无关，不合并全身感染症状。

【辨证论治】

肛痈早期脓未成时，表现为急性炎症，应及时给予中医辨证施治；脓成后应及早行手术切开排脓，以免病情加重。

(一)内治法

1. 火毒蕴结证

证候：肛门周围突然肿痛，可见皮肤发红，持续加重，触痛明显，质硬；伴有恶寒，发热，喜冷饮，小便短赤，大便秘结；舌质红，苔薄黄，脉弦数。

治法：清热解毒，活血祛瘀。

方药：仙方活命饮合黄连解毒汤加减。伴湿热者，合用萆薢渗湿汤。

2. 热毒炽盛证

证候：肛门红肿，疼痛剧烈，痛如鸡啄，肛门坠胀，肿块变软，按之有波动感；伴有发热，口渴而不欲饮，夜寐不安，小便困难，大便秘结；舌质红，苔黄腻，脉弦滑数。

治法：清热解毒，托毒透脓。

方药：透脓散加减。

3. 阴虚毒恋证

证候：肛门肿痛，皮色暗红，成脓时间较长，破溃后脓出稀薄，淋漓不尽，久不收口；伴有心烦口干，午后潮热，夜间盗汗；舌质红，少苔，脉细数。

治法：养阴清热。

方药：青蒿鳖甲汤加减。若肺阴虚者，加沙参、麦冬等；脾虚者，加白术、山药、扁豆等；肾阴虚者，生地黄改熟地黄，加龟甲、玄参等；伴湿热者，合三妙丸加减。

(二)外治法

(1)初期：实证用金黄散、黄连膏等外敷，位置较深隐者用金黄散调糊灌肠；虚证用冲和膏或阳和解凝膏外敷。

(2)成脓期：脓成应尽早切开引流，并根据脓肿的部位深浅和病情的缓急选择手术方法。

1)切开引流术：对于有内口的肛门直肠脓肿，该疗法是一种姑息疗法，切开排脓后，将形成肛漏，以后再做肛漏手术。对于没有内口的脓肿，可经切开引流后治愈。本法还适用于高位复杂性脓肿一次性根除困难者，或年老、体质虚弱、妇女妊娠，以及伴有其他疾病暂不适合一次性手术者。操作方法：采用骶麻或局麻的方式进行麻醉，确定好脓肿部位，选择波动最明显或指压有指痕处，沿脓肿部位的长轴切开皮肤、皮下层，直达脓腔，排出脓液，术者将食指探入脓腔，钝性离断间隔，用双氧水、生理盐水先后冲洗脓腔，适当延长切口以使引流通畅，切除部分切口边缘组织，最后置入引流条，包扎。

2）一次性切开根治术：适用于低位脓肿，并且脓腔与内口相连的管道未跨越外括约肌深部者；禁用于肛痈内口不明确者，或伴有严重心、肾、肺、肝疾病，或有血液病、癌症而不宜手术者。操作方法：采用骶麻的方式进行麻醉，患者取截石位或侧卧位，可参考切开引流术，先排出脓液，术者再将左手食指探入肛内，触摸到内口作为导引，用球头银丝探针自脓腔探入，穿进脓腔与内口相连的管道，自内口穿出，并将探针引出肛外，确定探针所含纳的组织没有包含外括约肌深部（或将食指探入肛内，并嘱患者咳嗽，以判定探针以上的肌组织是否具有较强的收缩肛管的能力）后，切断探针所含纳的全部组织，将脓腔彻底敞开。清洗脓腔，清除腐烂组织、间隔和分支脓腔，结扎活动性出血点，修剪创口，使引流通畅，创口开放，置入引流条，外用纱布及胶布固定。

对于低位蹄铁形脓肿，切开与内口相连的组织后，可沿脓腔的走行，弧形切开两侧的脓腔，在肛门后位保留肛尾韧带，下对口引流条。其余做法同上述操作。

对于没有内口的脓肿，可选择脓腔的最高点并与肛管直肠腔较近的位置将探针穿出。

3）切开挂线术（又称低位切开高位挂线术）：适用于高位脓肿（坐骨直肠间隙脓肿、骨盆直肠间隙脓肿、直肠后间隙脓肿）或脓腔与内口相连的管道跨越外括约肌深部以上组织的低位脓肿；禁用于肛痈内口不明确者，或伴有严重心、肾、肺、肝疾病，或有血液病、癌症而不宜手术者。操作方法：采用骶麻或硬膜外麻醉的方式进行麻醉，患者取截石位，常规消毒，切开排脓后，术者将左手食指探入肛内，触摸到内口，作为导引，探针从排脓口探入，仔细寻找脓腔通往内口的管道，将探针从内口穿出并引到肛外，指诊判断探针穿过肌肉的部位，在探针后端系好胶套并固定，切开探针所含纳的外括约肌皮下部以下的全部组织（切开部分应够大，以使引流通畅），将探针自肛内牵出引入胶套，拉紧胶套，用 7 号丝线双重结扎，去掉探针，清理间隔、腐烂组织及分支脓腔，清洗创面，置入引流条，包扎。注意事项：术中定位要准确，一般在脓肿切开引流前应先穿刺，抽出脓液后再行切开引流；脓肿切开后需要用手指探查脓腔，分开脓腔内的纤维间隔，以利于引流，脓液引流一定要彻底；术中同时切开原发性感染的肛隐窝，以防止肛漏的形成。术后处理：酌情使用抗生素及缓泻剂，每次便后用 1∶5000 高锰酸钾溶液坐浴、换药。患者一般 10 天左右挂线可自行脱落，不脱落者可酌情紧线或剪断，再经换药后，可逐渐愈合，无肛门失禁及其他后遗症。应当注意的是，术后患者是否有高热、寒战等症，若有，则应及时处理。

（3）溃后期：先用七三丹或八二丹提脓化腐。待腐肉已尽后，改用生肌散、生肌玉红膏等，或用红油膏纱条引流，脓尽则用生肌散纱条。日久成漏者，则按肛漏处理。

【预防与调护】

（1）积极防治肛门病变，如肛隐窝炎、内痔、外痔等。

（2）患者在手术当天应适当卧床休息，以减少出血，一般 24 小时后可下地适当活动，便于术区引流。

（3）患者术后无须控制排便，可进普食，但避免进食辛辣、刺激性食物和饮酒。

（4）嘱患者注意肛门清洁，保持大便通畅。

项目五 肛 漏

肛漏指肛管、直肠与肛门外周围皮肤相通而出现的一种病理性管道，在中医文献中称其为“漏疮”“痔漏”。本病相当于西医学的肛瘘，多见于青壮年男性。

肛漏通常由原发性内口、继发性外口和瘘管组成，内口多为原发性，多数位于肛窦内；外口为继发性，多在肛门周围皮肤上，常不止一个。若外口在两侧坐骨结节连线之后，内口在后正中线外，则其瘘管多呈马蹄形，称为马蹄形漏。本病是一种常见的肛门直肠疾病，发病率仅次于痔。

【病因病机】

本病多因肛痈溃后余毒未尽，结滞不散，疮口不收，或脏腑素虚，复感邪毒，毒伤经脉，血行不畅，气血壅结，肉腐成脓，穿肠破溃，成漏成孔；或虚劳久咳，肺、脾、肾三阴亏损，湿热乘虚下注大肠，结聚在肛边，肉腐成脓，日久溃破成漏。

西医学认为，肛瘘一般为化脓性感染所致，常因肛痈发展而来，少数也可由结核感染而成，其他如溃疡性结肠炎、恶性肿瘤、肛管外伤感染等亦可形成。肛瘘的主要病理：肛管直肠周围脓肿自然破溃或切开引流后，脓腔缩窄成管状，脓液引流不畅，无法自愈，形成瘘管，瘘管细小且迂曲不直，引流更加不畅，脓液积聚，有时外口皮肤常假性愈合，脓液再度穿破原发外口，或也可形成支管，再继发新的外口，病程长，如此反复发作，形成复杂性肛瘘。直肠内常有感染性物质，如粪便及气体等不时地流入管道，炎症感染刺激管壁肉芽和纤维组织，致管壁组织增生，形成瘢痕组织，从而使管腔及外口无法愈合。

【诊断】

1. 临床表现

本病可发生于各种年龄，但多见于20～40岁的青壮年人，男性发病率明显高于女性。患者多有肛痈病史，并有自行破溃或曾做过切开引流的病史。在非急性炎症期，患者以流脓、疼痛、瘙痒等局部症状为主；当出现急性炎症和反复发作的慢性复杂性肛漏时，则可伴有发热、消瘦、疲劳、面色无华等全身表现。

(1)流脓：肛门部有间歇性或持续性流脓，久不收口，一般初起时流脓较多，色黄质稠，有粪臭味；时间较久，脓水减少，质稀色淡，时有时无，呈间歇性；若脓液突然增多，并伴有肛门部疼痛者，常提示有新的瘘管生成或有急性感染；若无脓液流出，多为外口暂时封闭；如内、外口和瘘管均粗大时，可有粪便和气体由外口排出。

(2)疼痛：肛漏通畅时，一般不觉疼痛，仅有肛门坠胀感；若外口自行闭合，瘘管内有脓液积聚，可出现局部疼痛，多伴有恶寒、发热等症；当外口破溃而脓水流出时，疼痛可迅速减轻或消失，偶有因内口粗大而瘘管较细，粪便流入瘘管引起疼痛，多在排便时疼痛加剧。

(3)瘙痒：因外口处经常有脓液流出，肛门周围皮肤常有脓液浸淫，故可出现局部瘙痒、潮湿不适等，并可伴发肛周湿疮。

2. 分类

本病的临床分类方法很多，常用的是高、低位分类法，即以肛门外括约肌深部为界，瘘管穿过外括约肌深部及其以上部位的叫高位肛漏；瘘管在外括约肌深部以下者叫低位肛漏。

(1)低位肛漏:①低位单纯性肛漏,指瘘管穿行于外括约肌深部以下,只有一条瘘管,没有分支瘘管的肛漏。②低位复杂性肛漏,指瘘管穿行于外括约肌深部以下,有一条主瘘管,并有一条或几条分支瘘管的肛漏。

(2)高位肛漏:①高位单纯性肛漏,指瘘管穿过或跨过外括约肌深部,只有一条瘘管,没有分支瘘管的肛漏。②高位复杂性肛漏,指主瘘管穿过或跨越外括约肌深部,并有一条或几条分支瘘管的肛漏。

3. 辅助检查

(1)望诊:详细观察肛周皮肤的颜色、外口的凹凸情况、分泌物的性状对诊断都有积极意义,尤其是用索罗门定律观察外口的位置,可初步判断瘘管的位置和曲直。索罗门定律:经左、右坐骨结节画一条直线,如果外口在此线的前方,距肛门不超过 4cm,则多为直漏,其内口多在同点位的齿状线上;如果外口距肛门超过 4cm,或外口在此线的后方,瘘管多为弯行,则其内口多在肛内后正中线上。

(2)触诊:包括诊查瘘管的走行、分支瘘管情况、周围组织被炎性浸润程度、皮肤弹性,以及内口的位置、性质等。自外口轻摸,可触及明显条索状瘘管,说明瘘管较浅,用指压之,若脓液从外口流出,则多为低位漏;若重压才能感到或不明显,则提示瘘管较深,可能是高位漏,将手指探入肛内,可于齿状线附近触及内口。

(3)探针检查:对判定瘘管的曲直、走行方向、穿行高度非常重要,通常使用球头银丝探针,自外口插入,顺管腔缓慢推进,检查内口,操作时应避免使用暴力,以免造成假漏。

(4)X 线造影:对复杂性肛漏,很难判定瘘管高度和走行的,可采用 X 线碘油造影检查。

【辨证论治】

本病应早期诊断,及早治疗;治疗以手术疗法为主,内治法为辅;治疗的关键在于切除内口、瘘管(包括分支瘘管),并使创区引流通畅。内治法和外治法多可于手术前、后增强患者机体抗病能力,减轻症状,以控制炎症的发展。

(一)内治法

1. 湿热下注证

证候:肛门局部肿胀疼痛,瘘管外口有胬肉高突,脓液黄白黏稠,时作时止,或潮湿瘙痒;伴有大便黏滞,小便短赤;舌质红,苔黄腻,脉滑数。

治法:清热利湿,散瘀止痛。

方药:二妙丸合萆薢渗湿汤加减。

2. 阴虚火旺证

证候:发病缓慢,局部疼痛较轻,久不收口,脓液稀薄,淋漓不断;伴有潮热盗汗,形体消瘦,心烦口渴;舌质红,少津,苔少,脉细数。

治法:滋阴生津,清利虚热。

方药:青蒿鳖甲汤加减。

(二)外治法

(1)外洗:用清热解毒、散结消肿的药物煎煮后,先熏后洗,常用苦参汤加减。

(2)手术疗法:如切开疗法、挂线疗法。

1)切开疗法:适用于低位单纯性肛漏和低位复杂性肛漏;禁用于有严重肺结核、梅毒或极度虚弱者,或肛门周围有严重皮肤病者,或有严重心、肝、肾疾病或血液病、癌症等不宜手术者,或肛漏内口不明确者。切开疗法的操作方法:患者取侧卧位或截石位,在局部麻醉下,常规消毒,铺无菌巾;先在肛门内塞入一块盐水纱布,再用钝头注射器从瘘管外口注入1%亚甲蓝溶液,如纱布被染为蓝色,则有助于寻找内口的位置,也便于在手术时辨认走向;再用有槽探针从外口轻轻插入,如遇阻力即停止插入,用组织剪顺槽沟剪开管道,再将探针插入残留的管道,如此逐步用同样方法切开所有管道,并用刮匙刮净管壁坏死组织,修剪创口两侧不整齐的皮肤及皮下组织,使之形成一个口宽底小的创面,以利于引流通畅;创面出血时,应仔细止血,最后为创面填塞红油膏纱条,外盖纱布,并用宽胶布压迫固定。术后换药:每天大便后用1∶5000高锰酸钾溶液坐浴,再以红油膏纱条填塞创面,要求必须将红油膏纱条置于创口基底部,以防表面过早粘连封口,形成假性愈合。术后换药非常重要,换药正确与否直接影响到创面是否能良好愈合,是治愈肛漏的关键一步。注意事项:仔细查找内口,探查时不可用力过猛,以免造成假内口,而遗漏真正的内口;当找不到内口时,可切除其周围的部分组织,彻底清除分支瘘管,彻底切除瘘管管壁坏死组织,以利于术后创口生长;高位肛漏要避免一次性切开外括约肌深部和耻骨直肠肌,应采用挂线法缓慢将其勒断;创口的外形应是肛内小、肛外大,以便于引流。

2)挂线疗法:适用于高位单纯性肛漏和高位复杂性肛漏;禁忌证同切开疗法。挂线疗法的操作方法:患者取侧卧位,病侧在下,在局部浸润麻醉或腰俞麻醉下,常规消毒;先在球头银丝探针尾端缚扎一橡皮筋,再从瘘管外口轻轻探入,在肛管齿状线附近寻找到内口的位置;再用食指伸入肛门内,摸查探针球头,并将探针弯曲,从肛门口拉出,使探针尾端的橡皮筋随探针由肛门口拉出;提起橡皮筋两端,切开瘘管内、外口之间的皮肤及皮下组织,拉紧橡皮筋,用止血钳紧贴皮下切口夹住,在其下方用粗丝线收紧橡皮筋,并用双重结结扎住;再在结扎线外1.5cm处剪除多余的橡皮筋,松开止血钳,用红油膏纱条填塞切口,压迫止血,外垫纱布,并用宽胶布压迫固定。术后换药:同切开疗法。注意事项:仔细查找内口,探针插入时不能用暴力,以免造成假道;探针由肛门口拉出时,橡皮筋的末端应留在外口处,不能拉入内口。其余同切开疗法。

【预防与调护】

(1)嘱患者经常保持肛门清洁,养成规律排便的习惯。

(2)嘱患者及时治疗肛隐窝炎、腹泻、便秘等疾病。若有肛痈,宜早期治疗,可以防止其形成肛漏。

(3)肛漏患者要及早治疗,彻底治疗,避免引发新的瘘管。

(4)术后换药需重视,防止创口假性愈合及肛漏不愈合。

项目六　息肉痔

息肉痔指直肠内黏膜上的赘生物,在中医文献中称之为“樱桃痔”“悬胆痔”“珊瑚痔”,西医学称之为直肠息肉、结肠息肉。息肉痔是一种常见的良性肿瘤。

息肉痔可单发,也可多发。单发者多见于儿童,多发者多见于青壮年人。若为成年人,尤其是老年人多发性息肉痔,则往往有恶变可能。

【病因病机】

本病多由恶气内聚横逆，气机郁阻或凝聚，形成肿瘤，发为息肉；或气滞血瘀于肠间，内阻于脉道，使血行障碍，则可隆起为息肉。

西医学认为，常见息肉的病理性质有三种：一是腺瘤或管状腺瘤，多单发，有蒂，其中管状腺瘤发病率最高，占息肉的80%～90%，若直径大于2cm者，则恶变率升高；二是绒毛状腺瘤(乳头状腺瘤)，较少见，大多数呈基底广、表面绒毛状，直径大于2cm者易恶变，多见于老年人；三是幼年性息肉，多见于儿童，单发，直径小于1cm，为圆形带蒂的活动性包块，表面光滑，多能自行脱落。

【诊断】

1. 临床表现

本病可发生于任何年龄和性别，儿童患者多为单发，成年人常为多发。大多数大肠息肉并无特殊症状，因此诊断主要依靠临床检查。检查步骤一般首先做直肠指诊或直肠镜检查，必要时可做乙状结肠镜检查或纤维结肠镜检查。

(1)便血：以左侧大肠内息肉较多见，尤以绒毛状息肉和幼年性息肉多见，血常附于大便表面，色鲜红，以间断小量出血为主，严重时可造成贫血。儿童期无痛性便血以大肠息肉引起者多见。

(2)粪便改变：乙状结肠的较大息肉可引起便秘，出现排便不畅感。部分绒毛状息肉可有大量黏液排出，分泌亢进，引起水泻，可造成电解质和蛋白质的丢失。

(3)腹痛：部分患者可见弥漫性非特异性腹痛，在大便时或便后加重。较大息肉可引起肠套叠，因导致肠梗阻而造成腹痛。

(4)息肉脱垂：具有长蒂的息肉在排便时可脱出肛门外，此种症状在小儿较为多见。

2. 辅助检查

(1)直肠指诊：多适用于儿童低位息肉，可触及圆形、柔软、带蒂肿物，表面光滑，指套上有血和血性黏液。

(2)直肠镜与乙状结肠镜检查：可根据临床需要选用直肠镜、乙状结肠镜或纤维结肠镜检查，在直视或镜头观察下，了解并确定息肉的部位、大小、数目，或取活组织做病理学检查。

【鉴别诊断】

1. 肛乳头肥大

肛乳头肥大位置较低，发生在肛窦附近，常单个发生，较坚硬，表面不光滑，多无便血，活体组织检查可以明确性质。

2. 直肠癌

直肠癌早期为大便带血，血色暗红，或血与黏液相混，也可有排便习惯改变，便意频，大便变形；肛门指诊或镜检可发现凹凸不平的肿块，触之质地坚硬不移；活体组织检查有助于诊断。

【辨证论治】

本病宜早诊断、早切除，并进行常规活体组织检查。儿童息肉以保守治疗为主；青壮年及老年息肉患者多以手术治疗为主，但若为良性多发性息肉，便血频繁发作，或术后复发者，可采用中医内治法进行治疗。

(一)内治法

1. 风伤肠络证

证候:便血色鲜红,滴血或带血,息肉表面充血明显,息肉脱出或不脱出肛外;舌质红,苔白或薄黄,脉浮数。

治法:清热凉血,祛风止血。

方药:槐角丸加减。腹泻者,加黄连、马齿苋;便血甚者,加茜草、蒲黄炭、炒荆芥。

2. 气滞血瘀证

证候:排便时肿物脱出肛外,不能回纳,疼痛明显,脱出物表面紫暗;舌质紫,脉涩。

治法:活血化瘀,软坚散结。

方药:少腹逐瘀汤加减。疼痛甚者,加乌药、橘核、延胡索;息肉术后复发者,加薏苡仁、白花蛇舌草、乌梅。

3. 脾气亏虚证

证候:肿物易于脱出肛门外,表面增生粗糙,或伴有少量出血,肛门松弛;舌质淡,苔薄,脉细弱。

治法:益气健脾。

方药:参苓白术散加减。血虚明显者,加阿胶、熟地黄、当归;肛门松弛者,加炙黄芪、升麻、葛根。

(二)外治法

(1)灌肠法:适用于多发性息肉。6%明矾液 50mL,保留灌肠,每天 1 次;或用乌梅 12g、贯众 15g、五倍子 9g、夏枯草 30g、半枝莲 15g、槐角 9g,水煎,浓缩成 100～150mL,每晚保留灌肠 1 次,10 天为 1 个疗程。

(2)手术疗法:可选用注射法、结扎术、电烙法、病变肠段切除术等。

1)注射法:适用于小儿无蒂息肉经常出血者。常用药物:6%～8%明矾液或 5%鱼肝油酸钠。操作方法:术前灌肠,患儿取侧卧位,在局部消毒麻醉下,将药物 0.3～0.5mL 注入息肉基底部。术后保持每天大便通畅。

2)结扎术:适用于低位带蒂息肉者。操作方法:患者取侧卧位或截石位,局部消毒、麻醉,扩肛后,术者用食指轻轻将息肉拉出肛外,或在肛镜下用组织钳夹住息肉轻轻拉出肛外,用圆针丝线在息肉基底部贯穿结扎,然后切除息肉,放置红油膏纱布条。

3)电烙法:适用于较高的小息肉。操作方法:患者取膝胸位或俯卧位,术者在肛镜或乙状结肠镜下直接烧灼息肉根部。无蒂息肉可烧灼中央部,但勿烧灼过深,以免引起肠穿孔。术后应卧床休息 1 小时,1 周后复查,如脱落不全,可再次烧灼。

4)病变肠段切除术:适用于高位多发性腺瘤,必要时可考虑做直肠结肠切除术。

【预防与调护】

(1)嘱患者积极治疗可能诱发息肉的相关疾病,如肛裂、肛漏、肛窦炎、慢性肠炎、内痔、外痔、习惯性便秘等。

(2)嘱患者饮食有节,少食辛辣刺激性食物,忌烟、酒,多食富含纤维类食物,以保持大便通畅。

(3)嘱患者积极治疗便秘或腹泻等肠道疾病。

项目七 脱 肛

脱肛指肛管、直肠黏膜、直肠全层或部分乙状结肠向下移位，甚至脱出肛外的一种疾病。脱肛相当于西医学的肛管直肠脱垂。

【病因病机】

本病多因气血不足，气虚下陷，不能固摄，以致肛管直肠向外脱出。如小儿稚嫩，气血未旺；年老体衰，气血俱虚；妇人经产，耗伤气血；劳倦过度，久病体弱；久泻久痢，大肠虚冷等诸多因素均可导致气血不足，中气下陷，肛门失于固摄而发病。

西医学认为，本病的发生，全身因素以神经调节功能失常为主，局部因素多与解剖结构缺陷、肠源性疾病、长期腹内压增高等有关。幼儿脱肛与发育不全、骶骨弯曲尚未形成、直肠呈垂直状态有关，且幼儿发生咳嗽、便秘等疾病时均可诱发肛管直肠脱垂；成年人，尤其是老年人因盆底肌松弛，加上习惯性便秘、长期腹泻、慢性咳嗽、排尿困难或多次分娩等造成腹内压增高，也可诱发肛管直肠脱垂。

【诊断】

1. 临床表现

本病多见于小儿、老年人、久病体虚者和经产妇等，女性发病率高于男性。本病起病缓慢，一般无明显全身症状，早期仅在排便时直肠黏膜脱出，便后能自行回纳，随着病情渐渐发展，每因咳嗽、行走或稍用力下蹲时即可发生直肠黏膜脱出，且不易回纳，需用手托回或卧床休息后方可回纳。患者若因大便干燥时擦破黏膜，可有滴血，但量少；或因反复脱出，带有黏液流出肛外，故肛门有潮湿感，若不能及时回纳，发生黏膜充血、水肿或糜烂，可有血性黏液流出，因刺激肛周皮肤而引起瘙痒。患者常有排便不净和不畅，或下腹部坠痛，有的患者还可感觉腰部及腹股沟酸胀。

2. 分度

脱肛在临床上通常分成以下三度。

（1）Ⅰ度：可分为内脱出和外脱出。内脱出患者自觉肛内胀满，常有便意而无大便，肛外无任何体征，肛内指诊通常在直肠壶腹内触及折叠的黏膜，可上下移动，光滑质软，脱出部分与肠壁之间有环形沟，肛镜下可见脱出部分填满肠腔；外脱出患者在下蹲及腹压增加时发生，脱出物长 3～5cm，多呈环形，色淡红，无便血，质地柔软，便后能自行还纳，指诊可触及的是两层折叠的黏膜。

（2）Ⅱ度：下蹲及增加腹压时出现，脱出物长 5～10cm，呈圆锥状，色淡红，无便血，质地柔软，表面黏膜间断折叠隆起，呈同心圆状的环行皱襞，两层黏膜之间可触及肠壁肌层。患者需被动复位，长期反复脱出者，复位后可有肛门松弛、括约肌收缩无力等。

（3）Ⅲ度：下蹲、咳嗽或行走时均可脱出，脱出物长 10cm 以上，呈圆柱状，色深红，表面可有瘀点，无便血，环行皱襞消失，两层黏膜之间可触及肠壁肌层。长期反复脱出者可出现不同程度的肛门失禁，被动复位后常需加压固定。患者肛外因被分泌物污染，故常伴有肛门湿疹。

【鉴别诊断】

脱肛需与环状内痔脱垂进行鉴别。环状内痔脱垂时可见充血、肥大的痔块，呈梅花状，色深红，容易便血，痔块间有凹陷的正常黏膜。

【辨证论治】

脱肛的治疗方法有很多，其中保守疗法主要用于Ⅰ度脱肛和幼儿患者；Ⅱ度、Ⅲ度脱肛以注射疗法或其他手术疗法为主，结合内治法可以增强盆腔内张力，并增强对直肠的支持作用。

(一)内治法

治法：补益气血，升阳举陷。

方药：补中益气汤加减。若不能自行还纳者，加五倍子、诃子，重用黄芪、升麻、柴胡等；出血者，加侧柏炭、地榆、槐花等；若脱出物表面部分溃破、糜烂伴肛门灼热者，多兼有湿热下注，则应加用葛根芩连汤、苍术等。

(二)外治法

(1)熏洗法：采用清热解毒、收敛固涩的药物熏洗，常用方药有苦参汤或五倍子汤等。本法适用于Ⅰ度脱肛。

(2)外敷法：可用五倍子散或黄连膏外敷。

(3)复位法：直肠黏膜脱出后，应立即对其进行清洗、消毒，涂以润滑剂并予以复位，然后用“丁”字带加压固定。复位法主要用于幼儿脱肛。

(4)手术疗法：主要应用的是注射疗法。

1)注射疗法：本法是手术治疗脱肛的首选疗法，对于儿童脱肛，成年人Ⅰ度、Ⅱ度脱肛以及无明显肛门松弛的Ⅲ度脱肛疗效较好；对于合并有便次增多、腹泻、急性肠炎者，应待这些病症得到控制后才可使用。注射疗法的机制是注射的药物引起局部发生无菌性炎症，使脱出的部分与其周围组织发生粘连而起到固定脱出的目的。注射疗法的常用药物有6%～8%明矾溶液或1∶1消痔灵注射液。

黏膜下注射法：适用于黏膜脱出的患者，即Ⅰ度脱垂者。操作方法：患者取侧卧位或截石位，术者将脱出部分暴露于肛外(内脱出者可用内窥镜显露黏膜)，常规消毒，取1∶1消痔灵注射液，用细针头刺入黏膜下层，做点状或柱状注射，每点注射0.2～0.3mL，总量一般为6～10mL，注射顺序是从高位向低位注射，直到齿状线以上1cm处。注射药量因脱出程度而异，每个注射点位以黏膜弥漫性隆起为度。注意事项：点状注射应选择不同的注射平面，注射间距和平面间距为1cm；注射深度一定要掌握好，如过深而刺入肌层，会引起坏死和瘢痕挛缩性疼痛；过浅则会出现黏膜坏死和注射无效；注射完毕后，应立刻将脱出部分送回肛内，以免发生嵌顿，并给予加压包扎。

双层注射术：是在黏膜下注射的基础上再行肛门直肠周围间隙注射，适用于Ⅱ度、Ⅲ度脱肛者。操作方法：黏膜下注射完毕后，肛周常规消毒，选择肛门的3点、6点、9点，距肛门缘1.5cm处，取1∶1消痔灵注射液，用长针头先后刺入左、右骨盆直肠间隙和直肠后间隙，注入药物。注意事项：穿刺部位必须准确无误，穿刺时以食指在肛内作导引，药物不能注入直肠壁、腹膜腔、肛提肌和肛尾韧带；注药前注射器要回吸无回血，边退针，边注药，针尖退到肌层时即停止注药。对于注药量，成年人骨盆直肠间隙为12mL，直肠后间隙为4～5mL，儿童用半量或酌减；需要注意的是，整个操作过程应严格执行无菌操作。

2)注射加肛门紧缩术：指在注射术的基础上紧缩肛门。紧缩肛门的方法有胶管环缩法和括约肌紧缩法等。注射加肛门紧缩术适用于伴有肛门松弛的脱肛者，操作方法具体如下。

①胶管环缩术:在肛门前、后位分别做一切口,切至皮下层,用动脉瘤针引医用胶管自皮下绕肛门一周,以肛门能顺利通过食指为度,结扎胶管,缝合创口,择期拆除胶管。②括约肌紧缩术:一种是在肛门两侧做切口,游离肛门外括约肌皮下部和浅部,分别进行折叠缝合;另一种是在肛门前、后位做切口,游离外括约肌浅部,闭合肛门前、后位的肌间三角区。

3)其他手术疗法:包括直肠黏膜排列结扎术、悬吊固定术等。

【预防与调护】

(1)患者术后应卧床休息3～4天,尽量减少直立行走或使腹压增加的活动,以保证疗效,3个月内避免重体力劳动。

(2)嘱患者饮食宜清淡,多吃蔬菜、水果,保持大便通畅。

(3)嘱患者避免负重远行,积极治疗慢性腹泻、便秘、咳嗽、前列腺增生等疾病,防止腹压过度增高。

(4)发生脱肛后,应及时治疗,防止发展到严重程度。女性分娩和产后要充分休息。

(5)嘱患者每天宜进行提肛运动,以增强肛门括约肌的功能。

项目八　锁肛痔

锁肛痔指发生于直肠肛管的恶性肿瘤。本病因病至后期会出现肛门狭窄,排便困难,犹如锁住肛门一样,故称锁肛痔。锁肛痔相当于西医学的肛管直肠癌,是消化道常见的恶性肿瘤之一,发病率占大肠癌的50%以上。锁肛痔的临床特点是便血、大便习惯改变、直肠肛管肿块。本病恶性程度高,预后不良,好发于40～70岁的人群,男、女性发病比例为(2～3)∶1。

【病因病机】

本病多因忧思抑郁、内伤七情、气血瘀滞,或饮食不节、湿热内蕴,或久泻久痢、脾失健运、湿毒内生、浊气下迫大肠,致使邪毒郁积,久聚成块而发为本病。

西医学认为,直肠癌的发生与直肠腺瘤、局部慢性炎症刺激、饮食、遗传因素等有关,多为腺癌;肛管癌多由肛门部瘢痕组织、湿疣、肛瘘等病变诱发,多为鳞状细胞癌。

【诊断】

1.临床表现

本病好发于肛管、直肠、直肠与乙状结肠交界处,发病年龄多在40岁以上,偶见于青年人,男性发病率高于女性。初期表现为直肠黏膜或肛管皮肤上有小结节,质硬而无明显症状,随着病情进一步发展,可出现下列病变。

便血是本病的早期症状,血多为暗红色,量不多,多伴有黏液,呈持续性,病情发展后可出现粪便中有脓血、黏液,并伴有特殊臭味。随着病情发展,患者可表现为排便次数增多、便意频繁、排便后有未尽感,有时可发生便秘,肛门内有不适或下坠感觉。病变后期,因肿块增大,使肠腔狭窄,粪便少,大便形状变细、变扁,并可出现腹胀、腹痛及肠鸣音亢进等肠梗阻征象。锁肛痔可通过直接蔓延、血行播散、淋巴转移、脱落细胞种植和神经鞘传播等途径发生转移。

2.辅助检查

(1)肛门指诊:是诊断锁肛痔的重要方法,80%的直肠癌可经过直肠指诊被发现。肛内指诊一般可触及硬结,为硬结性肿块或溃疡,底宽质坚、高低不平、推之不移,肠腔常有狭窄,指套上可染有脓、血和黏液,并伴有特殊臭味。

(2)直肠镜检查:肛门镜检查,尤其是乙状结肠镜检查对直肠癌的定性诊断有重要意义,不仅可看到直肠内病变的范围,而且可在直视下取活体组织送病理学检查以确定诊断。

(3)病理切片检查:是诊断癌性病变最可靠的方法。

(4)肠内造影:必要时可采用气钡双重对比 X 线检查,可以排除结肠多发癌、息肉和其他病变。

(5)CT 检查:可准确检查癌肿侵及的范围和程度。

【辨证论治】

本病的治疗以根治性手术为主,在未转移前若能尽早采取根治性手术,则不仅可以提高患者的生存期和生存质量,而且可使多数患者治愈。本病进行根治性手术治疗的同时,常配以放疗、化疗和中医药内治法,疗效更为确切。对直肠癌晚期已有大范围扩散而不能手术者,只能采用姑息疗法。

(一)内治法

1. 湿热蕴结证

证候:大便带血,血色暗红,或带黏液,排便次数多,肛门灼热坠胀,里急后重,腹部阵痛;或伴有发热,口渴,口臭,脘腹胀满,小便黄;舌红,苔黄腻,脉滑数。

治法:清热利湿。

方药:槐角丸加减。

2. 气滞血瘀证

证候:肛周肿块隆起,触之坚硬如石,坠痛不休,尤以夜间为甚,烦躁不安,大便变形,或大便带血,色紫暗,里急后重,排便困难;舌质紫暗,脉弦涩。

治法:行气活血,破瘀散结。

方药:桃红四物汤合失笑散加减。

3. 气阴两虚证

证候:排便困难,或大便带血,肛门坠胀;伴有心烦,口干,神疲乏力,面色少华,身体消瘦;舌红少苔,脉细弱。

治法:益气养阴,清热解毒。

方药:八珍汤合增液汤加减。

(二)外治法

(1)灌肠法:每天 1 次,保留灌肠,常用药物有明矾、五倍子、乌梅、夏枯草、牡蛎、贯众和紫草等。

(2)手术疗法:本病确诊后应尽早手术,可根据病变的位置、类型,侵犯、固定和分化程度,转移情况,患者的性别、年龄、体重和全身疾病等选择经腹会阴联合切除术、保留括约肌直肠前切除术、会阴部直肠切除术等。若肿块局限于直肠壁且只有局部淋巴结转移者,可行根治性切除术;若肿瘤广泛转移,可行乙状结肠造瘘术。

【预防与调护】

(1)积极治疗肛门直肠部的其他慢性疾病。

(2)患者应注意休息,保证睡眠,保持心情舒畅,以增强免疫力。

(3)积极做好卫生保健,普及肿瘤常识,开展普查工作,做到早发现、早诊断、早治疗。40岁以上出现排便习惯改变及便血者,即应早期就诊。

(4)患者应合理饮食,多食用低脂肪、多纤维素类食物。

(5)人工肛门及造瘘术患者的局部护理应得当,注意清洁。

复习思考题

(1)简述肛门直肠疾病的检查体位及检查方法。

(2)简述痔的分类,各类痔的诊断及辨证论治。

(3)简述肛裂的分期、诊断及辨证论治。

(4)简述肛痈的病因病机、诊断及辨证论治。

(5)简述肛漏的分类、诊断及治疗。

(6)简述脱肛的病因病机、分度及辨证论治。

(7)简述息肉痔的诊断与辨证论治。

(8)简述锁肛痔的诊断。

模块十　瘿

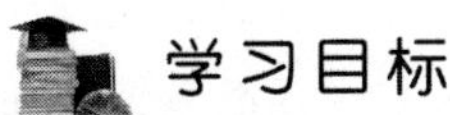

学习目标

掌握：瘿病的检查方法，常见瘿病的临床表现及辨证论治。

熟悉：常见瘿病的病因病机。

了解：常见瘿病的预防与调护。

项目一　概　论

瘿指发生在颈前结喉部的肿块，其临床特点是发病部位在颈前结喉两侧甲状腺部，或为漫肿，或为结块，或有灼痛，多数皮色不变，可随吞咽动作上下移动；亦可伴有烦热、心悸、多汗及月经不调，甚至闭经等症状。本病相当于西医学的甲状腺疾病。

宋代陈无择《三因极一病证方论·瘿瘤证治》中较为详细地描述了“五瘿”的分类及临床特点，即“坚硬不可移者，名曰石瘿；皮色不变者，即名肉瘿；筋脉露结者，名筋瘿；赤脉交络者，名血瘿；随忧愁消长者，名气瘿”。现代中医学一般将瘿分为气瘿、肉瘿、石瘿、瘿痈四种。

【甲状腺的解剖生理】

1. 甲状腺的位置

甲状腺分为左、右两叶，位于甲状软骨下方、气管的两侧，中间由峡部相连。甲状腺由内、外两层被膜包裹，即内层的固有被膜和外层的外科被膜。甲状腺靠外科被膜固定在气管和环状软骨上，左、右两叶上极内侧有悬韧带将甲状腺悬吊在环状软骨上，故在做吞咽动作时，腺体会随之上下移动。正常情况下，甲状腺不能被清楚地看到或摸到。

2. 甲状腺的血液供应

甲状腺的血液供应非常丰富，主要来源于甲状腺上动脉（颈外动脉的分支）和甲状腺下动脉（锁骨下动脉的分支）。甲状腺上、下动脉均有分支，这些分支在甲状腺的上、下、左、右与喉部、气管、咽部、食管的动脉分支都互相吻合，构成了丰富的血管网。因此，在甲状腺大部切除后，虽然结扎了两侧的甲状腺上、下动脉，但并不会造成残留甲状腺的血液供应障碍。甲状腺有 3 条主要静脉，即甲状腺上、中、下静脉，甲状腺上、中静脉的血液流入颈内静脉，甲状腺下静脉的血液直接流入无名静脉。由于甲状腺的血液循环丰富，因此在甲状腺手术后容易发生出血。

3. 甲状腺周围的器官和神经

在甲状腺两叶背面的两层被膜之间的间隙内，附有 4 个甲状旁腺。甲状旁腺可分泌甲状旁腺素，能调节体内钙的代谢，维持血钙和血磷的平衡。如果甲状旁腺被误伤或切除，则可表现出低钙抽搐。

甲状腺附近的神经主要有喉上神经和喉返神经，均起自迷走神经。喉上神经分为内支和外支：内支为感觉支，分布在喉与会厌黏膜上，损伤后可导致会厌反射消失、饮水呛咳；外支为运动支，与甲状腺上动脉贴近，分布在环甲肌上，若被损伤，可造成环甲肌瘫痪，使声带松弛、声调降低。喉返神经在颈部位于甲状腺背侧的气管食管沟内，支配声带运动，若一侧喉返神经损伤时，可造成声音嘶哑甚至失音，若双侧喉返神经损伤，可出现呼吸困难或窒息。

4. 甲状腺的功能及调节

甲状腺的主要功能是摄取、贮存碘，合成和分泌甲状腺素。甲状腺素的主要功能是调节机体的物质和能量代谢。甲状腺素能加速全身细胞的氧化过程，促进蛋白质、脂类和碳水化合物的分解作用，提高机体代谢率；同时，对促进人体的生长发育，特别是骨骼和神经系统的生长发育也有重要作用。

甲状腺的功能活动受大脑皮质-下丘脑-垂体前叶系统的反馈性调节和控制。垂体前叶分泌的促甲状腺激素（TSH）直接兴奋甲状腺细胞，促进甲状腺素的分泌和合成。TSH 又受血液中甲状腺素浓度的影响，当血液中甲状腺素浓度增加到一定程度时，会抑制 TSH 的产生（负反馈作用），使甲状腺合成和分泌的速度减慢；反之，当各种原因导致血液中甲状腺素浓度下降时，又能引起 TSH 的分泌增加（反馈作用），而使甲状腺合成和分泌的速度加快。TSH 的分泌除受甲状腺素反馈性抑制的影响外，还主要受下丘脑促甲状腺激素释放激素（TRH）的直接刺激。当甲状腺素释放增多时，除对垂体 TSH 释放有抑制作用外，也对下丘脑释放的 TRH 有对抗作用，间接地抑制 TSH 分泌，从而形成了下丘脑-垂体-甲状腺轴反馈调节系统。此外，甲状腺对体内碘缺乏或碘过剩也有适应性调节作用，如血液中无机碘含量升高时，能刺激甲状腺摄碘及其与酪氨酸结合而生成较多的甲状腺素，但当血液中无机碘蓄积到一个临界值后，可引起碘与酪氨酸结合的进行性抑制及甲状腺素合成与释放的降低。甲状腺通过上述调节系统控制，维持人体正常的生长发育与代谢功能。

【病因病机】

正气不足，外邪积聚于经络、脏腑，或脏腑功能失调，均可导致气滞、血瘀、痰凝，结于颈部而逐渐形成瘿病。

1. 气滞

情志内伤是形成瘿病的一个重要原因。若长期忧思疑虑，抑郁恼怒，情志不畅，使得肝失疏泄，气机郁滞，气郁日久，积聚成形，或气聚血结，或气与痰湿相结，均可导致肿块蕴结于颈前结喉两侧而成瘿，如气瘿。

2. 血瘀

气与血关系密切，气为血之帅，血为气之母。气行则血行，气机郁滞不通，或气虚推动无力，血不行，久必致瘀，形成癥结肿块，如石瘿。

3. 痰凝

痰既是一种病理产物，也是一种病理因素，其生成与肺、脾、肾、肝关系密切。肺失宣降，脾失健运，肝气郁结、气机不畅，肾火不足、温煦失职、气化失司，皆可导致津液代谢失常，凝聚成痰，痰浊结聚于颈部则为瘿。

【检查方法】

1. 望诊

（1）头面部：观察毛发是否稀疏；眼球突出与否，结膜有无水肿、充血；面部表情是否呆滞或呈兴奋状态等。

（2）颈部：被检查者取坐位，医师站在被检查者对面，嘱被检查者头向后仰，观察其颈部是否漫肿、红肿，检查甲状腺的大小和对称性。嘱被检查者做吞咽动作，观察肿块是否能随吞咽动作上下移动。

2. 闻诊

闻诊时应测量患者的血压是否正常，脉压是否增大。当触到甲状腺肿大时，用听诊器直接放在肿大的甲状腺上，可听到连续性血管杂音。

3. 问诊

问诊时应询问患者的发病时间，用过何种药物治疗，做过何种检查，有无出汗、心慌、急躁易怒等表现。

4. 切诊

医师站在被检查者对面，检查峡部时，用拇指从胸骨上切迹向上触摸；触摸甲状腺侧叶时，一手拇指施压于一侧甲状软骨，将气管推向对侧，另一手食指、中指在对侧胸锁乳突肌后缘向前推挤甲状腺侧叶，拇指在胸锁乳突肌前缘触诊，配合吞咽动作，重复检查，可触及被挤压的甲状腺；可用同样的方法检查另一叶甲状腺。切诊时应了解甲状腺是否肿大；若有肿大，则应明确是弥漫性还是结节性；如有结节，则需注意其部位、大小、数目、质地、活动度、压痛及有无波动感等情况。

【辨证论治】

瘿病的治疗分为药物治疗和手术治疗两大类。药物治疗与内科辨证论治相同，主要针对气滞、血瘀、痰凝这三个主要病因，采取理气解郁、活血化瘀、化痰软坚三个主要治则。一般气瘿、肉瘿早期均可以选用药物治疗，若治疗无效或有并发症者，应视情况选择手术治疗；对于石瘿，应做到早期发现、早期诊断、早期治疗，除个别非手术适应证外，均应尽早进行手术治疗。

1. 肝郁气滞证

证候：发病与精神因素有关。症见结块漫肿软绵，或坚硬如石；伴见急躁易怒，胸胁胀痛，善太息；舌苔薄白，脉弦滑。

治法：理气解郁。

方药：逍遥散加减。常用药物有柴胡、川楝子、延胡索、香附、青皮、陈皮、木香、八月札、砂仁、枳壳、郁金等。

2. 气滞血瘀证

证候：肿块色紫坚硬，或肿块表面凹凸不平，推之不移，或肿块表面青筋盘曲或网布红丝，痛有定处，肌肤甲错；舌质紫暗，有瘀点、瘀斑，脉涩或沉细。

治法：活血化瘀。

方药：桃红四物汤加减。常用药物有桃仁、红花、赤芍、丹参、三棱、莪术、泽兰、乳香、没药、土鳖虫、血竭等。

3. 气郁痰凝证

证候：肿块不红不热，按之坚实或有囊性感，胸膈痞闷，女性患者常见月经不调；舌苔薄腻，脉滑。

治法：化痰软坚。

方药：海藻玉壶汤加减。常用药物有海藻、昆布、夏枯草、海蛤壳、海浮石、生牡蛎、半夏、贝母、黄药子、山慈菇、白芥子等。

此外，瘿病尚有痰火郁结证、冲任失调证等证型，可分别采用清热化痰、调摄冲任等治法进行辨证施治。

项目二　气　瘿

气瘿，因其颈前结喉部漫肿，按之柔软，有囊性感，无痛，其内似有积气，可随喜怒而消长，故而得名。气瘿俗称“大脖子病”，其临床特点是颈前一侧或两侧漫肿，皮色不变，可随喜怒消长，病程缠绵，既不消散，也不溃破。从肿块形态上，气瘿可分为弥漫性肿大和结节性肿大两种，前者多见于青春期、妊娠期或早期肿大，后者多见于流行地区。本病相当于西医学的单纯性甲状腺肿和地方性甲状腺肿。本病好发于缺碘的高原、山区，尤以云贵高原以及陕西、山西、宁夏等地居民多见，随着碘盐的普及，该病现已少见。

【病因病机】

本病主要由于忧思郁怒，情志不调，损伤肝脾，以致肝脾气逆，脏腑失和而生；另其与高原山区人们所饮所食有关，亦每因情志波动而消长。总之，本病的发生与内、外各种因素的综合作用有关，外因如平素饮水或食物中含碘不足；内因如情志不畅，忧怒无节，气郁伤肝，思虑伤脾，以致气郁而痰湿内生，结于咽喉而形成本病。此外，产后肾气亏虚，外邪乘虚侵入，亦能引起本病。

西医学认为，本病的病因主要如下。

(1)缺碘：是引起单纯性甲状腺肿的主要因素，高原、山区碘盐流失严重，导致人们饮水和食物中含碘量不足，使甲状腺素合成量不足，反馈性地引起垂体促甲状腺素分泌增多，刺激甲状腺增生和代偿性肿大。

(2)甲状腺素需要量激增：见于青春期、妊娠期或绝经期的女性，患者由于对甲状腺素的需要量暂时性增加，可发生甲状腺轻度弥漫性肿大。

(3)甲状腺素生物合成和分泌障碍：某些食物和药物可引起甲状腺合成和分泌过程中某一环节的障碍，如久食含有硫脲的萝卜、白菜，或因治疗服用硫脲类药物后可导致甲状腺肿。

【诊断】

1. 临床表现

本病的女性发病者多于男性。

(1)弥漫性甲状腺肿：多见于病程早期，患者起病缓慢，初起时无明显不适感，甲状腺逐渐增大，甲状腺常有轻、中度肿大，仍显示正常甲状腺的形态，腺体表面较平坦，质软不痛，皮色不变，可随吞咽而上下移动，无血管杂音及震颤，也无甲亢或甲减症状。

(2)结节性甲状腺肿:多见于病程晚期,甲状腺逐渐发展成巨大甲状腺肿,并可出现大小不等的结节,呈结节性甲状腺肿,结节不对称,表面光滑,多个大小不等的结节可聚集在一起,表现为颈部肿块,可随吞咽动作上下移动。有的肿块过大而下垂,患者自觉沉重感。若肿块进行性增大,尤其是向胸骨后发展时,则会出现各种压迫症状。

1)压迫气管:比较常见,自一侧压迫可使气管向另一侧移位或变弯曲;自两侧压迫则使气管变为扁平,可导致呼吸困难。

2)压迫食管:可引起吞咽不适,但不会引起梗阻。

3)压迫颈深部大静脉:可引起头部血液回流障碍,出现面部青紫、肿胀及颈胸部表浅静脉扩张。

4)压迫喉返神经:可引起声带麻痹而发音嘶哑。

2. 辅助检查

(1)核素扫描:可发现一侧或两侧甲状腺内有多个大小不等、功能状况不一的结节。

(2)B 超检查:可发现甲状腺内囊性、实质性或混合性多发结节。

(3)颈部 X 线检查:可确定气管受压、移位及狭窄的有无,可发现不规则的胸骨后甲状腺肿及钙化的结节。

【鉴别诊断】

1. 肉瘿

肉瘿的甲状腺肿块多呈圆形或椭圆形,表面光滑,皮色不变,边界清楚,质地柔韧,发展缓慢,可随吞咽动作上下移动。

2. 瘿痈

气瘿伴囊肿出血而疼痛时要与瘿痈相鉴别。瘿痈发病急,甲状腺迅速增大,肿胀,灼热,疼痛可牵引至耳后枕部,伴有发热、咽痛等全身症状。

3. 石瘿

结节性甲状腺肿需与石瘿相鉴别。石瘿的肿块表面凹凸不平,质地坚硬如石,吞咽时移动受限,甚至推之不移;可伴有疼痛,多为牵引至耳、枕、肩部的剧痛;亦可伴有声音嘶哑、呼吸困难或吞咽困难等。

【辨证论治】

气瘿一般仅需改变饮食习惯,膳食中配用碘盐或多食海产植物即可,必要时可配合中医药辨证治疗,一般采用以疏肝解郁、化痰软坚为主的内治法。

(一)内治法

1. 肝郁气滞证

证候:颈部弥漫性肿大,边界不清,随喜怒消长,皮色如常,质软,无压痛,肿块可随吞咽动作上下移动;伴有急躁易怒,善太息;舌质淡红,苔薄,脉沉弦。

治法:疏肝解郁,健脾益气。

方药:四海舒郁丸加减。

2. 肝郁肾虚证

证候:颈部肿块皮宽质软;伴有形寒肢冷,神情呆滞,倦怠乏力,行动迟缓,性欲下降;舌质淡,脉沉细。

治法:疏肝补肾,调摄冲任。

方药:四海舒郁丸合右归饮加减。

(二)外治法

(1)针灸治疗:可以取大杼、甲状腺周围、合谷等穴,强刺激,不留针,每天1次,15天为1个疗程。

(2)手术治疗:地方性甲状腺肿若有较大结节,或疑有恶变可能,或巨大甲状腺肿引起压迫症状,或胸骨后甲状腺肿,或伴有甲状腺功能亢进者,应行甲状腺次全切除术。

【预防与调护】

(1)在流行地区,除改善水源外,应以碘化食盐煮菜,作为集体性预防。

(2)青春期、妊娠期和哺乳期适当增加食用富含碘的食物,如海带、紫菜等。

(3)嘱患者平时保持心情舒畅,勿郁怒动气。

项目三 肉 瘿

肉瘿是结喉部较局限而柔韧的肿块,相当于西医学的甲状腺腺瘤,属甲状腺的良性肿瘤。肉瘿的临床特点是颈前结喉一侧或两侧结块,柔韧而圆,随吞咽动作而上下移动,发展缓慢。本病好发于青年女性及中年人。

【病因病机】

本病多因郁怒忧思,气滞、痰浊、血瘀凝结而成。因抑郁愤怒,气机郁结,致气滞血瘀;或肝木乘脾,脾失健运,水湿停聚,痰湿内蕴。痰浊、血瘀随气而行,留注于结喉,聚而成形,即成肉瘿。

西医学将甲状腺腺瘤按照形态分为滤泡状腺瘤和乳头状腺瘤两种。

【诊断】

1.临床表现

本病多发生于40岁以下的青壮年人,女性较男性为多。

患者的颈前肿物往往在无意中被发现,一般无明显自觉症状。肿块多在结喉正中附近,常为单个,呈圆形或椭圆形,约樱桃大小,皮色如常,表面光滑,边界清楚,质地柔韧或有囊性感,与皮肤无粘连,按之不痛,可随吞咽动作上下移动,生长缓慢。肿瘤直径多在1cm左右,巨大者少见。巨大瘤体可产生邻近器官受压征象,但很少发生呼吸困难和声带麻痹。

有的患者可伴有性情急躁、胸闷、易汗、心悸、脉数、月经不调、手部震颤等表现,或出现能食善饥、体重减轻、形体消瘦、神疲乏力、脱发、便溏等甲状腺功能亢进征象,极少数患者可发生癌变。

2.辅助检查

(1)B超检查:可了解颈前肿块的性质、数目、大小等。

(2)甲状腺同位素^{131}I扫描:^{131}I扫描肉瘿多为温结节,囊肿多为冷结节,伴甲亢者多为热结节。

(3)穿刺细胞学检查:可以确定甲状腺肿块的性质。

【鉴别诊断】

1. 甲状舌骨囊肿

甲状舌骨囊肿为颈部无痛性肿块，肿块位于颈部正中，位置较低，常在胸锁关节上方，由于和舌骨相连，也可随吞咽而活动，可做伸舌试验，若肿块随伸舌动作上下移动，则为甲状舌骨囊肿。

2. 石瘿

石瘿的肿块质地坚硬如石，表面凹凸不平，吞咽时移动受限，甚至推之不移，可伴有疼痛，以及牵引至耳、枕、肩部的剧痛，亦可伴有声音嘶哑、呼吸困难或吞咽困难等。

【辨证论治】

肉瘿一般病情稳定，无并发症者，以中医药辨证论治的内治法为主，若在应用中药治疗3个月后肿块无明显缩小，或伴有甲状腺功能亢进，或肿块坚硬者，宜考虑行手术治疗。

(一)内治法

1. 气滞痰凝证

证候：颈部一侧或两侧肿块呈圆形或卵圆形，不红、不热，随吞咽动作上下移动；一般无明显全身症状，如肿块过大，可有呼吸不畅或吞咽不利；伴有急躁易怒，胸胁胀闷；舌苔薄腻，脉弦滑。

治法：理气解郁，化痰软坚。

方药：逍遥散合海藻玉壶汤加减，可酌加黄药子、三棱、莪术、生牡蛎等软坚散结。

2. 气阴两虚证

证候：颈部肿块柔韧，随吞咽动作上下移动；常伴有急躁易怒，汗出心悸，失眠多梦，消谷善饥，形体消瘦，月经不调，手部震颤等；舌红苔薄，脉弦。

治法：益气养阴，软坚散结。

方药：生脉散合海藻玉壶汤加减。

(二)外治法

(1)外敷：乌梅与甘遂，用量按2∶1，共研末，每30g混合末中加入麝香0.05g，用醋调成糊，敷贴于患处，每天1次，连用1～2个月。

(2)手术治疗：肉瘿多个结节，伴有甲状腺功能亢进者，或近期肿块增大较快，有恶变倾向者，应及时考虑手术治疗。囊内出血者，可在B超引导下行穿刺抽吸治疗。

(3)针灸治疗：取定喘穴，隔天针刺1次，连针15次；或沿甲状腺周围针刺，强刺激，不留针，每天或隔天1次，连续15～30天。

【预防与调护】

(1)嘱患者保持心情舒畅，避免忧思郁怒。

(2)嘱患者饮食有节，忌食辛辣、煎炒、生冷食物。

(3)手术时应注意止血，预防喉痉挛发生。

项目四　石　瘿

瘿病颈前结块，坚硬如石，不可移动者，称为石瘿。石瘿的临床特点是颈部结喉两侧结块，坚硬如石，高低不平，不能随吞咽动作而上下移动，或推之不动等。本病好发于40岁以上的人群，近年来发病率呈上升趋势。本病相当于西医学的甲状腺癌。

【病因病机】

本病多由情志内伤，肝气郁滞，脾失健运，痰湿内生，以致气郁、痰湿、瘀血凝滞颈部而成；亦可由肉瘿日久转化而来。

西医学认为，目前甲状腺癌的确切病因还不完全清楚，但可能与甲状腺良性病变演变、甲状腺激素发生变化、放射线接触、不良生活方式影响、肥胖有关。甲状腺癌大部分起源于滤泡上皮细胞，按肿瘤的病理类型可分为乳头状癌、滤泡状癌、未分化癌、髓样癌，其中以乳头状癌最为多见。

【诊断】

1. 临床表现

(1)本病多见于40岁以上者，女性多于男性，或既往有肉瘿病史。

(2)疾病初期，甲状腺部位肿块较小，不易被发觉，一经发现，肿块多质地坚硬，表面凹凸不平，吞咽时移动受限，甚至推之不移；也有由肉瘿多年不愈，颈前多年存在的肿块突然增大变硬，恶变而来。患者可伴有疼痛，若颈丛神经浅支受侵，则耳、枕、肩部会有剧痛。若肿块压迫，引起喉头移位或侵犯喉部神经时，可引起呼吸或吞咽困难，甚或出现声音嘶哑。若侵蚀气管而造成溃疡时，可有咳血。颈部静脉受压时，可发生颈部静脉怒张与面部水肿。

(3)本病发生的淋巴结转移较为常见，有时颈部会出现淋巴结肿大，这往往是一些微小而不易触及的乳头状腺癌的最初体征。血行转移多出现在肺和骨髓，后者常可引起病理性骨折。

2. 辅助检查

(1)甲状腺同位素^{131}I扫描：多显示甲状腺肿物为凉结节(或冷结节)。

(2)B超检查：显示甲状腺肿物质地不均，内有钙化，边缘不整。

(3)CT检查：可显示较早的病灶，并可精确显示病灶位置。

(4)活体组织检查：可进行病理学检查以确诊。

【鉴别诊断】

1. 气瘿(结节性甲状腺肿)

气瘿的病程很长，多数表现为双侧腺叶弥漫性肿大，有多个大小不等的结节，表面光滑，B超检查多为囊性，可有明显钙化区，肿物很少产生压迫症状，即使很大，也可活动。

2. 肉瘿

肉瘿的颈前结喉一侧或双侧结块，柔韧而呈圆形或卵圆形，边界清楚，触之表面光滑，能随吞咽动作而上下移动。

【辨证论治】

石瘿为恶性肿瘤，一旦确诊，宜早期行手术切除；内治法以行气活血，化痰抗癌为原则。

(一)内治法

1. 痰瘀内结证

证候:颈部结块增大较快,坚硬如石,高低不平,推之不移,但全身症状尚不明显;舌暗红,苔薄黄,脉弦。

治法:解郁化痰,活血消坚。

方药:海藻玉壶汤合桃红四物汤加白花蛇舌草、三棱、莪术、山慈菇、蛇六谷、石见穿等。

2. 瘀热伤阴证

证候:石瘿晚期,或溃破流血水,或颈部以外发现转移性结块,或声音嘶哑;伴有体倦形瘦;舌质紫暗,或见瘀斑,脉沉涩。

治法:和营养阴。

方药:通窍活血汤合养阴清肺汤加减。

(二)外治法

(1)外敷:局部可外用冲和膏、阳和解凝膏,每天或每2天更换1次。

(2)手术治疗:石瘿一旦确诊后,宜早期行手术切除,以求根治,常见手术方式有全甲状腺切除术、患侧腺叶加峡部切除术等。未分化癌不宜行手术切除,因手术可加速癌细胞的血行扩散,治疗当以放射疗法为主。

【预防与调护】

(1)甲状腺结节患者应定期检查。

(2)肉瘿患者久治不愈或结节迅速增大变硬,宜及早行手术切除。

(3)术后患者应注意休息和饮食调摄。

(4)患者应保持心情舒畅,树立战胜疾病的信心。

项目五 瘿 痈

瘿痈是颈前结喉两侧炎症性肿块性疾患。其临床特点是结喉两侧结块、肿胀、灼热,疼痛可牵引至耳后枕部,常伴有发热、头痛等症状。本病相当于西医学的急性甲状腺炎或亚急性甲状腺炎。

【病因病机】

本病多因风温、风火客于肺胃,内有肝郁胃热,积热上壅,痰热蕴结,以致气血凝滞而成。

西医学认为,急性甲状腺炎是化脓性甲状腺炎,其发生主要与化脓菌感染有关,为非特异性感染;亚急性甲状腺炎多与病毒、遗传等因素有关。

【诊断】

1. 临床表现

本病多见于中年女性,起病前多有感冒、咽痛等病史或表现。

颈部肿胀多突然发生,肿块迅速增大,边界不清,色红灼热,疼痛可牵引至耳后枕部,颈部活动或吞咽时疼痛加重,伴有发热、恶寒等,严重者可有声嘶、气促、吞咽困难。少数患者可出现寒战、高热，结块处跳痛（化脓），成脓后可出现波动感。

（1）急性甲状腺炎：患者发病前常有上呼吸道感染史，表现为畏寒、寒战、发热、咽痛；颈前部红肿，疼痛拒按，肿块质地坚硬，颈部往往前伸，偏向患侧，头颈转动困难；伴有耳、下颌或头枕部放射痛。患者早期颈前区皮肤红肿并不明显，严重者可出现炎症浸润的硬结现象。若有脓肿形成后，触诊可有波动感。有些重症患者由于脓腔较大，可压迫气管、食管，出现呼吸困难及吞咽困难。少数患者可伴有一过性甲亢。

（2）亚急性甲状腺炎：患者会有上呼吸道感染前驱症状，出现肌肉疼痛、疲劳、倦怠、咽痛等，体温有不同程度升高，起病 3～4 天达高峰；疼痛做转颈、吞咽动作时可加重，常放射至同侧耳、咽喉、下颌角、颏、枕、胸背部等处。甲状腺呈弥漫或不对称的轻、中度增大，多数伴有结节，质地较硬，触痛明显，无震颤及杂音。甲状腺毒症阶段，发病初期患者可见体重减轻、怕热、心动过速等，也可伴有甲状腺功能减退，可反复发作。

2. 辅助检查

（1）实验室检查：急性期白细胞总数及中性粒细胞比例升高，血沉加快，免疫球蛋白可升高。甲状腺功能、甲状腺摄碘率检查，亚急性甲状腺炎甲状腺毒症期呈现血清 T3、T4 浓度升高，后可见 T3、T4 浓度降低，促甲状腺素水平升高。

（2）B 超检查：甲状腺 B 超检查有助于本病的诊断。

【鉴别诊断】

1. 颈痈

颈痈发病在颈部两侧，以儿童多见，肿块皮色渐红，肿痛灼热，部位局限，易脓易溃。

2. 锁喉痈

锁喉痈常急性发病，颈部呈弥漫性红、肿、热、痛，甚则张口困难、汤水难下，全身症状较危重。

【辨证论治】

本病的治疗以内治法为主，宜疏肝清热、化痰散结。

（一）内治法

1. 风热痰凝证

证候：局部结块，疼痛明显；伴有恶寒，发热，头痛，口渴，咽干；舌苔薄黄，脉浮数或滑数。

治法：疏风清热化痰。

方药：牛蒡解肌汤加减。

2. 气滞痰凝证

证候：肿块坚实，轻度作胀，重按才感疼痛，其痛牵引耳后枕部，或有喉间梗阻感，痰多；一般无全身症状；舌苔黄腻，脉弦滑。

治法：疏肝理气，化痰散结。

方药：柴胡清肝汤加减。

（二）外治法

（1）初期宜用箍围药，如金黄散、四黄散、双柏散，以水或蜜调制外敷，每天 1～2 次。

(2)成脓后宜切开排脓,用八二丹药线引流;脓尽后可外用生肌散,以促进收口愈合。

【预防与调护】

(1)患者应加强体育锻炼,增强机体抵抗力,预防上呼吸道感染的发生。

(2)患者应保持心情舒畅,忌抑郁、愤怒等不良情绪。

(3)患者应饮食有节,少食辛辣之品。

(4)病重者宜卧床休息,注意保持呼吸道通畅。

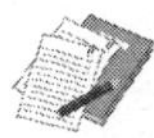

复习思考题

(1)简述气瘿的病因病机、诊断及辨证论治。

(2)简述肉瘿的病因病机、诊断及辨证论治。

(3)简述石瘿的病因病机、诊断及辨证论治。

(4)简述瘿痈的病因病机、诊断及辨证论治。

模块十一　周围血管疾病

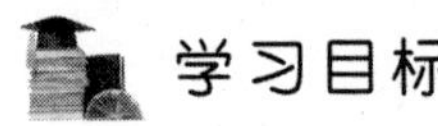

学习目标

掌握：周围血管疾病的常见症状和体征，常见周围血管疾病的临床表现及辨证论治。

熟悉：周围血管疾病的检查方法及常见周围血管疾病的病因病机。

了解：常见周围血管疾病的预防与调护。

项目一　概　论

周围血管疾病主要指发生在四肢的动脉、静脉系统的疾病，可分为动脉病、静脉病。动脉病包括血栓闭塞性脉管炎、动脉硬化性闭塞症、糖尿病动脉闭塞症、动脉栓塞、动脉瘤、多发性大动脉炎等；静脉病包括血栓性浅静脉炎、深静脉血栓形成、深静脉瓣膜功能不全、静脉曲张等。

本模块主要介绍动脉病中的脱疽（血栓闭塞性脉管炎、动脉硬化性闭塞症），以及静脉病中的青蛇毒（血栓性浅静脉炎）、股肿（深静脉血栓形成）、筋瘤（静脉曲张）、臁疮等。因中医学称周围血管为"筋脉""脉管"，故将周围血管疾病统称为"脉管病"。

【常见症状及体征】

（一）症状

1. 疼痛

肢体疼痛是周围血管疾病的常见症状，主要有间歇性疼痛、持续性疼痛（静息痛）两种。其主要原因有动脉供血不足、静脉回流障碍、血液循环异常等。

（1）间歇性疼痛：是伴随着运动出现的疼痛，又称间歇性跛行。其表现为患者以一定速度行走一定距离后，下肢的某个部位出现酸胀感及痉挛感，迫使患者停步，休息1～5分钟后症状可缓解或消失，才能重新行走，可有沉重、酸痛、胀痛、刺痛或锐痛的感觉，此为在行走时肢体的血供不足所致。从出现疼痛后休息到疼痛缓解的时间，称为缓解时间；从开始行走到出现疼痛的距离，称为跛行距离。疼痛可反映患者血管闭塞的程度。出现间歇性跛行的动脉闭塞性疾病常见的有动脉硬化性闭塞症、血栓闭塞性脉管炎、糖尿病足和大动脉炎性狭窄等，其他还有动脉创伤、受压动脉栓塞和动静脉瘘等。

（2）持续性疼痛（静息痛）：是肢体在静止状态下产生的疼痛，疼痛常持续存在，以夜间最为严重。持续性疼痛的发生常提示病变及缺血的程度均已加重，已接近失代偿的程度。静息痛可因动脉病变引起，也可因静脉病变引起。

动脉急性或慢性闭塞都可引起缺血性神经炎，使肢体产生持续性疼痛。疼痛表现为持续性钝痛伴有间歇性剧烈刺痛，可向肢体远端放射，且有麻木、厥冷或烧灼、蚁行、针刺等异常感觉，症状一般夜晚加重，患者常抱膝而坐，以缓解疼痛。当肢体因缺血而引起营养障碍性溃疡或坏疽时，也常伴有局部持续性剧烈的疼痛。营养障碍性静息痛的特点为疼痛剧烈、持续，有时也可有短暂的间歇期，数分钟后再发，严重影响患者睡眠，一般肢体下垂时疼痛可略减轻。

静脉疾病引起的静息痛，疼痛程度较动脉性为轻，常伴有静脉回流障碍的其他表现，且可因平卧休息或抬高患肢而缓解。

2. 其他感觉异常

周围血管疾病所发生的感觉异常除疼痛外，还有潮热、寒冷、倦怠、沉重、麻木、针刺、蚁行感，甚或无知觉等。动脉供血不足可引起肢体的疲倦、沉重感，并伴有发凉。静脉病变（如静脉瓣膜功能不全）时可引起肢体沉重感、酸胀感。另外，当动脉缺血引发神经损害时，可有麻木、蚁行、针刺、灼热等感觉，如严重的动脉栓塞或狭窄时肢体感觉会丧失。

（二）体征

1. 皮肤温度异常

皮温变化主要取决于肢体的血流量。动脉闭塞性病变因供血不足，故多表现为肢端寒冷，一般闭塞越严重，距离闭塞平面越远，则寒冷愈明显。静脉病变多为下肢潮热感，肢体下垂时更明显。肢体的皮温可用测温计测量后，双侧对比。

2. 皮肤颜色异常

肢体循环情况异常会引起皮肤颜色异常。供血不足或血管舒缩失常而致的皮色改变包括苍白、发绀和潮红等。静脉淤血时，渗出于血管外的红细胞崩解，可造成色素沉着。雷诺病由于指（趾）小动脉和毛细血管阵发性收缩和扩张，产生指（趾）阵发性发白、发绀和发红，临床以皮肤颜色改变为主要表现。

3. 肢体增粗或萎缩

肢体肿胀多发生于下肢，静脉淤滞性肿胀一般为凹陷性水肿，按之较软，愈向远侧愈明显，多伴有色素沉着、皮下组织炎症和纤维化、足靴区溃疡等，如深静脉血栓形成、下肢深静脉瓣膜功能不全、下肢静脉曲张等。由于静脉瓣膜功能不全而引起的肿胀，通常在平卧或抬高肢体后及清晨起床后减轻，行走后或久立后加重。肢体肿胀若伴有淋巴水肿，则可出现皮肤毛孔粗糙、皮下组织增厚等改变。

由于局部动脉血液供应不足，长期缺乏必要的营养，肢体疼痛等影响患肢活动，肢体或趾（指）可变细、瘦小、萎缩。萎缩是慢性动脉功能不全的重要体征。

4. 溃疡和坏疽

缺血性溃疡因动脉病变引起，由于动脉闭塞不通，可影响皮肤血液循环，以致组织缺氧而形成溃疡。淤积性溃疡由静脉病变所致，常见于下肢浅静脉曲张和下肢深静脉瓣膜功能不全，静脉血液回流障碍可导致局部淤积性缺氧，从而并发溃疡，常见于小腿下 1/3 处，有足靴区色素沉着、湿疹、溃疡等。坏疽的出现，说明血液循环供应的营养已经不足以维持静息痛时组织的代谢需要，故会发生不可逆的变化。坏疽有干性坏疽和湿性坏疽两种。

【检查方法】

周围血管疾病的临床检查十分重要，临证时应该熟练掌握，灵活运用。

(一)肢体一般情况检查

1. 皮肤温度

测定皮肤温度可用扪诊法、数字皮温计测量法、红外线热像仪测量法等。测量部位应选择患肢与健侧同一平面进行相应的对比。若某处皮温较对侧或同侧他处明显降低(>2℃)时,则提示该处动脉血流减少,可见于动脉栓塞、慢性动脉闭塞性疾病;若某处皮温较对侧或同侧他处明显升高(>2℃)时,则提示该处动脉或静脉血流量增加,多见于深静脉血栓形成、动静脉瘘、红斑性肢痛症等疾病。

2. 营养状况

检查营养状况主要观察患者肢体皮肤及附件、肌肉有无营养性改变,如有无皮肤松弛、变薄、脱屑,汗毛稀疏、变细、停止生长或脱落,趾(指)甲生长缓慢、变脆、增厚,甲板形态有甲嵴、嵌甲,以及肌肉是否有萎缩等。

(二)常用血管功能试验

1. 肢体动脉循环试验

(1)运动试验:间歇性跛行是慢性动脉供血不足的特征性症状,间歇性跛行距离和时间与缺血的程度相关,临床上常以此作为反映病情程度和疗效的指标。试验时,需用计时表测定,要求患者定速(60~80 步/分)行走,直至疼痛的程度迫使患者不愿继续行走,这一段时间,称为跛行时间;所行走的距离,称为跛行距离;然后让患者静息站立,再用计时表记录疼痛消失的时间。

(2)皮肤指压试验:用手指压迫指(趾)端或甲床,观察毛细血管充盈时间,可了解肢端动脉血液供应情况。正常人指(趾)端饱满,皮肤呈粉红色;压迫时局部呈苍白色,松开后毛细血管在 1~2 秒内即可迅速恢复原状。如充盈缓慢,延长至 4~5 秒后恢复原来的皮色,或皮色苍白,或发绀,则表示肢端动脉血液供应不足。

(3)肢体位置试验:检查下肢时,患者仰卧于床上,充分暴露双足至踝关节以上或膝部,观察足部皮肤颜色。嘱患者伸直并抬高双下肢,使髋关节屈曲 70°~80°,保持该位置约 60 秒后观察。检查上肢时,患者取坐位或立位,双上肢伸直并高举过头。当血液循环正常时,足趾、足底或手掌微显红润或稍发白,若呈苍白色或蜡白色,则表示动脉血液循环障碍。如肢体抬高后皮肤颜色变化不明显,可使患者将抬高的双下肢反复屈伸 30 秒,或嘱其双手快速握、松 5~6 次后再观察。一般抬高后肢体苍白的程度与动脉供血减少的程度成正比,苍白的范围随动脉病变的位置而异。最后,令患者坐起,使其双下肢下垂于床沿或两上肢下垂于身旁,正常人一般可在 10 秒内恢复正常皮肤颜色。如患者足部颜色复原时间延长至 45~60 秒,且颜色不均,呈斑块状,说明存在肢体血液循环障碍。正常人下肢下垂后足部浅表静脉一般在 15 秒内可充盈,如时间延长,说明肢体动脉血液供应不足。如肢体伴有浅静脉曲张,则下垂试验无价值。

(4)爱伦试验(Allen's test):可用来检查上肢动脉是否通畅。让患者将上肢高举过头部,医者用手指压迫阻断桡动脉,同时嘱患者反复握拳,直至手呈苍白色;然后医者继续压迫患者桡动脉,并将患者上肢逐渐放至心脏水平,令患者将手放松。正常情况下,苍白的皮肤在 20~40 秒内恢复转红。当动脉闭塞,出现血液循环障碍时,患者皮肤仍呈苍白色,直至医者压迫桡动脉的手指放松后，患者手部缓缓恢复潮红色，则证明有尺动脉闭塞。反之，用同样的方法压迫患者的尺动脉，则可判断桡动脉是否完全闭塞。

2. 肢体静脉功能试验

(1)大隐静脉瓣膜功能试验：可用来检查大隐静脉瓣膜功能。患者取平卧位，尽力抬高下肢，使浅静脉血液向心回流，在大腿根部、卵圆窝平面远端扎止血带，其紧张度以足够压迫大隐静脉，但不影响动脉血流和深静脉血流为度。让患者站立，10 秒内释放止血带，正常情况下浅静脉超过 30 秒可恢复充盈。如血柱自上而下立即充盈大隐静脉及其分支，则提示大隐静脉瓣膜功能不全。如患者站立保持止血带压迫，其远端某处静脉迅速扩张，则提示血液通过小隐静脉或功能不全的交通支反流至浅静脉。

(2)深静脉通畅试验：可用以测定下肢深静脉的通畅情况。患者站立，使曲张的静脉充盈，在大腿上 1/3 处扎止血带，以压迫大隐静脉，然后交替屈伸膝关节 10 余次。如深静脉通畅，交通支瓣膜功能健全，则小腿肌肉泵可使血液流入深静脉而使浅静脉瘪陷，下肢无胀痛感。如深静脉通畅而大隐静脉和交通支瓣膜功能不全，则浅静脉的血流在运动时也能流入深静脉，但运动一旦停止，浅静脉可立即充盈血液。若深静脉不通，交通支瓣膜功能不全，则在运动时浅静脉也见扩张，患者下肢有酸胀不适感。

(3)直腿伸踝试验和压迫腓肠肌试验：二者的阳性结果均为小腿深静脉血栓形成的体征。直腿伸踝试验的检查方法：患者的患肢伸直，小腿略抬高，检查者用力使患者足部背屈，牵拉腓肠肌，如小腿后部明显疼痛，伴有腓肠肌饱满和紧硬，属于阳性反应，这是腓肠肌受到牵拉后压迫深部已有血栓及炎症的静脉所致。压迫腓肠肌试验的检查方法：患者仰卧屈膝，足跟平放于检查台上，检查者用手按触腓肠肌深部组织，如发现增厚、浸润感和疼痛，即属阳性。

(三)辅助检查

1. 血液流变学检查

血液流变学检查的检测指标有血细胞比容(HCT)、全血黏度(BV)、全血还原黏度、血浆黏度(PV)、纤维蛋白原(FG)、血细胞沉降率、红细胞电泳时间等，这些指标可反映血液流变学的变化。血栓闭塞性脉管炎、动脉硬化闭塞症、多发性大动脉炎等常伴有血液流变学的异常，多表现为全血黏度、全血还原黏度、血浆黏度等不同程度的升高。在有血栓形成的疾病中，还可有红细胞电泳时间延长和纤维蛋白原升高等。

2. 血凝检查

血凝检查的检测指标有出血时间(BT)、血小板计数(BPC)、血小板聚集时间、血小板黏附时间、凝血时间、血浆凝血酶原时间等。该检查能提示机体的凝血状态，在血栓性疾病中，患者往往出现凝血功能亢进，而在出血性疾病中，多出现凝血功能减弱。血凝检查不但有利于对疾病做出诊断，而且对血栓性疾病的治疗效果也有重要的评价作用。

3. 血脂检测

血脂检测的检测指标有血清甘油三酯、总胆固醇、高密度脂蛋白、低密度脂蛋白等。血脂异常是动脉粥样硬化的主要原因，因此周围血管疾病患者多存在血脂异常。对于周围血管疾病的治疗，也更关注对血脂的控制。

4. 节段血压及压力指数(ABI)测定

对肢体不同节段血压和压力指数的测定，可判定肢体动脉是否存在狭窄或闭塞，并初步评价阻塞部位和程度，既可用于疾病诊断，也可评价疾病治疗效果，并能指导动脉阻塞性疾病的手术方式。一般相邻节段压力差不应大于20mmHg，当压力差大于30mmHg时，则认为相邻动脉节段存在闭塞性病变。压力指数检查是测定下肢不同部位的血压与肱动脉血压的比值，一般测量下肢动脉血压需先测量双侧踝压，得到踝肱指数（踝动脉收缩压/肱动脉收缩压），正常时ABI≥0.97，间歇性跛行患者的踝肱指数多在0.35～0.9，而静息痛患者的踝肱指数常低于0.4。

5. 彩色多普勒超声检查

本检查操作简单，可直观进行观察，对血管阻塞性疾病有较高的诊断价值，可用于观察血管内径、血管壁有无连续中断、管腔有无狭窄、血管走行及形态等。

6. 影像学检查

影像学检查包括X线平片检查、数字减影血管造影、磁共振血管造影、计算机扫描血管三维成像。

【病因病机】

周围血管疾病的外因包括外感六淫、特殊毒邪（烟毒）、外伤等，内因包括饮食不节、情志内伤、脏腑及经络功能失调、劳伤虚损等。

周围血管疾病的病机特点是血瘀。血管是血液运行的管道、通路，必须保持畅通无阻，才能正常地输送血液。在病变过程中，不论是内因，还是外因，均可在一定的时间、不同的血管、不同的部位出现某些程度的血脉瘀滞。血脉瘀滞破坏了人体气血的正常循环，从而可引发各种病理变化。在分析其病机时，应注意邪、虚、瘀三者的相互作用、互为因果的变化关系。其中，邪气既包括外感六淫、特殊毒邪，又包括机体的病理产物，如瘀血、痰浊、水湿等；虚既是受邪的条件，也可能是血瘀损伤正气的结果；瘀往往是因邪而致，也有因虚而成。所以，以上致病因素在邪、瘀、虚的病理变化过程中，可使血管出现多种多样的病理变化结果，形成临床上各种各样的证候。

虽然周围血管疾病多在血管的某一局部，但与脏腑气血有密切的关系。因为脏腑功能失职，则会出现血液运行无力，统摄无权，疏泄失常，使血液不能正常运行而发生病变；反之，血脉瘀阻后也会使各脏腑失去濡养而虚损。因此，气血的虚衰与周围血管疾病密切相关。

此外，周围血管疾病的病因病机尚有禀性不耐、遗传因素、冲任失调等，临证时必须引起高度重视。

【辨证论治】

（一）内治法

周围血管疾病应根据活血化瘀的治疗原则，结合患者的具体情况，审证求因，分清血瘀的寒热、虚实、轻重属性，进行辨证论治。常用的治疗法则有以下几种。

1. 理气活血化瘀法

理气活血化瘀法适用于肝郁气滞的血瘀证，凡周围血管疾病有气滞血瘀表现的均可使用，尤其适宜于病情随情志刺激而变化者。

2. 清热活血化瘀法

清热活血化瘀法即用寒凉的药物配合活血化瘀药物，清解热邪，而使络宁血活瘀化。临床上，清热活血化瘀法可分为清热凉血活血化瘀法、清热解毒活血化瘀法、养阴清热活血化瘀法。

(1)清热凉血活血化瘀法：适用于血热血瘀证。症见患部皮肤发红、灼热，瘀斑色红或紫，舌红绛，脉数等。血热血瘀证常见于急性血栓性浅静脉炎、下肢深静脉血栓形成等。

(2)清热解毒活血化瘀法：适用于热毒瘀滞证。症见局部溃疡，舌红，苔黄厚而干，脉弦滑数等。热毒瘀滞证常见于动脉狭窄、闭塞性疾病的早期。

(3)养阴清热活血化瘀法：适用于阴虚血瘀证。此型一般病程较长，症见局部发热，恶寒亦恶热，伴有五心烦热、咽干口燥，舌红少苔，脉细数等；常见于动脉狭窄、闭塞性疾病的后期。

3. 散寒活血化瘀法

散寒活血化瘀法即用温热的药物配合活血化瘀药物，解除寒凝，促使经络疏通，血活瘀化。散寒活血化瘀法包括温经通阳活血化瘀法和补阳益气活血化瘀法。

(1)温经通阳活血化瘀法：适用于外寒客络血瘀证。症见局部皮肤色白、发凉，疼痛得热则缓，舌淡紫，苔白润，脉沉紧等。外寒客络血瘀证常见于动脉狭窄、动脉闭塞或痉挛性疾病的早期。

(2)补阳益气活血化瘀法：适用于阳虚内寒血瘀证。患者除上述局部表现外，伴有腹胀便溏、腰酸肢冷、小便频数或不利、阳痿，舌淡紫，苔白，脉沉细等。阳虚内寒血瘀证常见于动脉狭窄、动脉闭塞性疾病的后期。

4. 祛湿活血化瘀法

祛湿活血化瘀法即用燥湿或渗利的药物配合活血化瘀药物，以祛湿而通利气机，促使血活瘀化。祛湿活血化瘀法包括清热利湿活血化瘀法、健脾利湿活血化瘀法和温肾利湿活血化瘀法。

(1)清热利湿活血化瘀法：适用于湿热血瘀证。症见局部皮肤灼热色红，水肿，或疮面湿烂，舌红，苔黄腻，脉滑数等。

(2)健脾利湿活血化瘀法：适用于脾虚湿瘀证。症见患肢水肿，伴神疲倦怠、脘腹胀满、便溏，舌苔白腻，脉濡缓等。

(3)温肾利湿活血化瘀法：适用于肾虚湿瘀证。症见患肢水肿，肢冷，畏寒，舌淡，苔白润或腻，脉沉弱等。

5. 益气活血化瘀法

益气活血化瘀法即用补气的药物配合活血化瘀药物，使气推动血液在脉道内运行，促进血活瘀化。益气活血化瘀法适用于气虚血瘀证。症见病久体倦，纳差，气短，心悸，舌淡，苔白，脉虚弱无力等。气虚血瘀证常见于动脉狭窄、动脉闭塞性疾病和深静脉血栓形成的后期。

6. 补血活血化瘀法

补血活血化瘀法即用补血的药物配合活血化瘀药物，以增补血液而充盈脉道，促使血活瘀化。补血活血化瘀法适用于血虚血瘀证。症见头晕，面色萎黄或苍白，唇爪色淡，心悸，舌淡，脉细等。血虚血瘀证常见于动脉狭窄、闭塞性疾病的早期或后期。

(二)外治法

周围血管疾病可以根据病情选用熏洗、箍围、浸渍、热烘、手术等外治法。

在周围血管疾病中，对坏疽的清创处理必须根据患肢的供血情况及全身条件而进行。一般急性炎症期不做清创处理，炎症控制后适当清除坏死组织，坏死组织边界清楚后再彻底清创。常用的清创方法有“鲸吞法”与“蚕食法”。所谓“鲸吞法”，即在麻醉下将坏死组织自坏死组织与存活组织分界处进行彻底清除。所谓“蚕食法”，就是在换药时视局部情况逐渐清除坏死组织。“蚕食”坏死组织时可应用化腐生肌中药，这些药物可以起到祛腐生新的作用。

周围血管疾病常用的外科手术疗法有结扎法、止血法、血管剥脱法等。此外，周围血管疾病还可运用介入疗法进行治疗。

项目二　股　肿

股肿指在下肢深静脉血管内运行的血液异常凝固，从而引起静脉阻塞、血液回流障碍的疾病。本病相当于西医学的下肢深静脉血栓形成，俗称血栓性深静脉炎。股肿的临床特点是肢体肿胀、疼痛、局部皮温升高和浅静脉怒张等，好发于下肢髂股静脉和股腘静脉，尤以左侧下肢最为多见，严重者可因并发肺栓塞而危及生命。

【病因病机】

本病主要因创伤或产后长期卧床，导致肢体气血运行不畅，气滞血瘀，脉络滞涩，营血回流受阻，水津外溢，聚积而发病。

1. 血脉损伤

本病可因跌扑损伤、手术等损伤人体血脉，使人体气血运行不畅，气滞血瘀，血液瘀滞于脉络，流注于下肢而发病。例如，清代唐容川所著的《血证论》曰：“瘀血流注，亦发肿胀，乃血变成水之证。”

2. 久卧伤气

本病可因产后或久病卧床，肢体长期不运动，气机不利，气滞血瘀，经脉阻塞，营血回流不畅，瘀滞于局部而发病。例如，清代吴谦所著的《医宗金鉴》曰：“产后闪挫，瘀血作肿者，瘀血久滞于经络，忽发则木硬不红微热。”

3. 气虚血瘀

本病可因年老、肥胖、瘤、岩等，使气虚体衰，无力推动营血运行，血瘀于脉中，留滞于下肢而发病。

西医学认为，静脉管壁结构改变、血流滞缓、血管内皮损伤和血液高凝状态是静脉血栓形成的重要因素，而外伤、手术、分娩、肿瘤等是静脉血栓形成的直接诱发因素。

【诊断】

1. 临床表现

股肿患者多有肢体外伤、长期卧床、分娩、肿瘤、手术等病史，多见于下肢。股肿发病急，主要为单侧下肢突发性、广泛性粗肿、胀痛，行走不便，或伴低热；后期可出现浅静脉扩张、曲张，肢体浮肿，小腿色素沉着、皮炎、臁疮等。由于静脉阻塞部位不同，股肿的临床表现各有特点。

(1)小腿深静脉血栓形成：小腿疼痛是最重要的临床早期症状，以踝及小腿部肿胀为主，行走时加重，休息或平卧后减轻，腓肠肌压痛，霍曼征(Homan’s sign)阳性，直腿伸踝试验阳性，患者一般无全身症状。小腿深静脉血栓形成属于临床上所称的周围型。

(2)髂股静脉血栓形成：以突发性、广泛性、单侧下肢粗肿为临床特征。患者全下肢胀痛，患肢的髂窝、股三角区疼痛明显，甚则可累及同侧腰背部或会阴部。患肢较健侧增粗5～8cm，平卧时稍减轻，站立时加重，可伴有低热(37～38℃)。患肢由于回流障碍，因此病初主要是引起浅表静脉的扩张，之后患侧的下腹部、髋部、会阴部可见曲张的静脉。髂股静脉血栓形成属于临床上所称的中央型。

(3)继发性深静脉血栓形成：临床上称为混合型，常见于手术后，临床表现具有小腿深静脉血栓形成和髂股静脉血栓形成的共同特点。血栓起源于小腿肌肉内的腓肠肌静脉丛，呈顺行性生长，蔓延扩展至整个下肢主干静脉，或由原发性髂股静脉血栓形成逆行扩展到整个下肢静脉，以前者较为多见。需要注意的是，本病早期可出现急性股动脉痉挛(疼痛性股蓝肿)和肺动脉栓塞的危重并发症，可危及患者的生命，应引起临床的高度重视。

(4)深静脉血栓形成后遗症：深静脉血栓形成后期，由于血液回流障碍，或血栓机化再通后，静脉瓣膜被破坏，导致血液倒流，会进一步加重静脉回流障碍，引起肢体远端静脉高压、淤血，从而产生肢体肿胀、浅静脉曲张、色素沉着、溃疡形成等。

2. 辅助检查

(1)多普勒血流和体积描记仪检查：有助于明确患肢血液回流和供血状况。

(2)血管造影：可使静脉直接显影，有助于判断有无血栓及其范围、形态及侧支循环状况，为直接观察治疗效果提供依据。

(3)凝血系列检查：如有D-二聚体阳性和/或纤维蛋白原升高，表明体内有血栓形成。

【鉴别诊断】

1. 淋巴水肿

淋巴水肿多见于下肢，肿胀多自足背开始，逐渐向近心侧蔓延。皮肤和皮下组织增生、变厚，肿胀并非压陷性，状似橡胶海绵；发展至后期可形成典型的象皮肿，皮肤增厚、粗糙而呈苔藓状，色素沉着和形成溃疡者罕见。

2. 妊娠下肢水肿

妊娠下肢水肿见于妊娠中后期，两侧下肢肿胀，多从足部开始，逐步向上蔓延，休息或平卧后好转；随妊娠月份增加，肿胀会进一步加重，分娩后下肢肿胀可消失。

【辨证论治】

本病一般以中西医结合治疗为主。

(一)内治法

1. 湿热下注证

证候：发病急，下肢突然粗肿，红热疼痛，活动受限；舌质红，苔黄腻，脉弦滑。

治法：清热利湿，活血化瘀。

方药：四妙勇安汤加减。患肢疼痛较重者，重用金银花，加蒲公英；便秘者，加大黄、芒硝(冲服)；发热明显者，加生石膏、知母、漏芦；急性患肢粗肿、胀痛严重者，重用川牛膝、赤芍、川芎等活血化瘀药物。

2. 血脉瘀阻证

证候：下肢肿胀，皮色紫暗，压痛固定，下肢青筋怒张；舌质暗，或有瘀斑，苔白，脉弦。

治法：活血化瘀，通络止痛。

方药：活血通脉汤加减。疼痛严重者，加王不留行、乳香、没药；局部疼痛拒按者，加水蛭、三棱、莪术等。

3. 气虚湿阻证

证候：下肢肿胀日久，朝轻暮重，活动后加重，休息或抬高下肢后减轻，皮色略暗，青筋迂曲；伴有倦怠乏力；舌淡，边有齿印，苔薄白，脉沉。

治法：益气健脾，祛湿通络。

方药：参苓白术散加减。

（二）外治法

（1）急性期：可用芒硝 500g、冰片 5g，共研粉状，混合均匀后装入纱袋中，敷于患肢小腿肚及小腿内侧，待芒硝结块干结时进行更换，连用数天；或用金黄膏外敷。

（2）慢性期：可用红花 15g、大黄 20g、艾叶 10g、牡丹皮 30g、透骨草 30g，煎汤外洗患肢；或用当归活血酒擦洗；并发溃疡者，可用脱疽膏外敷。

【预防与调护】

（1）高脂血症者宜进食清淡饮食，忌食油腻、肥甘、辛辣之品，严格戒烟，积极参加体育锻炼；肥胖者应加强锻炼，以减轻体重。

（2）对高危患者（血液呈高凝状态），应适当服用活血化瘀中药或抗凝药物。术后及卧床者宜尽早下床活动，多做肢体运动，或按摩肢体，做踝关节背屈活动，以利于静脉血液回流。

（3）恢复期患者应穿医用弹力袜，早期不宜做剧烈运动。

项目三　青蛇毒

青蛇毒是位于体表的静脉发生的血栓性、炎症性病变。青蛇毒的临床特点为浅静脉走行部位红、肿、热、痛，有条索状物或硬结节形成，是临床上的多发病、常见病，男、女均可发病，以青壮年人多见。本病可发生于身体的各个部位，通常好发于四肢，其次是胸、腹壁；少数患者呈游走性发作。本病相当于西医学的血栓性浅静脉炎。

【病因病机】

本病多由湿热蕴结、寒湿凝滞、痰浊瘀阻、脾失健运、外伤血脉等，致使气血运行不畅，留滞脉中而发病。《医宗金鉴·外科心法要诀》曰："此证生在小腿肚里侧，疼痛硬肿，长有数寸，形如泥鳅，其色微红，由肝、脾二经湿热凝结而成。"

1. 湿热蕴结

本病可因恣食膏粱厚味、辛辣刺激之品，脾胃受损，水湿失运，瘀滞日久，火毒内生，湿热积毒下注；或寒湿凝于脉络，蕴久生热而成。

2. 肝气郁滞

郁怒伤肝，肝疏泄不利，气机不畅，若气郁日久，损伤血络，脉络阻塞，瘀血停积而发为本病。

3. 外伤瘀滞

久站久立、跌扑损伤、刀割针刺、外科手术等均可致血脉损伤，恶血留滞，经络阻塞，致生本病。

总之，外感湿邪，或与热结，或与寒凝，或与内湿相合，使脾失健运，聚而生痰，是病之标；经脉受损，气血不畅，脉络瘀阻，为病之本。

西医学认为，血栓性浅静脉炎是血管壁结构的损伤，导致血栓性浅静脉炎，血流淤滞、静脉壁损伤、血液呈高凝状态是主要病因。血管内皮损伤因素，包括浅静脉注射、浅静脉置管、外伤、感染等；血流淤滞因素，包括肢体制动、静脉曲张等；血液呈高凝因素，有肿瘤、感染、妊娠等。本病多有静脉曲张病史，血小板聚集和静脉淤滞容易形成血栓，从而发生静脉炎和静脉周围炎。若病情继续发展，可能会出现深静脉血栓；若发生肺栓塞，严重时可危及患者生命。

【诊断】

1. 临床表现

本病发病部位多见于下肢，其次为胸、腹壁等处的中、小浅静脉。

(1)初期(急性期)：在浅层静脉循行部位出现条索状物，皮肤发红，自觉疼痛，扪之发热，触之较硬，且压痛明显，肢体沉重；初期一般无全身症状。

(2)后期(慢性期)：日久，患处存在一条黄褐色索状物，按之如弦，压痛明显，或结节破溃形成臁疮，临床上常见以下几种类型。

1)血栓性浅静脉炎：临床最常见，常有筋瘤病史，多见于下肢。发病时，浅表静脉处形成结节或条索状物，疼痛、红肿、灼热，触之压痛明显。当患处出现片状区域性结节时，此为浅静脉炎累及周围组织形成的浅静脉周围炎。患者可有发热，行走站立时疼痛尤为明显。炎症消退后，患处可遗留色素沉着或无痛性纤维硬结，一般病程为1～3个月。

2)胸、腹壁浅静脉炎：单侧胸、腹壁出现一条长10～20cm的条索状硬物，表面发红，疼痛较轻，肢体活动时局部可有牵掣痛，按压条索状物两端可出现一条凹陷性浅沟。炎症消退后，患处可遗留色素沉着。胸、腹壁浅静脉炎一般无全身表现。

3)游走性血栓性浅静脉炎：多见于四肢，患处浅静脉血栓性炎症呈游走性发作，某处炎性硬结消失后，其他处的浅静脉又出现病变。本病具有游走性、间歇性、反复性发作的特点，可伴有低热、全身不适等。

2. 辅助检查

(1)多普勒检查：可提示浅静脉是否通畅，确定局部浅静脉是否有血栓形成。

(2)血液流变学检查：表现为全血黏度及血浆黏度升高，红细胞变形性降低，纤维蛋白原升高。

(3)凝血系列检查：可有D-二聚体阳性或纤维蛋白原升高，血常规中白细胞总数可升高，血液处于高凝状态。

(4)其他检查：如静脉造影和CT检查等可辅助本病的诊断。

【鉴别诊断】

1. 结节性红斑

结节性红斑多见于青年女性，与结核病和风湿病有关；结节多发生于小腿，呈圆形、片状或斑块状,可伴有疼痛、发热、乏力、关节痛及小腿水肿等;血沉可加快;易反复发作。

2. 下肢丹毒

下肢丹毒常突然发病,表现为下肢皮肤红斑处色如涂丹,压之褪色,边缘皮肤略隆起,边界明显,灼热疼痛;腹股沟淋巴结可有肿痛。

【辨证论治】

(一)内治法

1. 湿热瘀阻证

证候:患肢肿胀、发热、色红、胀痛、喜冷恶热,或有条索状物;伴有微恶寒,发热;舌苔黄腻或厚腻,脉滑数。

治法:清热利湿,解毒通络。

方药:二妙散合茵陈赤豆汤加减。

2. 瘀血阻络证

证候:患肢疼痛肿胀,皮色紫红,活动后尤甚,小腿部挤压有刺痛或胀痛,或见条索状物,按之柔韧,或似弓弦;舌有瘀点、瘀斑,脉沉细或沉涩。

治法:活血化瘀,行气散结。

方药:活血通脉汤加鸡血藤、桃仁、忍冬藤。红肿者,加蒲公英、紫花地丁;肿胀甚者,加滑石、桂枝;硬性条索状物肿甚者,加水蛭;肢肿晨轻暮重者,加升麻、黄芪;发生于胸腹壁者,加柴胡、黄芩、延胡索、郁金等。

3. 肝郁瘀结证

证候:胸腹壁有条索状物,固定不移,有刺痛、胀痛,或牵掣痛;伴有胸闷,嗳气等;舌质淡红,或有瘀点、瘀斑,苔薄,脉弦或弦涩。

治法:疏肝解郁,活血解毒。

方药:柴胡清肝汤合复元活血汤加减。疼痛重者,加三棱、鸡血藤、忍冬藤等。

(二)外治法

(1)外用药物:初期可用金黄膏外敷,或用拔毒膏外敷,每天换药 1 次;亦可用海带与土豆泥外敷;或以加味黄柏地榆汤(黄柏、地榆、生大黄、冰片等)煎剂湿敷。后期可用当归尾 12g、白芷 9g、羌活 9g、独活 9g、桃仁 9g、红花 12g、海桐皮 9g、威灵仙 12g、艾叶 15g、生姜 60g,水煎熏洗,有活血通络、疏风散结之功。

(2)针灸治疗:针刺阳陵泉、阴陵泉、足三里、内庭等穴。

(3)物理疗法:可使用红外线、微波等进行理疗。

(4)手术治疗:患者疼痛明显,局部症状日久不退者,可考虑行手术治疗。

【预防与调护】

(1)患者在急性期应卧床休息,以减轻疼痛,促使肿胀消退;适当抬高患肢,穿医用弹力袜,以减轻下肢水肿。

(2)患者饮食宜清淡,忌食辛辣、肥甘油腻、鱼腥之品,积极戒烟。

(3)嘱患者避免久站久行,并鼓励患者穿医用弹力袜。

项目四　筋　瘤

筋瘤是以筋脉色紫，盘曲突起，状如蚯蚓，形成团块为主要表现的浅表静脉病变。《医宗金鉴》云："筋瘤者，坚而色紫，垒垒青筋，盘曲甚者，结若蚯蚓。"本病相当于西医学的下肢静脉曲张。

本病常见于长久站立工作者或女性妊娠期，好发于下肢。

【病因病机】

本病主要为先天禀赋不足，或后天因久站久立、劳倦过度、产育频多等所致。由于长期从事站立负重工作，劳倦伤气，或多次妊娠，气滞血瘀，血壅于下，结成筋瘤；或骤感风寒，或涉水淋雨，寒湿侵袭，致筋脉凝结，筋挛血瘀，积聚成瘤；或因外伤筋脉，瘀血凝滞，阻滞筋络而成。《灵枢·刺节真邪》云："筋屈不得伸，邪气居其间而不反，发为筋瘤。"血行不畅，久瘀则热，邪毒聚集，可致肢体肿胀、疼痛、变色，甚至溃疡。

西医学认为，下肢静脉曲张是由静脉瓣膜关闭功能不全、静脉壁薄弱及浅静脉内压力持续升高所致。

【诊断】

1. 临床表现

本病多见于长期站立工作者或多次妊娠者。病初仅感觉患肢坠胀不适或疼痛，站立时明显，行走或平卧时消退。随着病情发展，下肢浅静脉逐渐怒张，小腿静脉盘曲如条索状，色带青紫，甚则状如蚯蚓，质地柔软，抬高患肢或向远心方向挤压时可缩小，但患肢下垂或放手后可顷刻充盈恢复。大隐静脉瓣膜功能试验和深静脉通畅试验有助于判断疾病的性质。如出现条索状红肿、灼热、压痛等，经治疗后则条索状肿物较为坚韧。若瘤体破损，可流出大量瘀血，须经压迫或结扎后方能止血。病久者患肢皮肤萎缩，呈黑褐色，易伴发湿疮和臁疮。

2. 辅助检查

(1)静脉造影：可显示深静脉瓣膜功能、隐股静脉瓣膜功能、深浅静脉交通支、静脉曲张的走向，是本病目前较可靠的诊查方法。

(2)多普勒肢体血流图：可反映隐股静脉瓣膜和深静脉瓣膜的情况，测定深静脉通畅情况。

【鉴别诊断】

血瘤常在出生后出现，可随年龄增加而逐步增大，呈团块状，皮色正常，亦可呈暗红或紫蓝色，压之柔软。一般血瘤的瘤体由丛状血管或毛细血管形成，筋脉较细，形态局限，没有明显的蚯蚓状。

【辨证论治】

(一)内治法

1. 劳倦伤气证

证候：久站久行或劳累时瘤体增大，下坠不适感加重；常伴有神疲乏力，气短懒言，脘腹坠胀，腰酸膝软；舌质淡，苔薄白，脉细缓无力。

治法：补中益气，活血舒筋。

方药：补中益气汤加减。

2. 寒湿凝筋证

证候：瘤色紫暗，喜暖，下肢轻度肿胀；伴有形寒肢冷，口淡不渴，小便清长；舌质淡暗，苔白腻，脉弦细。

治法：暖肝散寒，益气通脉。

方药：暖肝煎合当归四逆汤加减。

3. 外伤瘀滞证

证候：青筋盘曲，状如蚯蚓，色青紫，患肢肿胀疼痛；舌有瘀点、瘀斑，脉细涩。

治法：活血化瘀，和营消肿。

方药：活血散瘀汤加减。

（二）外治法

(1)轻者患肢可穿医用弹力袜或用弹力绷带缠缚，可使瘤体停止发展或缩小。

(2)有红肿及条索状硬结者，可用金黄膏或玉露散外敷；局部瘙痒者，可用三黄洗剂外搽。

(3)如发生湿疮、溃疡者，可参照相关模块进行治疗。

(4)手术治疗：凡无手术禁忌证的患者，一般可行大隐静脉或小隐静脉高位结扎、主干静脉剥脱及曲张静脉切除术，有条件者可用经皮腔内激光电凝术或透光旋切术等微创治疗方法。

【预防与调护】

(1)有遗传家族史者、孕妇及长期站立工作者，要适当加强自身锻炼，尽可能地减少久站久行。

(2)患者应避免外伤、寒冷、负重。

(3)轻度曲张的患者要穿着医用弹力袜，以保护下肢静脉；经常抬高下肢，以防止病情进一步加重。

项目五　臁　疮

臁疮是发生于小腿臁骨部位的慢性皮肤溃疡，俗称老烂腿。《疡科心得集》曰："臁疮者，生于两臁，初起发肿，久而腐烂或津淫瘙痒，破而脓水淋漓。"本病相当于西医学的下肢慢性溃疡。

本病多见于久立久行者，常为筋瘤的后期并发症，主要发生于小腿内、外侧的下 1/3 处，经久难愈，复发率高，是外科常见病、多发病。

【病因病机】

本病多因禀赋不足，筋脉软弱，复因久站久行，劳累耗伤气血，中气不足，脉络瘀滞，致小腿气血运行不畅，瘀血阻络，肌肤失养；瘀毒停滞脉络，郁久化热，腐肉而成；或因湿热下注，热盛化腐而成；或发生于外伤破损、虫咬时，因毒邪通过破溃皮肤侵入，湿热之毒下注而成，创口经久不愈。

西医学认为，下肢深、浅静脉及交通支静脉结构异常，肢体远端的静脉压力持续增高导致静脉回流不畅而长期淤积是本病主要病因，而长期站立、腹压过高和局部皮肤损伤是溃疡的诱因。

【诊断】

1. 临床表现

臁疮初起小腿肿胀，伴有沉重感，朝轻暮重，逐渐出现色素沉着，随年龄增长而进一步加重；或出现浅静脉炎、淤积性皮炎、湿疮等一系列静脉功能不全的表现，继而在小腿下 1/3 处（足靴区）内侧或外侧自行破溃或抓破后糜烂，滋水淋漓，形成溃疡；当溃疡发展到一定程度时，边缘趋于稳定，周围红肿，或日久不愈，或经常复发。

后期疮口边缘凸起、僵硬，形如缸口，疮面肉色灰白，或覆有一层晦暗薄膜，滋水秽浊而腥臭，触之不痛；疮口周围皮肤暗红或紫黑，或四周有湿疮而瘙痒，日久不愈。继发感染则溃疡化脓，脓水稀薄，或并发出血。溃疡严重时，可蔓延至膝或足背，深达骨膜。少数患者病情缠绵，多年不愈，终因蕴毒深重而发生恶变。

2. 辅助检查

（1）下肢多普勒超声检查：可有深静脉瓣膜或隐股静脉瓣膜功能不全，也可见陈旧性深静脉血栓。

（2）血常规：一般正常，少数患者可有白细胞总数及中性粒细胞比例升高。

【鉴别诊断】

1. 结核性溃疡

结核性溃疡有结核病病史，溃疡疮面较深，呈潜行性，脓水淋漓，如败絮状。疮周皮色紫暗，溃疡顽固难愈，或疮面愈后复发，形成新旧重叠的凹陷性色素重浊的瘢痕。严重者可伴有消瘦、盗汗、潮热、咳嗽等。

2. 岩性溃疡

岩性溃疡多为原发性皮肤癌，或由臁疮经久不愈，恶变而来。溃疡形似火山口，边缘卷起，疮口不规则，触之质硬而易出血，呈浅灰色。病情发展常引起肌腱和骨骼破坏，疼痛较剧，难以治愈。

3. 放射性溃疡

放射性溃疡多有放射线照射史，溃疡局限于照射部位，常有多发性小溃疡融合成片，脓水稀薄，疮面色晦暗，周围皮肤僵硬，感觉迟钝，颜色晦暗，或夹杂有小白点，溃疡病程较长，难以收敛。

4. 动脉型溃疡

动脉型溃疡是由肢体动脉闭塞或栓塞后造成肢体严重血液循环障碍所致的溃疡或坏疽，多发生于四肢，由远端向近端发展，同时伴有缺血的其他临床表现。

【辨证论治】

（一）内治法

1. 湿热下注证

证候：小腿青筋怒张，局部瘙痒，红肿疼痛，继则破溃，滋水淋漓，疮面腐暗；伴有口渴，便秘，小便黄赤；舌苔黄腻，脉滑数。

治法：清热利湿，和营解毒。

方药：二妙丸合五神汤加减。若红肿疼痛较重者，加赤芍、丹参；肢体肿胀明显者，加茯苓、泽泻等。

2. 气虚血瘀证

证候：病程日久，疮面苍白，肉芽秽浊，疮周皮色紫暗、板硬；伴有肢体沉重，倦怠乏力；舌淡紫，或有瘀斑，苔白，脉细涩。

治法：益气活血，祛瘀生新。

方药：补阳还五汤合四妙汤加减。

(二)外治法

(1)外用药物治疗：初期局部红肿、溃破渗液较多者，宜用马齿苋15g、黄柏20g、苦参30g、白鲜皮30g，煎水湿敷。局部红肿、渗液量少者，可用金黄膏、三黄散等外敷。后期病久者，皮肤乌黑，疮口凹陷，疮面腐肉不脱，时流污水，可用八二丹以麻油调后涂布疮面，外用消肿玉红膏敷贴，3天换药1次。如疮口僵硬、疮面覆有秽腐薄膜者，可先用止血钳揭去秽腐薄膜，使之微微出血，有利于肉芽生长。腐肉已脱、肉芽新鲜红活者，可外掺生肌散，盖贴生肌玉红膏，隔天换药1次；或外用生肌愈疡膏。若周围有湿疮者，则可用青黛膏盖贴。

(2)物理疗法：局部疮面可进行红外线及微波治疗，有利于疮面的愈合。

(3)手术疗法：在条件允许的情况下，可行浅静脉高位切除剥脱术、深静脉瓣膜修复或重建术、交通支静脉结扎术、静脉转流术或各种腔内治疗，以及植皮术，以减少静脉血液倒流，降低肢体远端静脉压力，改善局部组织营养，促进溃疡愈合。

【预防与调护】

(1)患者应注意休息，抬高患肢，避免久立久行。

(2)臁疮患者宜经常穿着医用弹力袜或用弹力绷带保护，避免局部损伤，预防复发。

(3)溃疡患者饮食宜清淡，忌食辛辣、炙煿之品，戒烟限酒。

项目六　脱　疽

脱疽指发生于四肢末端，因脉管闭塞，导致趾(指)节坏疽脱落的一种慢性周围血管疾病，俗称脱骨疽。《灵枢·痈疽》云："发于足趾，名脱痈。其状赤黑，死不治；不赤黑，不死。不衰，急斩之，不则死矣。"脱疽的临床特点是多发生于四肢，以下肢末端多见，初起患肢末端发凉、怕冷、苍白、麻木，伴有间歇性跛行，继则疼痛剧烈，甚至患趾(指)变黑、坏死脱落。西医学的血栓闭塞性脉管炎、动脉硬化性闭塞症、糖尿病足等疾病可参照本病治疗。

【病因病机】

本病的发生与长期吸烟、情志内伤、房劳损伤、饮食不节、环境寒冷、遗传及外伤等有关，多因脾肾阳虚、外感寒湿而成。脾胃受损，运化失司，化源不足，气血亏虚，气阴两伤，内不能荣养脏腑，外不能濡养四肢；脾肾阳虚，不能温养四肢，复受寒湿之邪，则气血凝滞，经络阻塞，不通则痛；气血不足，四肢失养，则皮肉枯槁，坏死脱落；若寒邪久蕴，郁而化热，湿热浸淫，则患趾(指)红肿溃脓；热邪伤阴，阴虚火旺，病久可导致阴血亏虚、肢节失养而坏疽脱落。

总之，本病以脾肾亏虚为本，外感寒湿及外伤为标，气血凝滞、经脉阻塞为病机之关键。

西医学认为，吸烟是血栓闭塞性脉管炎发病的确切因素。此外，血栓闭塞性脉管炎与遗传、血管内皮损伤、性激素、营养不良、自身免疫、寒冷、潮湿、外伤等有关。血栓闭塞性脉管炎是周围中、小动脉的节段性、非化脓性、炎症性的闭塞性疾病，好发于肢端中、小动脉，主要侵犯下肢，并自远端末梢的小动脉开始，常伴有游走性浅静脉炎。血栓闭塞性脉管炎的病理改变为病变的中、小动脉管壁全层炎性细胞浸润及纤维细胞增生，管腔内有血栓形成，造成管腔狭窄，甚至闭塞。动脉硬化性闭塞症由动脉粥样硬化引起，是全身动脉硬化的一部分，见于腹主动脉下端的大、中型动脉，动脉粥样斑块及其内部出血或斑块破裂，导致血栓形成而逐渐使管腔狭窄或闭塞。年老、高血压、血脂异常和糖尿病为动脉硬化性闭塞症的主要病因。

【诊断】

1.临床表现

动脉硬化性闭塞症常有高脂血症、高血压和动脉硬化史，多发生于老年人，常累及大、中动脉。糖尿病足患者往往有血糖、尿糖升高，病变多累及大动脉和微小动脉。血栓闭塞性脉管炎以20～40岁男性吸烟者多见，常有受冷、外伤等病史，多发生于寒冷季节；常一侧下肢发病，继而累及对侧，少数患者可累及上肢；病程较长，多在寒冷季节加重，治愈后易复发。

根据疾病的发展过程，脱疽在临床上可分为以下三期。

(1)一期(局部缺血期)：下肢患部发凉、怕冷、麻木、酸痛，有间歇性跛行，每行走0.5～1km，患侧小腿或足即觉坠胀、疼痛而出现跛行，休息片刻可缓解，再行走即又出现跛行，且正常行走的距离越来越短。日久，患肢可出现皮肤干燥、皮色变灰、皮温较健侧降低、肌肉萎缩，皮肤指压可见充盈缓慢，足背动脉、胫后动脉搏动减弱。部分患者可出现小腿游走性浅静脉炎。

(2)二期(营养障碍期)：患肢一期症状进一步加重，并出现静息痛，夜间疼痛剧烈，难以入眠，患者常抱膝抚足而坐，甚至需将患肢下垂于床边以减轻疼痛。患肢皮温显著降低，肌肉明显萎缩，皮肤干燥，汗毛脱落，趾甲增厚且生长缓慢，皮肤苍白，或潮红，或发绀，患侧足背动脉、胫后动脉搏动消失。

(3)三期(坏死期或坏疽期)：症状持续加重，患侧足趾紫红肿胀、溃烂坏死，或发黑干瘪，呈干性坏疽。坏疽可发生于一趾或数趾，逐渐向上发展，合并感染时足趾红肿、疼痛剧烈，全身发热，一般呈湿性坏疽，少数为干性坏疽。病程日久，坏疽发展至足背以上，红肿、疼痛难以控制。病久者，可出现神疲乏力、不思饮食、口干、形体消瘦，甚则壮热、神昏等。

根据肢体坏死的范围，临床上将坏疽分为三级：一级坏疽局限于足趾或手指部位；二级坏疽局限于足跖或手掌部位；三级坏疽发展至足背、跟踝关节及其上方。

2.辅助检查

(1)多普勒超声检查：近年来，激光多普勒血流仪已应用于临床，血栓闭塞性脉管炎可见中、小动脉节段样闭塞，内膜粗糙，血管呈闭塞样改变。动脉硬化闭塞症及糖尿病足可显示动脉硬化斑块及动脉狭窄。

(2)动脉造影：可明确阻塞部位及情况、侧支循环情况等，为手术提供依据；还可通过磁共振血管造影(MRA)及CT血管造影(CTA)来明确诊断。

(3)踝肱指数(ABI)检查：即踝压(踝部胫前动脉或胫后动脉收缩压)与同侧肱压相比，踝肱指数正常值为0.9～1.3。

(4)免疫球蛋白测定：血栓闭塞性脉管炎的免疫球蛋白IgG、IgM、IgA可升高，其补体C3

可下降，或体液免疫中的外周免疫复合物增多。

(5)其他：如血糖、血脂、血压检查，亦有助于明确本病的诊断。

【鉴别诊断】

1. 动脉硬化性闭塞症

动脉硬化性闭塞症多见于50岁以上人群，患者常伴有高血压或高脂血症，以及其他脏器的动脉硬化，如脑动脉硬化、冠状动脉硬化等，是全身性动脉硬化病，双下肢同时发病，进展快。

2. 雷诺病(肢端动脉痉挛症)

雷诺病多见于青年女性，上肢较下肢多见，尤好发于双手，每因寒冷和精神刺激而发病，双手出现“发凉、苍白，继而发绀、潮红，之后恢复正常”的三色变化(雷诺现象)，患肢动脉搏动正常，一般无肢体坏疽发生；继发者有风湿病或原发病的表现。

3. 肢体动脉栓塞

肢体动脉栓塞多发生于心内膜炎、严重心瓣膜病、心房纤颤等患者。患者肢体骤然发生剧痛、冰冷、麻木，肤色苍白，或有瘀斑，肢体可丧失感觉和运动功能，栓塞平面远侧的动脉搏动消失，栓塞远端可形成坏疽，可累及趾、足、小腿、股部或手部及前臂，病情严重且发展很快。

4. 糖尿病性坏疽

糖尿病性坏疽患者有糖尿病病史，坏疽多为湿性坏疽，发展迅速，伴有多食、多饮、多尿、消瘦等症状。

【辨证论治】

(一)内治法

1. 寒湿阻络证

证候：患趾(指)喜热怕冷、麻木、酸胀疼痛，多走则疼痛加剧，稍歇痛减，皮肤苍白，触之发凉，趺阳脉搏动减弱；舌质淡，苔白腻，脉沉细。

治法：温阳散寒，活血通络。

方药：阳和汤加减。

2. 血脉瘀阻证

证候：患趾(指)胀痛加重，夜难入眠，皮色暗红或紫暗，下垂更甚，皮肤发凉干燥，肌肉萎缩，趺阳脉搏动消失，步履艰难；舌质暗红，或有瘀斑，苔薄白，脉弦涩。

治法：活血化瘀，通络止痛。

方药：桃红四物汤加猪蹄甲、地龙、乳香、没药等。

3. 湿热毒盛证

证候：患肢肿胀剧痛，日轻夜重，皮肤紫暗，浸淫蔓延，溃破腐烂，肉色不鲜；伴有身热口干，便秘尿赤；舌质红，苔黄腻，脉弦数。

治法：清热利湿，解毒活血。

方药：四妙勇安汤加连翘、黄柏、丹参、川芎、赤芍、川牛膝等。

4. 热毒伤阴证

证候：皮肤干燥，汗毛脱落，趾(指)甲增厚变形，肌肉萎缩，趾(指)呈干性坏疽；伴有口干欲饮,便秘溲赤;舌质红,苔黄,脉弦细数。

治法:清热解毒,养阴活血。

方药:顾步汤加减。

5. 气阴两虚证

证候:病程日久,疮面久不愈合,肉芽暗红或淡而不鲜;伴有倦怠乏力,口渴而不欲饮,面色无华,形体消瘦,五心烦热;舌质淡,尖红,少苔,脉细无力。

治法:益气养阴。

方药:黄芪鳖甲汤加减。

(二)外治法

(1)外敷:脱疽可用冲和膏、红灵丹外敷;或取附子、干姜、吴茱萸各等分,研末,调敷患侧涌泉穴,每天1次;溃疡面积较小者,可用生肌散,外敷生肌玉红膏;溃疡面积较大、坏死组织难以脱落者,可先用八二丹、冲和膏或黄连膏等祛腐,再用生肌玉红膏、紫草油等生肌;如果出现浅静脉炎时,可选用金黄膏外敷。

(2)熏洗:脱疽可用红花12g、川芎10g、威灵仙20g、透骨草30g、艾叶10g、桂枝15g,煎汤,先熏后洗,注意水温不宜过高。

(3)换药:脱疽局部换药时要注意"蚕食"原则,不可大面积清创,否则局部会再次发生坏死。清创时可逐步清除坏死组织,如坏死组织与健康组织分界清楚,可完全清除坏死组织,骨断面宜略短于软组织断面,术后每天局部用油膏换药治疗。如果创面较大,则可施行植皮术。

(4)手术治疗:当坏死延及足背及踝部,或并发全身脓毒症者,可行小腿截肢术;严重者,可行大腿中段截肢术。血运重建术采用开放手术或血管介入治疗,以恢复肢体的血流,改善肢体循环,阻止坏疽发生或降低截肢平面。开放手术包括动脉切开取栓术、动脉内膜剥脱术、动脉旁路移植术、静脉动脉化等;血管介入治疗包括经皮腔内血管成形术(PTA)、血管内支架成形术等。

(5)干细胞移植术:干细胞具有高度增殖和分化为体内各种细胞的潜能。提取患者自身骨髓或外周血中的干细胞,将其注射入缺血肢体的肌肉中,对缺血肢体的血管新生具有一定的促进作用。

(6)针灸治疗:根据病情,上肢取合谷、内关、曲池,下肢取足三里、血海、委中、三阴交、阳陵泉、复溜、昆仑、太溪等穴,针刺,强刺激,留针20～30分钟。

【预防与调护】

(1)及时防治中老年人的动脉粥样硬化症,积极治疗高脂血症、高血压病和其他心血管疾病。

(2)糖尿病患者须规范控制血糖,避免足部外伤或感染。

(3)患者应禁止吸烟,少食辛辣炙煿、肥甘厚腻之品,忌饮酒。

(4)患者应加强患肢运动锻炼,促进侧支循环的形成,可采用Buerger运动,方法是患者取仰卧位,抬高下肢45°～60°,保持20～30分钟,然后两足下垂于床沿4～5分钟,同时两足及足趾向下、上、内、外等方向各运动10次,再将下肢平放4～5分钟,每天运动3次。坏疽感染者禁用Buerger运动。

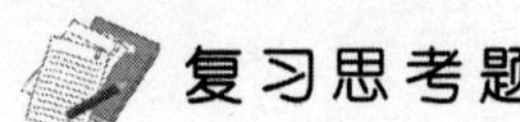

复习思考题

(1)简述周围血管疾病的常见症状及体征。

(2)简述脱疽的病因病机、各期临床表现及辨证论治。

(3)简述股肿的临床表现。

(4)简述筋瘤的临床表现。

(5)简述青蛇毒的临床表现。

(6)简述臁疮的临床表现。

模块十二　其他外科疾病

学习目标

掌握：其他外科疾病的临床表现及辨证论治。

熟悉：其他外科疾病的病因病机。

了解：其他外科疾病的预防与调护。

项目一　冻　疮

冻疮是人体遭受寒邪侵袭所引起的局部性或全身性损伤。冻疮以局部性多见，是冬季常见的一种皮肤病。冻疮的病名最早见于《诸病源候论》。冻疮的临床特点是轻者局部肿胀、发凉、麻木、瘙痒、疼痛、皮肤紫斑，或有水疱，甚至破溃成疮；重者全身冻伤，体温下降，四肢僵硬，甚至因阳气衰竭而亡。

【病因病机】

素体阳虚、寒冷外侵是冻疮发生的主要原因。由于冬令时节，或处于寒冷潮湿环境，加之平素气血虚弱，或因饥饿，或病后，或因静坐少动，寒冷之邪外袭，耗伤阳气，以致气血运行不畅，气血凝滞而成疮。重者肌肤坏死，骨脱筋连，甚则阳绝于外，荣卫结涩，不复流通而死。

西医学认为，冻疮是因为机体受低温侵袭后，体温调节中枢失常，血液循环障碍和细胞代谢不良，继而出现复温后微循环方面的改变，是引起组织损伤和坏死的基本原因。

【诊断】

1. 临床表现

(1)局部性冻疮：好发于手指、手背、足跟、耳郭、面颊等暴露部位，多呈对称性，常冬季发病，翌年春暖后则好转或自愈，冬冷后又会复发，如此反复发作，缠绵难愈。伤处皮肤红肿，或有硬结、紫斑，得温热时自觉痒痛。重者受冻部位皮肤灰白、暗红或呈紫色，并有大小不等的水疱或肿块，疼痛剧烈，或局部感觉消失。如果出现紫血疱，势将腐烂，溃后流水、流脓，可形成溃疡。严重者可导致肌肉、筋骨损伤。

(2)全身性冻疮：初起出现寒战、四肢发凉、苍白、发绀、疲乏无力，继而体温逐渐降低，感觉迟钝，嗜睡，视物模糊，幻觉，呼吸变浅，昏迷，脉搏细弱，甚至可因呼吸、心跳停止而死亡。

2. 分度

冻疮根据严重程度，可分为三度。

(1)Ⅰ度(红斑性冻疮)：损伤在表皮层，皮肤红肿，遇热自觉瘙痒、疼痛；愈后不留瘢痕。

(2)Ⅱ度(水疱性冻疮)：损伤达真皮层，皮肤红肿显著，且出现大小不等的水疱，局部感觉迟钝，疼痛较剧烈；若无感染，2～3 周后可愈合，少有瘢痕。

(3)Ⅲ度(坏死性冻疮)：损伤皮肤全层，甚者深达皮下组织、肌肉，或发生整个肢体坏死。皮肤似Ⅱ度冻疮，但水疱液为血性，继则皮肤变黑或紫黑，出现组织坏疽，一般多呈干性，局部感觉和运动功能完全丧失，坏死组织脱落后，创面愈合慢。严重者可形成顽固性溃疡，经久不愈，治愈后多留有功能障碍或致残。若染毒腐溃，可出现湿性坏疽，并可伴有发热、寒战等全身症状，甚至因合并内陷证而危及生命。

【鉴别诊断】

1. 多形性红斑

多形性红斑多发生于春、秋两季，以手、足、面部多见，皮损为风团样丘疹或红斑，颜色鲜红或紫暗，典型者中心部可发生虹膜状损害，常伴有发热、关节疼痛等症状。

2. 类丹毒

类丹毒多发生于接触鱼类和猪肉的手部，手指和手背出现局限性深红色的片状红肿，痒、痛并见，呈游走性，一般 2 周内可自愈，不发生溃烂。

【辨证论治】

本病因寒盛阳虚、气滞血凝而成，故治法以温通散寒、补阳活脉为原则。局部性冻疮，可采用内治法与外治法相结合；全身性冻疮，则应采取中西医结合进行救治。

(一)内治法

1. 寒凝血瘀证

证候：局部麻木冷痛，肤色青紫或暗红，肿胀结块，疼痛喜温，或感麻木，温热时局部瘙痒、胀痛；舌淡而暗，苔白，脉沉或沉细。

治法：温阳散寒，活血通脉。

方药：桂枝加当归汤加姜黄、鹿角。

2. 寒凝血虚证

证候：患处麻木冷痛，暗红漫肿，或有水疱，感觉迟钝或消失；伴有神疲乏力，形寒肢冷，面色少华；舌淡，苔薄白，脉细弱。

治法：温经散寒，养血活血。

方药：人参养荣汤合阳和汤加减。

3. 瘀滞化热证

证候：发热口渴，患处暗红微肿，疼痛喜冷，或红肿灼热，溃烂腐臭，脓水淋漓，筋骨暴露；伴有大便秘结，小便黄赤；舌质红，苔黄，脉数。

治法：清热解毒，活血止痛。

方药：四妙勇安汤加味。若热毒症状明显者，加蒲公英、紫花地丁清热解毒；痛甚者，加乳香、没药、丹参祛瘀止痛。

(二)外治法

(1)Ⅰ度、Ⅱ度冻疮：可用生姜辣椒酊(干姜、辣椒各 60g，加入 95%酒精 300mL 浸泡 10 天即可外用)或 10%胡椒酒精浸液(取胡椒粉 10g，加 95%酒精至 100mL，浸 7 天后即可外用)外涂，每天数次；亦可用冻疮膏、阳和解凝膏外涂。如有较大水疱，则应先抽出疱内液体后再涂药。局部糜烂或有溃疡时，宜用红油膏或黄连软膏外涂，每天1次；也可用温经活血的中药煎出液熏洗患处，每天2次。

(2)Ⅲ度冻疮：可用75%酒精或碘伏液消毒患处及其周围皮肤，有水疱或血疱者，用注射器抽出疱液后，用红油膏纱布包扎保暖；溃烂时，可用红油膏外敷；腐脱新生时，可用红油膏掺生肌散外敷。

严重冻伤需清除坏死组织、植皮，甚至行截肢术。

【预防与调护】

(1)普及预防冻疮知识，改善防寒保暖条件；增强体质，加强耐寒锻炼。

(2)寒冷作业时，静止时间不宜过长，宜适当活动，以促进血液循环；重视对手、耳、鼻等暴露部位的保护。

(3)受冻部位宜保暖，禁用火烘或热烫。

(4)当冻疮出现瘙痒时，切忌用力搔抓，防止皮肤破伤感染。

项目二 破伤风

破伤风指皮肉破伤后，风毒之邪乘虚侵入人体而引起发痉的一种急性疾病。《太平圣惠方》记载："损伤之处，中于风邪，故名破伤风也。"外伤所致者，称为"金创痉"；产后发生者，称为"产后痉"；新生儿断脐所致者，称为"小儿脐风"或"脐风撮口"。破伤风临床上以外伤所致者最为常见。破伤风的临床特点：①有皮肉破损史；②有一定的潜伏期；③起病急，发展快，病情严重，死亡率高；④发作时全身或局部肌肉呈强直性痉挛和阵发性抽搐，间歇期全身肌肉持续性紧张收缩；⑤伴有发热，但神志清楚。本病在西医学中亦称为破伤风，属特异性感染。

【病因病机】

本病的发生须具备创伤和感受风毒两个因素。创伤后，因皮肉破损，卫外失固，风毒之邪从伤口侵袭人体，从外达里，邪入经络而发病。若外伤后失于调治，流血过多，营卫空虚，则风毒侵袭后可迅速发病，且病情多危重。风为阳邪，善行而数变，通过经脉入里传肝，外风引动内风，肝风内动，因筋脉失养而出现牙关紧闭、角弓反张、四肢抽搐、手足震颤。如不及时控制，必然导致脏腑功能失调，气血失和，甚者可因脏腑衰竭、阴阳离决而死亡。

西医学认为，本病由破伤风杆菌自伤口侵入，在缺氧的伤口内大量繁殖并分泌外毒素所致。破伤风杆菌外毒素有痉挛毒素和溶血毒素，其中痉挛毒素是引起破伤风症状的主要毒素，对脊髓、脑干处神经细胞有特殊的亲和力，能引起肌肉紧张、痉挛；溶血毒素能引起心肌损伤和局部组织坏死。

【诊断】

1. 临床表现

(1)潜伏期：长短不一，一般为6～10天，短者在24小时之内，长者可达数月或数年不等。新生儿破伤风一般在断脐后7天左右发病，俗称"七日风"。潜伏期的长短与创伤的性质、部位和伤口的早期处理方式，以及是否接受过预防性注射因素有关。潜伏期越短，病情越严重，预后越差，死亡率也越高。

(2)前驱期:一般持续1～2天,常表现为头痛、头晕、乏力、多汗、烦躁不安、畏寒、低热、打呵欠、咬肌紧张酸胀、咀嚼无力、张口略感困难,伤口多干陷无脓,周围皮色暗红,有牵扯感和疼痛感。

(3)发作期:典型的发作症状是全身或局部肌肉呈强直性痉挛和阵发性抽搐。

肌肉强直性痉挛首先从头面部开始,进而延及躯干、四肢,其顺序为咬肌、面肌、颈项肌、背腹肌、四肢肌群、膈肌和肋间肌。患者开始时仅感到咀嚼不便、张口困难,继而牙关紧闭,口角向外上方牵引,前额出现皱纹,双眉举起,呈独特的"苦笑"面容;随后颈项强直,头向后仰,不能做点头动作;痉挛继续向背腹及四肢延伸,呈现不能坐起,头后仰不能前屈,腰部前凸的"角弓反张"状;四肢肌肉收缩时,因屈肌比伸肌有力,故肢体可出现屈膝、弯肘、半握拳等姿态;膀胱括约肌痉挛可引起排尿困难,甚至发生尿潴留;膈肌或肋间肌痉挛,可出现呼吸困难,甚至窒息。

阵发性抽搐是在肌肉持续性痉挛的基础上,给予任何轻微的刺激,如声、光、风、震动、饮水或碰触到患者的身体等,均可诱发患者全身肌肉阵发性抽搐。每次抽搐发作可持续数秒、数分钟至数十分钟不等。患者面色苍白,口唇青紫,汗出淋漓,流涎,口吐白沫,牙齿有摩擦声,呼吸急促,全身大汗淋漓,表情痛苦。强烈的肌肉痉挛和抽搐可以使肌肉出血、断裂,甚至发生骨折、脱位或舌咬伤。

发作间歇期长短不一,在间歇期内疼痛稍减,但肌肉不能完全松弛;伴有发热、便秘、溲赤或尿闭,舌红或红绛,苔黄或黄浊,脉弦数等。

患病期间,患者神志始终清楚,病程一般为3～4周,自第2周后,痉挛发作次数逐渐减少,间歇期延长,全身肌肉的持续收缩也逐渐减轻和缓解。

后期,因患者有频繁的全身肌肉抽搐,体力消耗大,可因水、电解质紊乱或酸中毒致全身衰竭而死亡,亦可因喉头痉挛、呼吸道不畅、黏痰阻塞气管等导致窒息、心肌麻痹或吸入性肺炎而危及患者生命。

少数患者表现为局部破伤风,仅有受伤部位肌肉的持续性强直,可持续数周至数月,以后逐渐消退,预后较好。

2. 辅助检查

(1)脓液培养:可有破伤风杆菌生长。

(2)血常规检查:发作期间,白细胞总数和中性粒细胞比例升高;若合并肺部感染,则白细胞总数在15×10^9/L以上,中性粒细胞可达80%以上。

【鉴别诊断】

1. 狂犬病

破伤风与狂犬病患者虽均有肌肉抽搐、颈项强直、角弓反张、神志清楚等表现,但狂犬病有狗、猫等动物咬伤史,患者呈兴奋、恐惧状,听到水声或看到水后可立即发生咽肌痉挛,即"恐水症";患者有剧痛,饮水因不能下咽而从口角流出;膈肌收缩可产生犬吠声,很少出现牙关紧闭;脑脊液检查可有淋巴细胞增多。

2. 化脓性脑膜炎

破伤风与化脓性脑膜炎患者虽均有颈项强直、角弓反张等表现,但化脓性脑膜炎一般无咀嚼肌痉挛、阵发性抽搐,患者常有高热、剧烈头痛、喷射性呕吐、嗜睡、昏迷等,脑脊液检查可有压力增高、白细胞总数升高等。

【治疗及处理原则与辨证论治】

破伤风是一种急性特异性感染，也是一种极为严重的疾病，故应以西医治疗为主，必要时可配合中医辨证论治。西医治疗应尽快消除毒素来源，中和体内毒素，有效控制和解除痉挛，保持呼吸道通畅，防止并发症的发生；中医治疗以息风、镇痉、解毒为原则。

（一）一般处理

（1）应为患者安排单人病房，以保持环境安静，防止光、声的刺激。

（2）应保持患者呼吸道畅通，及时吸出其口鼻、咽腔的分泌物。若因喉头痉挛，或痰涎壅盛不易吸出，导致呼吸困难或窒息时，应及时行气管切开。

（3）鼓励轻症患者在间歇期自己进食；重症者，可给予定时鼻饲或全胃肠外营养。

（二）内治法

1. 风毒在表证

证候：轻度吞咽困难，牙关紧闭，全身拘急，或仅限于破伤部位肌肉痉挛，抽搐较轻，间歇期较长；舌苔薄白，脉弦数。

治法：祛风镇痉。

方药：玉真散合五虎追风散加减。抽搐严重时，加蜈蚣、地龙、葛根、钩藤；大便秘结者，加生大黄、枳实。

2. 风毒入里证

证候：发作频繁而间歇期短，全身肌肉痉挛，牙关紧闭，角弓反张，四肢抽搐，高热，大汗淋漓，面色青紫，呼吸急促，痰涎壅盛，胸腹满闷，大便秘结，小便不通；舌质红或红绛，苔黄或黄糙，脉弦数。

治法：祛风止痉，清热解毒。

方药：木萸散加减。高热者，加黄芩、黄连、金银花、生石膏以清热泻火；伤津烦渴者，加沙参、生地黄、知母、麦冬、天花粉以滋阴生津；大便秘结者，加生大黄、枳实、芒硝以通便；小便短赤者，加淡竹叶、车前子、白茅根以利水。

（三）外治法

（1）外敷：初起伤口结痂者，宜剪去痂壳，外敷玉真散；伤口溃烂、腐肉不尽者，宜外敷七三丹、红油膏；创面干净、脓尽新生者，可用生肌散、生肌白玉膏外敷。

（2）针灸疗法：牙关紧闭，取颊车、下关、合谷、内庭；角弓反张，取风池、风府、大椎、长强、承山、昆仑。针刺，用泻法，留针 15～20 分钟，每天 1 次。

【预防与调护】

（1）正确、及时地处理伤口，特别是污染的或较深的创口，应早期彻底清创；普及采用新法进行接生。

（2）为患者注射破伤风类毒素，使机体产生自动免疫。基础注射分 3 次皮下注射，第一次 0.5mL，后两次每间隔 3～6 周分别再注射 1mL；第 2 年再加强注射 1mL。强化注射是在完成基础注射后每隔 5～7 年重复注射 1mL，该方法能有效预防破伤风。全程主动免疫者受伤后，仅肌内注射 0.5mL 破伤风类毒素，3～7 天即可形成有效的免疫抗体，不需要注射破伤风抗毒素。

(3)伤口换药器械应严格消毒,防止交叉感染,所用敷料应焚毁。

(4)专人监护,严密观察病情,防止意外损伤。

项目三　烧　伤

烧伤指热力(火焰,灼热的气体、液体或固体)、电能、化学物质、放射线等作用于人体而引起的一种局部或全身急性损伤性疾病,在中医文献中有"水火烫伤""火烧伤""汤火伤""汤泼火伤"等多种称谓。烧伤以液体烫伤和火焰烧伤为多见,随着现代科学技术的发展,又出现了放射性烧伤、电击伤等类型,现通称为烧伤。西医学亦称本病为烧伤。

【病因病机】

本病因强热入侵人体而成,强热的因素主要有火焰、热水、热油、电、激光、放射线、化学物质、火器等。火热之邪侵害机体,轻者灼伤肌肤,或耗津伤液;重者侵入营血,内攻脏腑,致脏腑失调,灼阴损阳,从而可危及患者生命。

常见的烧伤因素主要包括:①热力因素,如火焰、热液、蒸汽、灼热物体;②化学因素,如强酸、强碱;③电力因素,如触电、闪电;④放射性因素,如X射线、原子能等。

【诊断】

烧伤只要询问受伤史,即可明确诊断。烧伤后主要是进行烧伤面积、深度的估算,并以此为依据做伤情判断,确定严重程度,以便于更好地指导临床救治。

1. 烧伤面积的估算

(1)手掌法:以伤者五指并拢时手掌的面积占其全身体表面积的1%计算。此法简单,适用于小面积或散在的烧伤面积的估算,常与九分法配合应用。

(2)中国九分法:将成年人体表面积划分为11个9等份,即头颈部为1个9%,双上肢为2个9%,躯干为3个9%,双下肢为5个9%+1%,共为11个9%+1%。

(3)儿童烧伤面积计算:儿童的特点是头大而下肢小,躯干和双上肢的体表面积所占百分比与成年人相似,随着年龄增长,比例有所不同,计算公式如下:

头、颈、面部面积百分比:[9+(12-年龄)]%。

双下肢面积百分比:[46-(12-年龄)]%。

2. 烧伤深度的估算

烧伤深度的估算常用三度四分法,即分为Ⅰ度、浅Ⅱ度、深Ⅱ度和Ⅲ度烧伤。Ⅰ度和浅Ⅱ度烧伤一般称为浅度烧伤,深Ⅱ度和Ⅲ度烧烫伤一般称为深度烧伤。

(1)Ⅰ度烧伤:又称红斑性烧伤。烧伤仅伤及表皮浅层,生发层健在,再生能力强;局部出现红斑,轻度红肿,无水疱,干燥,自觉有烧灼感。Ⅰ度烧伤2~3天可脱屑痊愈,短期内有色素沉着,不留瘢痕。

(2)浅Ⅱ度烧伤:损伤累及表皮全层、真皮浅层(乳头层);局部有剧痛,红肿明显,有水疱形成,疱内含淡黄色澄清液体,水疱破裂则创面红润、潮湿、弹性好,触痛明显。浅Ⅱ度烧伤可由残存的表皮生发层细胞增殖和皮肤附件(汗腺、毛囊)的上皮细胞化生增生修复创面,1~2周后可愈合,多数有色素沉着,一般不留瘢痕。

(3)深Ⅱ度烧伤:损伤累及表皮全层、真皮浅层和部分深层,介于浅Ⅱ度烧伤和Ⅲ度烧伤之间，深浅不一；局部疼痛较轻，稍有麻木，有水疱，但水疱破裂后创面微湿，红白相间或较苍白，弹性较差，有触痛，但较迟钝。深Ⅱ度烧伤可由真皮层内有残存的皮肤附件的上皮细胞化生增殖，形成上皮小岛，融合修复；一般需3～4周，常有瘢痕形成，少数稍浅的创面可无瘢痕形成。

(4)Ⅲ度烧伤：又称焦痂性烧伤。损伤累及皮肤全层及其附属器官，甚至深达皮下、肌肉或骨骼；创面无水疱，呈蜡白或焦黄色，甚至发生炭化，痛觉消失，局部温度低，皮层凝固性坏死后形成焦痂，触之如皮革，痂下可显示呈树枝状栓塞的血管。Ⅲ度烧伤因皮肤及其附件已全部毁坏，无上皮再生的来源，故稍大的创面就不能自行修复，需要依靠植皮、转移皮瓣手术进行修复，只有很局限的小面积Ⅲ度烧伤才有可能靠周围健康皮肤的上皮爬行而收缩愈合，愈合后有瘢痕形成。

3. 烧伤严重性分度

根据烧伤面积的大小、深度、部位及有无复合伤等，可对烧伤严重程度做出基本评估，作为治疗方案的参考，我国常用四类分度法。

(1)轻度烧伤：指总面积在10%(儿童为5%)以下的Ⅱ度烧伤。

(2)中度烧伤：指总面积在11%～30%(儿童为6%～15%)的Ⅱ度烧伤，或总面积在10%(儿童为5%)以下的Ⅲ度烧伤。

(3)重度烧伤：指总面积在31%～50%(儿童为16%～25%)的Ⅱ度烧伤，或Ⅲ度烧伤总面积在11%～20%(儿童为6%～10%)，或Ⅱ度、Ⅲ度烧伤面积达不到上述百分比，但已发生休克、呼吸道烧伤或合并有其他严重的复合伤、特殊部位(如头、颈、手、足及会阴)的深度烧伤，或深及肌肉、骨骼、内脏及大血管的烧伤，或发生化学中毒者。

(4)特重烧伤：指总面积在50%(儿童为25%)以上的Ⅱ度烧伤，或Ⅲ度烧伤面积超过20%(儿童为10%)者，或已有严重并发症者。

4. 临床表现

(1)轻度烧伤：面积较小，一般无全身症状，仅有局部皮肤潮红，肿胀，剧烈疼痛，或有水疱。

(2)重度烧伤：面积大，因火热炽盛，热入营血，甚至内攻脏腑而出现严重的全身症状。重度烧伤的病程一般分为3期。

1)早期(休克期)：休克期发生在烧伤后48小时之内，主要因体液大量渗出和剧烈疼痛引起，表现为全身或局部出现反应性水肿，创面出现水疱、焦痂和大量体液渗出。患者常烦躁不安，口渴喜饮，呼吸短促，尿少或恶心呕吐；严重者，可出现面色苍白、神疲肢冷、嗜睡、呼吸气微、体温不升、血压下降、脉微欲绝等津伤气脱、亡阴亡阳的危重证候。

2)中期(感染期)：烧伤后热毒炽盛，体表大面积创面存在，全身抵抗力下降，火毒内陷(细菌入侵感染)，内攻脏腑，症见壮热烦渴、寒战、躁动不安、口干舌燥、呼吸浅快，甚则出现神昏谵语、皮肤发斑、吐血、衄血、四肢抽搐、纳呆、腹胀、便秘、小便短赤，舌红或红绛而干，苔黄或黄糙，或为黑苔，或舌光无苔，脉洪数或弦数。此时，创面可见坏死斑或出血点，脓腐增多，脓液黄稠、腥臭，或淡黄稀薄，或呈绿色。有焦痂者，创面可软化潮湿，或出现痂下积脓。

3)后期(修复期)：此期表现为邪退正虚。患者可有形体消瘦，神疲乏力，面白无华，纳谷不香，腹胀便溏，口渴心烦，低热，盗汗，口干而少津液，舌红或淡红，或舌光无苔，脉细或细弱无力。此期创面基本愈合，深Ⅱ度烧伤愈合后可产生大量瘢痕或畸形愈合；若创面较大，不进行植皮，则多难以愈合，有时可形成顽固性溃疡。

【治疗及处理原则与辨证论治】

中西医结合治疗烧伤具有较好的疗效。中医的治疗原则是以辨证论治为准则,内治法注重清热解毒、益气养阴,外治法注重早期的清热镇痛和后期的祛腐生肌、化瘀消瘢处理;轻度烧伤病情较轻,重点在于创面处理,可单用外治法;中度以上大面积烧伤在处理创面的同时,必须内外兼治,采取中西医结合治疗。治疗过程中,防止感染是预防病情恶化的重要环节。

(一)现场急救

(1)迅速消除致伤原因,脱离现场:应尽快将伤者从烧伤现场抢救出来,立即扑灭火焰,以最大限度地控制伤者的烧伤面积和深度;剪开或撕开伤处衣服,避免强行拉扯,以免剥脱被烧伤的皮肤;若为酸、碱等化学物质烧伤,应根据不同致伤原因立即就地用大量清水冲洗或进行对症处理。

(2)预防窒息:迅速检查伤者呼吸道是否通畅,昏迷伤者要将其头偏于一侧,以防止呕吐物、血块堵塞呼吸道。当发现有呼吸道烧伤而出现呼吸困难时,应及时行气管切开,插管吸氧。

(3)保护创面:可用无菌敷料或清洁的被单、衣服覆盖创面或进行简单包扎。

(4)止痛:安慰和鼓励伤者,稳定其情绪,使其勿惊恐、烦躁;嘱其口服三七粉、云南白药或去痛片等镇痛药物,严重者可使用哌替啶或吗啡等镇痛。

(5)转运:争取在短时间内(休克发生前)转运伤者去医院,要设专人护理,以便护送途中照看处理伤者;伤者若已发生休克,途中应给予静脉输液;若伤者呼吸、心跳停止,应立即对其进行人工呼吸、心脏按压。

另外,应注意有无复合伤,如对大出血、开放性气胸、骨折等应施行相应的急救处理。

(二)内治法

1. 火热伤津证

证候:发热,唇红而干,口干欲饮,便秘,尿赤;舌质红,少津,苔黄或黄燥,或舌光无苔,脉洪数或弦细而数。

治法:清热解毒,养阴生津。

方药:黄连解毒汤合银花甘草汤加减。口干严重者,加鲜石斛;便秘者,加生大黄;尿赤者,加白茅根、淡竹叶。

2. 阴伤阳脱证

证候:神疲倦卧,表情淡漠,神志恍惚,嗜睡,呼吸气微,体温不升,面色苍白,语言含糊不清,四肢厥冷,汗出淋漓;舌质红绛或紫暗,舌面光剥无苔或舌苔灰黑,脉微欲绝或虚大无力。

治法:扶阳救逆,固护阴液。

方药:参附汤合生脉散加减。冷汗淋漓者,加煅龙骨、煅牡蛎、黄芪、白芍、炙甘草。

3. 火毒内攻证

证候:壮热烦渴,躁动不安,口干唇焦,大便秘结,小便短赤;舌质红或红绛而干,苔黄或黄燥,或焦干起刺,脉弦数。若热毒攻心,可见烦躁不宁、神昏谵语;若热毒攻肝,可见痉挛抽搐、头摇目眩,或见黄疸;若热毒传脾,可见腹胀便秘或便溏黏臭、不思饮食,或有呕血、便血;若热毒传肺,可见呼吸气粗、鼻翼扇动、咳嗽痰鸣、痰中带血;若热毒传肾,可见浮肿、尿少、尿闭,或见血尿。

治法:清营凉血解毒。

方药:清瘟败毒饮加减。若热毒攻心,则加清心开窍之安宫牛黄丸、紫雪丹。若热毒攻肝,则加平肝息风之羚羊角、钩藤、石决明。若热毒传脾,见腹胀、便秘者,加大黄、玄明粉、枳实、厚朴、大腹皮;见便溏黏臭者,加葛根、白头翁、神曲、广木香;见呕血、便血者,加三七、白及、侧柏炭、槐花炭、地榆炭。若热毒传肺,则加清肺化痰之贝母、鱼腥草、桑白皮、鲜芦根。若热毒传肾,见尿少或尿闭者,加车前子、淡竹叶、白茅根、猪苓、泽泻;见血尿者,加大蓟、小蓟、白茅根、生地黄。

4. 气血两伤证

证候:低热或不发热,形体消瘦,面色无华,神疲乏力,食欲不振,夜卧不宁,自汗,盗汗,创面色淡,皮肉不生,愈合迟缓;舌质淡红或胖嫩,舌边有齿痕,苔薄白或薄黄,脉细数或濡缓。

治法:调补气血,清解余热。

方药:八珍汤合银花甘草汤加黄芪。

5. 脾胃虚弱证

证候:多见于病程日久,邪热已退,脾胃损伤者。症见纳呆食少,腹胀便溏,口干少津,嗳气呃逆,口舌生糜;舌质暗红而干,舌光如镜或苔白,脉细数或细弱。

治法:健脾和胃。

方药:益胃汤合参苓白术散加减。

(三)外治法

烧伤创面是并发症的根源,对创面的正确处理非常重要,必须保持创面清洁,以预防和控制感染。Ⅱ度烧伤创面争取如期顺利愈合,减少色素沉着和瘢痕形成。Ⅲ度烧伤创面应保持焦痂完整、干燥,争取早期切痂植皮,缩短疗程。烧伤常用的外治法如下。

(1)清创术:严格遵守无菌操作,用37℃左右无菌盐水、1‰新洁尔灭或2‰黄柏溶液清洗创面,刺破较大水疱,创面周围用酒精或新洁尔灭消毒。清创前,可注射镇静止痛剂以缓解疼痛;创面清洗干净后,应肌注破伤风抗毒素1500～3000U,以预防感染。

(2)包扎疗法:小面积烧伤、婴幼儿及合作欠佳的患者、病室条件较差者,在清创后,可用抗菌药液纱布、中草药纱布、凡士林纱布置于创面上,外用3～5层纱布加厚棉垫包扎。浅Ⅱ度烧伤可于伤后2周左右首次换药,深Ⅱ度烧伤和Ⅲ度烧伤可在伤后5天换药,包扎期间应密切观察创面变化。

(3)暴露疗法:适用于大面积烧伤、不便包扎的烧伤,以及创面污染较严重的烧伤。患者须住单独隔离病房,并保持室内温度在25～30℃,创面经清创术后,外涂合适的烧伤外用制剂。

(4)焦痂处理与植皮:由于干焦痂下细菌不易生长,因此应保持焦痂干燥。无感染的焦痂面积在10%～20%,应争取伤后2～7天将痂皮切除,立即植皮;面积较大的可分期、分区切痂并植皮。手部深Ⅱ度烧伤和Ⅲ度烧伤,可在伤后3天左右行早期植皮。

(5)外敷中药:小面积Ⅰ度、Ⅱ度烧伤可外涂京万红烫伤药膏、清凉膏、紫草膏等,小面积感染者可外用黄连膏、红油膏、生肌玉红膏、九一丹等。

【预防与调护】

(1)加强工厂安全教育以及家庭防火、防烫意识,正确使用易燃、易爆等危险物品,儿童应远离沸水、打火机等。

(2)保持病床、用具和病室清洁、干燥，定时通风，限制人员进出，严格实施消毒、灭菌工作。

(3)对患者应精心护理，勤为其翻身，防止创面长期受压，保持痂皮干燥和完整。

(4)鼓励患者自行进食，多喝绿豆汤、西瓜汁等清凉多汁之品，饮食宜清淡并富有营养，适当增加新鲜蔬菜、水果、蛋、瘦肉的摄入量，忌食辛辣、肥腻、炙煿之品。

项目四　毒蛇咬伤

毒蛇咬伤指人体被毒蛇咬伤后，引起局部损伤和全身性中毒的一种急性疾患。若仅有局部症状，而无全身症状者，如赤链蛇咬伤，则不属于本病之列。毒蛇咬伤在我国南方地区发生率较高。

毒蛇咬伤的临床特点是局部可见粗大而深的毒牙痕，局部红肿麻木，全身可出现发热、恶心、呕吐、头痛、眩晕，甚至出血、神昏抽搐。我国发现的毒蛇有50余种，其中以蝮蛇分布最广，咬伤率最高。毒蛇主要出没于山林、田野、海边。在我国，危害较大且能致人死亡的毒蛇有10种：蛇毒为神经毒者，有金环蛇、银环蛇、海蛇；蛇毒为血循毒者，有蝰蛇、竹叶青蛇、尖吻蝮蛇、烙铁头蛇；蛇毒为混合毒者，有眼镜蛇、眼镜王蛇、蝮蛇。毒蛇的外形特征为头呈三角形，尾短而钝，身体斑纹色彩鲜明，唇腭上长有两对锋利的毒牙和一对毒腺。

【病因病机】

毒蛇咬伤人体后，毒液由伤口进入人体，侵蚀肌肤，入于经络、营血，内攻脏腑，发为本病。蛇毒系风、火二毒。风毒入侵经脉，则血行不畅而局部麻木；袭肝则头目昏花，或动风抽搐；袭肺则呼吸困难。火邪生风动血，耗伤阴液。风毒偏盛，每多化火；火毒炽盛，极易生风；风火相煽，则邪毒鸱张，客于营血，内攻脏腑而引起全身中毒症状。

西医学认为，蛇毒是一种复杂的蛋白质混合物，含有多种毒蛋白，凡能使蛋白质沉淀、变性的强酸和强碱、氧化剂、还原剂消化酶以及重金属盐类均能破坏蛇毒。新鲜的毒液黏稠，透明或色淡黄，含水65%，比重为1.030～1.080，呈弱酸性，有苦腥味，常温下24小时会变性，冰箱内保存15～30天毒性不变，干燥蛇毒可保持原有毒力25年以上，加热到65℃以上容易被破坏。眼镜蛇的毒液经过100℃加热15分钟，仍能保持部分毒性，必须久煮才能被破坏。

毒蛇的唇腭上有一对毒腺和两对毒牙，人被毒蛇咬伤时，毒液从腺体排出，沿毒牙的管状沟进入伤口，并进入淋巴和血液，可随着淋巴循环散布和直接随着血流散布而引起中毒。由于蛇毒不能穿透完好的皮肤和黏膜，因此当被毒蛇咬伤后，应及时处理，如能将毒液的大部分吸出，则大多可以免除因中毒而引起的致命危险。

毒蛇咬伤后引起中毒的是毒蛇毒腺中所分泌的一种毒性消化液，根据其毒理作用不同，其毒素可分为神经毒、血循毒和混合毒三种。

1. 神经毒

神经毒可阻断神经肌肉接头，引起弛缓型麻醉，终致周围性呼吸衰竭，引起缺氧性脑病、肺部感染、循环衰竭，若抢救不及时，则可能导致死亡。蛇毒为神经毒的毒蛇有金环蛇、银环蛇、海蛇。

2. 血循毒

血循毒对心血管及血液系统可产生多方面的毒性作用。蛇毒为血循毒的毒蛇有竹叶青蛇、喹蛇、尖吻蝮蛇、烙铁头蛇。血循毒能致局部肿胀，进而发生坏死，可引起全身出血及溶血。中医学认为，热毒壅滞不通则局部肿胀，热盛则肉腐，热迫血妄行则出血、衄血，故血循毒为火毒。火毒内陷，传入心包，则可见闭证、脱证等危重证候。

(1)心脏毒：毒性强，可损害心肌细胞结构及功能，可致心脏搏动障碍、心室纤颤、心肌坏死、心力衰竭。

(2)出血毒素：是一种血管毒，可作用于细胞的黏合物质，使其通透性增加，能引起广泛性血液外渗，导致显著的全身出血，甚至可因脑、心、肺、肝、肾出血而死亡。

(3)溶血毒素：有直接溶血因子或间接溶血因子。直接溶血因子存在于眼镜蛇、蝰蛇的蛇毒中，能直接溶解红细胞，与间接溶血因子有协同作用。间接溶血因子为磷脂酶A，能将卵磷脂水解出脂肪酸而成为溶血卵磷脂。近年来，也有研究已证实直接溶血因子与心脏毒是同一物质。

3. 混合毒

其病机变化可介于火毒与风毒之间。蛇毒为混合毒的毒蛇有眼镜蛇、眼镜王蛇、蝮蛇。混合毒中含有丰富的酶。

(1)蛋白质水解酶：可水解蛋白质，损害血管壁，引起咬伤局部的肌肉坏死，出血，甚至深部组织的溃烂。此酶相当于中医学所说的火毒。

(2)磷脂酶A：其毒性作用是间接溶血作用。此酶相当于中医学所说的风火毒。

(3)透明脂酸酶：可以破坏结缔组织的完整性，使蛇毒从咬伤局部向其周围迅速扩散并吸收。此酶相当于中医学所说的火毒。

(4)三磷酸腺苷酶：可因破坏体内三磷酸腺苷而减少体内能量供给，影响体内神经介质、蛋白质的合成，导致各系统的功能障碍。此酶相当于中医学所说的风火毒。

【诊断】

1. 临床表现

毒蛇咬伤好发于夏、秋季节，患者多为农民及野外工作者。患者病情的严重程度与进入身体的毒素多少有关，如蛇大、咬伤深、注入毒量大，则病情较重，有的可于短时间内死亡。病情与被咬者的年龄、体质等也有一定关系，如老年人、儿童、体质差者，多病情危重。被毒蛇咬伤后，局部多有2～4个大而深的牙痕。各种毒蛇咬伤可分别出现下列不同的局部和全身中毒表现。

(1)局部中毒表现：被毒蛇咬伤后，局部有较大而深的牙痕，若患部被污染或经处理，则牙痕难以辨认。神经毒者，局部伤口麻木，不痛或微痛，不红不肿，无渗液，常易被忽视而不被处理，但局部所回流的淋巴结有肿大和触痛；血循毒者，局部伤口剧痛，肿胀明显，渗血，周围起水疱，严重时整个肢体肿胀，伤口溃烂坏死，所属的淋巴结及淋巴管可有肿大、压痛；混合毒者，局部伤口疼痛，有麻木感，患肢肿胀，并逐步向上发展，伤口可有出血，周围可有瘀斑或血疱，所属的淋巴结及淋巴管可有红肿、疼痛。

(2)全身中毒表现：风毒(神经毒)者，主要表现为神经系统受损害，全身中毒表现多在1～6小时出现，轻者表现为头晕、汗出、胸闷、四肢无力，重者表现为声音嘶哑、语言不利、视物模糊、吞咽困难、昏迷、呼吸困难、脉象迟弱或不整、血压下降，最后可因呼吸麻痹而死亡。火毒(血循毒)者，主要表现为血液系统的损害，如出现寒战、发热、全身肌肉酸痛、烦躁不安，以及皮下和内脏出血，如皮下瘀斑、吐血、呕血、便血、尿血等，继而出现贫血、黄疸，严重者可因休克、循环衰竭而死亡。风火毒（混合毒）者，主要表现为神经系统和血液系统的损害，患者可有头晕、头痛、寒战、发热、四肢无力、肌肉酸痛、恶心呕吐、复视、瞳孔缩小、尿血、呼吸微弱、贫血、黄疸等表现，严重者可出现呼吸、心跳停止。

2. 辅助检查

血常规、血液生化、血气分析、心电图等检查有助于本病的诊断。

【鉴别诊断】

1. 无毒蛇咬伤

有毒蛇咬伤局部有大而深的牙痕，周围肿胀，有疼痛、麻木感，局部有瘀斑、水疱或血疱，全身症状明显。无毒蛇咬伤后其牙痕小而浅，且排列整齐，局部仅有疼痛和肿胀，无全身表现。

2. 蜈蚣、毒蜘蛛等其他有毒动物蜇伤

蜈蚣、毒蜘蛛等其他有毒动物蜇伤一般无典型牙痕，往往局部疼痛较重，有肿胀，但肿势局限，全身症状轻微。

【治疗及处理原则与辨证论治】

毒蛇咬伤是一种严重的急性外伤性疾患，由于蛇毒在人体内可迅速播散，短期内可危及患者生命，因此必须及时有效地进行抢救和处理。被毒蛇咬伤后，应尽快排出和破坏残留在伤口内的蛇毒，中和已进入血液的蛇毒，同时促进蛇毒的排泄；中医药治疗可在辨证论治原则指导下，配合通利二便之品，促使蛇毒排出，防止蛇毒内攻。

（一）现场急救

1. 早期结扎

结扎的目的在于阻止蛇毒的吸收和扩散。凡被毒蛇咬伤后，应立即就地取材，在距伤口5～10cm近心端进行缚扎，以阻断淋巴液及静脉血液回流而不影响动脉血流为原则，每隔15～30分钟松开1次，每次松开时间为1～2分钟，以免肢体发生缺血坏死。在局部进行有效的扩创排毒、敷药和服用有效的蛇药后30分钟左右可解除缚扎物。咬伤后超过12小时，蛇毒已被吸收，无须缚扎。

2. 冲洗伤口

结扎后应立即冲洗伤口，以便将黏附在伤口及皮肤上的毒液洗去，可选用0.05%高锰酸钾溶液、双氧水、生理盐水、肥皂水、清水、冷开水等冲洗。

3. 排毒

（1）扩创排毒法：在冲洗伤口、局部消毒后，以1%普鲁卡因局部麻醉，用手术刀或其他消毒小刀，沿伤口牙痕做纵向或“+”字形切开，长1～2cm，深达皮下，继以双手自伤口近心端向远心端反复挤压，促使毒血排出。随后用3%双氧水或0.05%高锰酸钾溶液反复多次冲洗，拔出残留的毒牙。需要注意的是，被尖吻蝮蛇、蝰蛇等毒蛇咬伤时，扩创要特别谨慎，以防伤口出血不止；有全身出血时，则不宜扩创，以免发生出血性休克。

（2）吮吸法：指用口吮、拔罐或抽吸器等方法，将伤口毒血吸出。吮吸者口腔有黏膜破损或炎症时，不宜用口吮吸，以免引起中毒。吮后可用白酒、1∶5000高锰酸钾溶液或清水漱口。

(3)针刺法:手、足背出现肿胀时,可于手指蹼间(八邪穴)或足蹼间(八风穴)皮肤消毒后,用三棱针或粗针头与皮肤平行刺入约 1cm,迅速拔出后,将患肢下垂,并由近心端向远心端挤压以排出毒液,但被尖吻蝮蛇、蝰蛇等咬伤时应慎用,以防出血不止。

4. 破坏蛇毒

(1)烧灼法:在野外被毒蛇咬伤后,可立即用火柴头 5~7 个,放在伤口中点燃,烧灼 1~2 次,以破坏蛇毒;或将铁钉烧至红透后,从牙痕处垂直刺入 0.5~1cm,连续 3~4 次。烧灼后若起水疱或血疱,可挑破,再用清水冲洗。

(2)胰蛋白酶注射法:胰蛋白酶能直接破坏蛇毒,对多种毒蛇咬伤有效,可用胰蛋白酶 2000~6000U 加入 0.5%普鲁卡因或注射用水 10~20mL 中,在牙痕周围注射,深达肌肉层,或于缚扎上端进行封闭。根据病情,12~24 小时后可重复注射,如患者发生过敏反应(如荨麻疹)者,可用异丙嗪 25mg 肌内注射。

(二)内治法

1. 风毒证

证候:伤口不红、不肿,或肿痛轻微,有麻木感;伴有头晕眼花,视物模糊,声音嘶哑,四肢瘫软;严重时呼吸困难,昏睡不醒,惊厥抽搐;舌质淡红,苔薄白,脉弦数。

治法:祛风解毒,活血通络。

方药:活血驱风解毒汤加减。小便不利者,可加车前草、泽泻、木通等加速利尿排毒;大便不畅者,加大黄、厚朴等通便排毒。若症状较重者,可用息风解毒汤(菊花、白芷、蜈蚣、钩藤、夏枯草、半边莲、蝉蜕、全蝎)加减。

2. 火毒证

证候:局部灼痛、肿胀显著,常有水疱、血疱、瘀斑等;伴有发热,烦躁口渴,大便秘结,小便短赤;或高热不退,神昏谵语,斑疹隐隐,七窍出血;舌质红,苔黄燥,脉弦数或洪数。

治法:泻火解毒,凉血活血。

方药:五味消毒饮合犀角地黄汤加减。若腹痛便秘者,加青木香、生大黄行气通便;便血者,加槐花、地榆、金银花炭凉血止血;小便短赤、血尿者,加白茅根、大蓟、小蓟、车前草、泽泻凉血利尿。

3. 风火毒证

证候:局部红肿疼痛、溃烂,伴有麻木,或见水疱、血疱、瘀斑;伴有头晕眼花,视物模糊,恶寒发热,大便秘结,小便黄赤;严重者可有烦躁抽搐,神志不清;舌质红,苔黄,脉弦数。

治法:清热解毒,凉血祛风。

方药:五味消毒饮、犀角地黄汤、五虎追风散加减。烦躁抽搐者,加羚羊角、钩藤、珍珠母;神志不清者,加安宫牛黄丸。

4. 蛇毒内陷证

证候:寒战高热,烦躁不安,惊厥抽搐,甚至神昏谵语,呼吸困难;舌苔黄黑而干燥,脉洪数。

治法:清热凉血,活血开窍。

方药:清营汤加减,并加服安宫牛黄丸或紫雪丹。

(三)外治法

毒蛇咬伤经急救处理后,伤口周围可用蛇伤解毒片、金黄散、双柏散等外敷,或选用半边莲、七叶一枝花、垂盆草、八角莲、鹅不食草等新鲜草药捣烂外敷,敷药时不可封住伤口,以防阻碍毒液外流,并保持药料新鲜与湿润,避免局部感染。

【预防与调护】

(1)普及毒蛇咬伤的预防及急救知识,一旦被毒蛇咬伤,千万不要惊慌,更不要狂奔乱跑,应就地取材,立即进行现场急救,如绑扎、口吮、用清水冲洗、冷敷,将咬伤处置于低于心脏水平的位置,并尽快就近就医。

(2)搞好环境卫生,清除居住区周围的杂草,堵塞洞穴,使蛇无藏身之处。

(3)患者饮食宜清淡,多饮水,忌食辛辣、油腻、荤腥食物,保持二便通畅。

(4)与患者多沟通解释,消除患者的紧张恐惧情绪,鼓励患者多饮水,或用半边莲、白茅根煎汤代茶饮。

(5)病情稳定的患者应多进行活动,以促使肢体功能恢复。

项目五　褥　疮

褥疮指患者长期着褥卧床不起,因躯体的重压及摩擦而引起皮肤溃烂、生疮的疾病。轻者经治疗、护理可以痊愈,重者局部溃烂、流脓,经久不愈。西医学称本病为压疮。

【病因病机】

半身不遂、下肢瘫痪、久病或重病卧床不起、长时间昏迷的患者,由于护理、调养失宜,久卧伤气,气虚不能推动血液在血脉中运行而致血行不畅;外因躯体着褥局部长时间受压、摩擦,血脉瘀阻,从而气虚血瘀,肌肤失养,日久则皮肉坏死、腐烂而成疮。

【诊断】

1. 临床表现

本病多见于半身不遂、下肢瘫痪、截瘫、久病或重病卧床不起、长时间昏迷的患者,尤其是伴有消渴者,好发于易受压和摩擦的骶尾、髋、足跟、脊背等部位。

褥疮初起受压部位皮肤先出现暗红,渐趋暗紫,并迅速变成黑色的坏死皮肤,坏死皮肤与周围皮肤形成明显分界,疼痛或不痛,周围肿势平塌散漫;继则坏死皮肤与正常皮肤分界处逐渐液化溃烂,脓液臭秽,腐烂自创面四周向坏死皮肤下方扩大,坏死皮肤脱落后,可形成较大溃疡面,下可深及筋膜、肌层、骨膜。

若创面腐烂组织逐渐脱落,出现鲜红色肉芽,创面干净,创周皮肤生长较快者,褥疮可望愈合,预后较好。若腐烂组织蔓延不止,溃疡日渐扩大,肿势继续向周围发展,溃疡面有灰绿色脓水,腥臭稀薄,或如粉浆污水,并伴有体弱形瘦者,则褥疮迁延难愈,甚至会出现脓毒走窜、内传脏腑之重证,预后较差。

2. 辅助检查

创面脓液可做细菌培养及药敏试验,有助于指导治疗。

【辨证论治】

褥疮重在加强预防和护理，以外治法为主，必要时可适当配合内治法。

(一)内治法

1. 气滞血瘀证

证候：局部皮肤出现褐色红斑，继而紫暗红肿，或有破损；舌边有瘀紫，苔薄，脉弦。

治法：理气活血。

方药：血府逐瘀汤加减。

2. 蕴毒腐溃证

证候：褥疮溃烂，肉腐脓流，或有恶臭，重者溃烂深及筋骨，四周漫肿；伴有发热或低热，口干口苦，精神萎靡，食少纳差；舌质红，苔少，脉细数。

治法：益气养阴，理湿托毒。

方药：生脉散、透脓散合萆薢渗湿汤加减。

3. 气血两虚证

证候：疮面溃烂日久，腐肉难脱，或腐肉虽脱，新肌不鲜，愈合缓慢；伴有面色无华，神疲乏力，纳差食少；舌质淡，苔少，脉沉细无力。

治法：补血益气，托毒生肌。

方药：托里消毒散加减。

(二)外治法

(1)褥疮初起可外搽红灵酒或红花酊，或外扑滑石粉后局部按摩；亦可用红外线灯、频谱治疗仪照射，每天 2 次，保持局部清洁干燥。

(2)肌肤溃烂后，应尽可能清除坏死组织，可用九一丹，外敷红油膏纱布。

(3)疮口脓腐已净后，改用生肌散、生肌玉红膏或生肌白玉膏外敷。

(4)手术治疗：局部创面坏死组织已脱尽，基底新鲜而有生机者，可酌情选用植皮术或皮瓣转移术修复创面。

【预防与调护】

(1)对长期卧床不起或昏迷不醒的患者，应加强皮肤护理，特别是易受压部位的皮肤护理，并保持皮肤清洁干燥；定时为患者翻身，用热毛巾敷擦，局部按摩，用气垫或海绵垫于易受压部位下，以改善局部血液循环，防止皮肤破损。

(2)发现受压部位皮肤颜色变暗、皮肤破损时，应及早处理。

(3)积极治疗全身基础疾病，注意饮食营养，必要时给予支持疗法。

项目六　肠　痈

肠痈指发生于肠道的痈。肠痈相当于西医学的急性阑尾炎、回肠末端憩室炎、克罗恩病等，其中以急性阑尾炎最为常见。本项目所述肠痈专指急性阑尾炎，属于急腹症范畴。肠痈的临床特点是转移性右下腹疼痛，伴有恶心、呕吐、发热，右下腹局限性压痛，疼痛拒按。

【病因病机】

1. 饮食不节

本病常因暴饮暴食、过食肥甘厚味，致肠中积热；或因过食生冷，损伤脾胃，痰湿内生，痰、湿、热扰乱气机，使胃肠部运化功能失职，湿热邪毒内壅于肠而发。

2. 外邪入侵

跌扑损伤或肠道破损可致外邪侵入肠腑，使经络阻塞，瘀积化热而成痈。

3. 情志内伤

患者因暴怒忧思，损伤肝脾，使气机阻滞，运化失职，食积、痰凝阻滞于肠中而成痈。

西医学认为，急性阑尾炎主要是由阑尾管腔阻塞和胃肠道疾病的影响所致。阑尾的解剖结构为一细长盲管，因其腔内富含微生物，肠壁内有丰富的淋巴组织，故容易发生感染。急性阑尾炎的常见致病菌为革兰氏阴性杆菌和厌氧菌。

【诊断】

1. 临床表现

肠痈多发生于中、青年人，男性多于女性。

(1)初期：可见小腹疼痛、压痛，腹痛多起于上腹部或脐周，经过数小时后转移并固定于右下腹部，疼痛由隐痛转为持续性胀痛，且逐渐加重，也偶有患者不出现典型的转移性疼痛。检查时可见右髂前上棘与脐连线的中、外 1/3 交界处(麦氏点)压痛，可伴有恶寒、发热、汗出、脉迟紧。

(2)成脓期：右下腹疼痛加剧，压痛明显，有反跳痛，局限性腹肌紧张，右下腹可触及包块；伴有壮热不退，恶心，呕吐，纳呆，口渴，便秘或腹泻；舌红苔黄，脉弦数或滑数。

(3)溃后期：腹痛可扩散至全腹部，腹肌紧张，全腹有压痛、反跳痛；伴有恶心呕吐，便秘或腹泻不爽，壮热，自汗，口干唇燥；舌质红绛，苔黄糙，脉洪数或细数。

(4)变证：包括慢性肠痈、腹部包块、湿热黄疸，以及内、外瘘形成等。

1)慢性肠痈：初期腹痛较轻，不热或微热，发病缓慢，常反复发作，舌红，苔白腻，脉迟紧。

2)腹部包块：发病 4～5 天后身热不退，腹痛无减轻，右下腹出现包块(阑尾周围脓肿)，有压痛，也可在腹部其他部位(肠间隙、膈下或盆腔脓肿)出现压痛性包块。

3)湿热黄疸：患者可出现高热寒战、肝肿大和压痛、黄疸(门静脉炎)，若延误治疗，可发展为肝痈。

4)内、外瘘形成：腹腔脓肿形成后若治疗不当，部分病例脓肿可向小肠或大肠穿溃，也可向膀胱、阴道或腹壁穿溃，形成内瘘或外瘘，脓液可从瘘管流出。

2. 辅助检查

(1)血常规检查：初期多见白细胞总数及中性粒细胞比例升高，成脓期和溃后初期白细胞总数升高明显。

(2)B 超检查：有低回声管状结构。

(3)脓液细菌培养及药敏试验：可确定致病菌种类，并可根据药敏试验结果有针对性地选用有效的抗生素。

【鉴别诊断】

1. 尿石症

肠痈主要与尿石症中的右侧输尿管结石进行鉴别。右侧输尿管结石的腹痛多在右下腹，腹痛剧烈，多伴有肾绞痛和血尿，疼痛可向外生殖器部位放射，体征不明显；检查可见肾区叩痛，尿液检查可见细胞增多，B超检查表现为特殊结石影和肾积水等，X线摄片可见输尿管走行部位显示结石影。

2. 积聚

积聚若积聚在气，则肿块聚散无常，痛无定处，症状较轻；若积聚在血，则肿块有形，痛有定处，症状较重。肠痈表现为腹部肌肉紧张、压痛，成脓后按之濡软如肿状。

3. 淋证

淋证可有尿频、尿急、尿痛、淋漓不尽等表现。肠痈的病位在肠，未及膀胱，小便正常。

【辨证论治】

肠痈的治疗关键在于通腑泻热，尽早行清热解毒、活血化瘀之法可缩短病程，病情严重或反复发作者，应及时采取手术治疗。

(一)内治法

1. 气滞血瘀证

证候：转移性右下腹疼痛，腹痛持续或阵发性加剧，触诊右下腹有局限性包块，有局限性压痛或反跳痛，腹肌紧张不甚明显；伴有微热或不热，恶心，脘腹胀闷，纳呆，便秘；舌质淡红，苔白腻，脉弦滑或弦紧。

治法：行气活血化瘀，通腑泻热。

方药：大黄牡丹汤加减。气滞重者，加青皮、厚朴、枳实；瘀血重者，加丹参、红藤、赤芍；恶心者，加姜半夏、竹茹。

2. 湿热蕴结证

证候：腹痛加重，右下腹或全腹压痛，可出现腹膜刺激征、反跳痛，腹肌紧张，触诊右下腹可摸到局限性肿块；伴有壮热，口渴，恶心，呕吐，纳呆，便秘或腹泻；舌红，苔黄腻，脉弦滑数。

治法：通腑泻热，透脓解毒。

方药：大黄牡丹汤合红藤煎剂加减。热重者，加黄连、黄芩、生石膏、蒲公英；湿重者，加藿香、佩兰、薏苡仁。

3. 热毒炽盛证

证候：腹痛剧烈，腹膜炎体征遍及全腹部，有明显压痛和反跳痛，腹肌紧张；伴有高热，或恶寒、发热持续不退，汗出不断，面部红赤，恶心，呕吐，烦渴欲饮，唇干，腹胀，便秘，小便短赤；舌红绛而干，苔黄厚干燥或黄厚腻，脉洪数或弦滑数。

治法：养阴清热，通腑排脓。

方药：大黄牡丹汤合透脓散加减。

(二)外治法

(1)中药外敷：可采用金黄散、玉露散或双柏散，以水或蜂蜜调糊后外敷右下腹。

(2)中药灌肠:可采用清热解毒、通里攻下的中药灌肠,常用方如大黄牡丹汤、复方大柴胡汤等煎水 200mL,做保留灌肠,以达到通腑泻热的目的。

【预防与调护】

(1)患者应饮食有节,避免暴饮暴食,避免餐后剧烈运动。

(2)患者应养成定时排便的习惯。

(3)患者起居应寒温适宜,重者应注意卧床休息。

(4)患者临床体征消失后应继续服用中药 7～14 天,以降低复发率。

(5)患者术后应尽早下床活动,注意保护切口。

项目七　瘤

瘤是瘀血、痰湿、浊气停留于机体组织间而产生的结块,其临床特点是局限性肿块,多生于体表,发展缓慢,常无自觉症状。瘤包括气瘤、血瘤、筋瘤、肉瘤、骨瘤、脂瘤。

瘤需要注意与岩进行鉴别。岩是发生于体表的恶性肿物的统称,因其质地坚硬,表面凹凸不平,形如岩石而得名,其临床特点是好发于中老年人,肿块坚硬、高低不平、皮色不变、推之不移,溃后翻花,色紫恶臭,疼痛剧烈,难以治愈,预后差,属西医学的恶性肿瘤范畴。

本项目仅以血瘤、肉瘤、脂瘤为重点进行介绍。

一、血瘤

血瘤是体表血络扩张,纵横丛集而形成的肿瘤。血瘤可发生于身体任何部位,大多数为先天性,其临床特点是病变局部色泽鲜红或暗紫,或呈局限性肿块,质地柔软,触之如海绵状,边界不清。血瘤相当于西医学的血管瘤中的毛细血管瘤和海绵状血管瘤。

【病因病机】

血瘤的形成一方面与先天禀赋有关,另一方面与肝、脾、肾功能失调相关。血瘤可因肾伏虚火,心火妄动,血热妄行,煎熬阴血,致心肾火毒而凝聚结瘤;或因郁怒伤肝,肝火内动,燔灼阴血,致肝经火旺,结聚成瘤;亦可因脾气亏虚,脾不统血,血不循经,脾虚生痰,离经之血与痰湿聚而成瘤。

【诊断】

1. 毛细血管瘤

毛细血管瘤常于婴儿出生后 1～2 个月出现,多发生在头面、颈部、肩部,可单发,也可多发。患儿的皮肤上可出现红色丘疹或红色斑,范围逐渐扩大,高出皮面,边界清楚,大小不等,质软,可压缩,皮损色泽鲜红或紫红,压之褪色,经过 1 年后逐渐退化,大多数患儿 5～7 岁后病变可自行消退。

2. 海绵状血管瘤

海绵状血管瘤可发生于身体各处,不仅见于皮肤,骨骼和内脏也可见,体表的瘤外观呈暗红色、紫蓝色或正常肤色,质地柔软如海绵,常呈半球形或扁平高出皮面的隆起物,肿物的伸缩性大,可随着体位变化充盈或缩小。

【辨证论治】

毛细血管瘤可先观察，暂不予治疗；瘤体局限者，可采用中医辨证论治，无效者宜行手术切除。

(一)内治法

1. 心肾火毒证

证候：多见于婴儿，肿块大小不一，色鲜红，边界不清，无自觉症状；伴有五心烦热，面红口渴，口舌易生疮疡，尿黄，便干；舌红苔黄，脉细数。

治法：清心泻火，解毒凉血。

方药：芩连二母丸合凉血地黄汤加减。

2. 肝经火旺证

证候：多见于头面或大腿部，肿块呈丘疹或结节状，色红，易出血，自觉胀痛；伴有性情急躁，口苦咽干；舌红苔黄，脉弦数。

治法：清肝泻火解毒。

方药：丹栀逍遥散合清肝芦荟丸加减。

3. 脾失统血证

证候：好发于下肢，瘤体小，边界不清，色红，质地柔软，易出血，无自觉症状；伴有神疲乏力，面色萎黄，食欲不振，大便稀薄；舌淡，苔白腻，脉细。

治法：健脾益气，化湿解毒。

方药：顺气归脾丸加减。

(二)外治法

(1)小面积瘤体，可采用五妙水仙膏外搽。

(2)若瘤体出血，可用云南白药掺敷伤口。

(3)瘤体局限者，可行手术切除。

【预防与调护】

(1)因血瘤高于皮面，故应注意保护局部，避免碰伤、擦伤。

(2)患者应饮食有节，避免过食辛辣、刺激之品。

(3)患者应保持心情舒畅，避免过度忧思郁闷。

二、肉瘤

肉瘤是发生于皮里膜外，由脂肪过度增生而形成的良性肿瘤。肉瘤的临床特点是肿胀似馒，软似棉，皮色如常，如肉之隆起。肉瘤相当于西医学的脂肪瘤，需要与西医学的肉瘤相鉴别。西医学的肉瘤是发生于软组织或骨的恶性肿瘤，如脂肪肉瘤、纤维肉瘤、骨肉瘤等，与中医学所称的肉瘤有本质的区别。

【病因病机】

肉瘤多因气滞痰凝而成。因思虑过度或饮食劳倦伤脾，脾失运化，痰湿内生，痰气郁结，则发为肉瘤；或因郁怒伤肝，肝失疏泄，肝木乘脾，脾的运化失职，致气滞痰凝，阻于肉理而成肉瘤。

【诊断】

肉瘤常发生于成年人，全身各处可见，以肩、背、臀部多见，表现为圆形或椭圆形肿块，大小不一，边界清楚，皮色如常，生长缓慢，触之柔软，推之可移，无自觉症状。肉瘤可单发，也可多发，多发者常见于四肢、胸部或腹部。

【辨证论治】

(一)内治法

1. 脾虚痰湿证

证候：瘤体较大，边界清楚，柔软如棉，无疼痛和压痛，推之可移，生长缓慢；伴有面色萎黄，神疲乏力，气短懒言；舌淡，苔薄白，脉缓。

治法：健脾燥湿化痰。

方药：健脾丸合二陈汤加减。

2. 肝郁痰凝证

证候：瘤体小，可单发，也可多发，大小不一，柔软如棉，推之可移，皮色如常，生长缓慢；伴有精神抑郁，心烦易怒，胸闷叹息；舌红苔白，脉滑。

治法：疏肝行气，解郁化痰。

方药：化坚二陈丸合十全流气饮加减。

(二)外治法

单发肉瘤体积小者，可以不用处理，但应常观察，若有明显增大趋势，或伴有疼痛，或瘤体较大者，应及时行手术切除。

【预防与调护】

(1)患者应饮食有节，避免过食膏粱厚味。

(2)患者应保持心情舒畅。

三、脂瘤

脂瘤是皮肤间出现的柔软的圆形肿块，以溃破后可见粉渣样物流出为主要表现的肿瘤性疾病，也称粉瘤。脂瘤相当于西医学的皮脂腺囊肿。

【病因病机】

脂瘤是因脏腑功能失调，腠理津液滞聚，湿痰凝结所致。

【诊断】

脂瘤好发于皮脂腺丰富的部位，如头皮、颜面、胸背等处。肿块位于皮肤浅层内，呈半球状隆起，小者如豆粒，大者如柑橘，边界清楚，质地坚实，或有囊性感，张力较大，与皮肤粘连，不易分开，可以推动。在肿块表面的皮肤常可见针尖大小的开口，略带黑色，挤之有白色分泌物溢出，且有臭气。肿块生长缓慢，患者一般无自觉症状，但继发感染时则有红、肿、热、痛，甚或形成脓肿，破溃后可自愈或形成瘘管。

【鉴别诊断】

脂瘤当与肉瘤进行鉴别。肉瘤的瘤体为单个或多个，瘤体大小不一，质地柔软如棉，按之可以压扁，推之可以移动，与皮下无粘连，无囊性感，张力较小，表面无黑色小孔。

【辨证论治】

(一)内治法

1. 气滞痰凝证

证候：脂瘤表皮中央有黑点；伴有胸膈痞闷，情志抑郁，急躁易怒；舌淡，苔腻，脉滑。

治法：理气化痰散结。

方药：二陈汤合四七汤加减。

2. 痰湿化热证

证候：脂瘤红、肿、热、痛；伴有发热、恶寒、头痛、尿黄；舌红，苔薄黄，脉数。

治法：清热解毒利湿。

方药：龙胆泻肝汤合仙方活命饮加减。

(二)外治法

(1)对已染毒但未酿脓的脂瘤，可外敷金黄膏或玉露膏。

(2)脂瘤已形成脓肿时，应先切开引流，清除皮脂和脓液，再用棉球蘸少量升丹或七三丹，或稀释后的白降丹塞入腔内，化去包囊，待囊壁蚀尽后，再用生肌药收口，愈合后不易复发。

(3)手术治疗：可采用手术切除脂瘤。

【预防与调护】

(1)脂瘤应避免摩擦、挤压，否则易染毒化脓。

(2)已染毒的脂瘤患者饮食宜清淡，忌食辛辣、刺激之品。

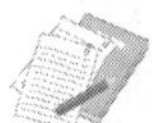

复习思考题

(1)简述烧伤程度的分类以及如何进行现场急救。

(2)简述冻疮的诊断和治疗方法。

(3)简述毒蛇咬伤的急救措施。

(4)简述破伤风的临床表现及辨证论治。

参考文献

[1]刘辅仁.实用皮肤科学[M].3版.北京:人民卫生出版社,2005.

[2]陈红风.中医外科学[M].2版.北京:人民卫生出版社,2012.

[3]郑洪新.中医基础理论[M].4版.北京:中国中医药出版社,2016.

[4]陈卫平.中医外科学[M].3版.北京:人民卫生出版社,2014.

[5]谭工.中医外科学[M].2版.北京:中国中医药出版社,2018.

[6]钟赣生.中药学[M].4版.北京:中国中医药出版社,2016.

附　录

附录一　中医外科学常用方剂汇编

5％鱼肝油酸钠(成药)

功用:硬化、萎缩、粘连黏膜肌层;可治疗内痔、息肉、静脉曲张、直肠黏膜脱垂、血管瘤、水疝等。

用法:第一次注射用量不超过1mL。

10％土荆皮酊　土荆皮粗末10g,90％酒精100mL。按渗漉法制备。

功用:杀虫止痒;用于鹅掌风、脚湿气、紫白癜风等病。

用法:外搽患处,每天3～4次,手足糜烂或皲裂者禁用。

一画

一号癣药水(经验方)　土荆皮300g,大风子肉300g,蛇床子300g,硫黄150g,白鲜皮300g,枯矾150g,苦参300g,樟脑150g,50％酒精20000mL。将土荆皮打成粗末,大风子肉捣碎,硫黄研细,枯矾打松,用50％酒精温浸,第一次加8000mL;浸2天后倾取清液,第二次再加6000mL;再浸2天,倾取清液,第三次再加6000mL,去渣取液,将3次浸出之药液混合,再把樟脑用95％酒精溶解后加入药液中,待药液澄清,倾取上层清液备用。

功用:杀虫止痒;用于鹅掌风、脚湿气、圆癣等。

用法:搽患处,每天3～4次;有糜烂者禁用。

一贯煎(《续名医类案》)　北沙参、麦冬、当归、枸杞子各9g,生地黄18g,川楝子4.5g。

功用:滋养肝阴,疏肝理气。

用法:水煎服。

二画

二仙汤(经验方)　仙茅、仙灵脾、当归、巴戟天、知母、黄柏。

功用:调摄冲任;用于乳癖、瘾疹等属冲任不调者。

用法:水煎服。

二陈汤(《和剂局方》)　陈皮、半夏、茯苓、甘草。

功用:燥湿化痰;治脓疡痰浊凝结之证。

用法:水煎服。

二妙丸(《丹溪心法》)　苍术180g(米泔水浸),黄柏180g(酒炒)。研为细末,水煮面糊为丸,如梧桐子大。

功用:清热化湿;用于湿疮属湿热内盛者。

用法:每服 9g,淡盐汤送下。

十全大补汤(《医学发明》) 党参、茯苓、白术、炙甘草、当归、熟地黄、白芍、川芎、黄芪、肉桂。

功用:补气补血;用于疮疡气血虚弱,溃疡脓液清稀者。

用法:水煎服。

七三丹(经验方) 熟石膏 7 份,升丹 3 份。共研细末。

功用:提脓祛腐;用于流痰、附骨疽、瘰疬、有头疽等溃后腐肉难脱、脓水不净。

用法:掺于疡口上,或用药线蘸药插入疮口,外用膏药或油膏盖贴。

七宝美髯丹(邵应节方) 制何首乌 1000g,牛膝、补骨脂、茯苓、菟丝子、当归身、枸杞子各 400g。共研细末,炼蜜为丸。

功用:补肾元,乌须发。

用法:每次 9g,每天 3 次,空腹,淡盐汤送下。

八二丹(经验方) 熟石膏 8 份,升丹 2 份。各研细末,和匀。

功用:提脓祛腐。

用法:掺于疡面,或黏附于药线插入创口,外用膏药或油膏盖贴。

八正散(《和剂局方》) 木通、瞿麦、车前子、萹蓄、滑石、炙甘草、栀子、大黄。

功用:清热利湿,通淋排石;用于泌尿系统结石、前列腺增生等属湿热者。

用法:水煎服。

八珍汤(《正体类要》) 人参、白术、茯苓、甘草、当归、白芍、生地黄、川芎。

功用:补气补血;用于外疡、皮肤病等属气血两虚者。

用法:水煎服。

人参养荣汤(《和剂局方》) 党参、白术、炙黄芪、炙甘草、陈皮、桂心、当归、熟地黄、五味子、茯苓、远志、白芍、大枣、生姜。

功用:补气益血,宁心安神;用于疮疡溃后气血虚弱,久不收敛者。

用法:水煎服。

九一丹(《医宗金鉴》) 熟石膏 9 份,升丹 1 份。各研细末,和匀。

功用:提脓祛腐;用于阳性外疡溃后有脓者。

用法:掺于创面,或黏附于纸捻插入疡口。

九黄丹(经验方) 制乳香、制没药各 6g,川贝母 6g,石膏 18g,红升 9g,腰黄 6g,朱砂 3g,炒月石 6g,冰片 0.9g。各研极细末,和匀。

功用:提毒拔脓,去瘀去腐,止痛平胬;治一切痈疽已溃,脓流不畅,肿胀疼痛者。

用法:将药粉掺于患处,用膏药或油膏纱布盖贴。

三画

三石散(经验方) 制炉甘石、熟石膏、赤石脂各 90g。共研细末。

功用:收涩生肌;用于急性非渗出性皮肤病或亚急性阶段者。

用法:干扑,或用麻油调搽。

三仙丹(《药奁启秘》) 升丹三分,橄榄炭三分,梅片一分。

功用:用于下疳腐烂。

用法:上为极细末,麻油调敷或干掺。

三妙丸(《医学正传》) 黄柏12g,苍术18g,牛膝6g。上为细末,面糊为丸,如梧桐子大。

功用:清热燥湿;用于湿热下注所致的两脚麻木,或如火烙之热。

用法:每服9g,淡盐汤送下。

三品一条枪(《外科正宗》) 砒石45g,明矾60g,明雄黄7.2g,乳香3.6g。将砒石、明矾研成细末,入小罐内,煅至青烟尽而白烟起,片时,约上下通红、生火,放置一宿,取出研末,约可得净末30g。再加雄黄、乳香共研成细末,厚糊调稠,搓条如线,阴干备用。

功用:腐蚀;用于瘰疬、痔疮、肛漏等。

用法:将药条插入患处,外以膏盖护之。

三黄洗剂(经验方) 大黄、黄柏、黄芩、苦参各等分,共研细末。取10~15g,加入蒸馏水100mL、医用石炭酸1mL。

功用:清热,止痒,收涩;用于急性非渗出性皮肤病见红、热明显者。

用法:每次临用时摇匀,用毛刷蘸药搽患处,每天7~8次。

三黄散、膏(《李东垣方》) 黄连、黄芩、大黄各等量,共研细末,为散剂,或以散剂30g加凡士林70g调为油膏。

功用:清热解毒;用于阳证脓疡。

用法:散剂可用水或金银花露等调敷患处;膏剂使用时将油膏摊于纱块上,外敷患处。

土茯苓汤(经验方) 茯苓、金银花、威灵仙、白鲜皮、甘草、苍耳子。

功用:凉血清热,止痒;治血热型白疕及梅毒等。

用法:水煎服。

大分清饮(《类证治裁》) 茯苓、猪苓、泽泻、木通、栀子、车前子、枳壳。

功用:清利湿热;治疗精浊、溺浊、水疝。

用法:水煎服。

大补阴丸(《丹溪心法》) 黄柏、知母各120g,熟地黄、龟甲各180g。研末,加蒸熟的猪脊髓,炼蜜为丸。

功用:养阴清热;用于流痰、红蝴蝶疮、阴茎癌等属肝肾阴虚者。

用法:水煎服。

小金丹(《外科全生集》) 白胶香45g,五灵脂45g,草乌头45g,地龙45g,马钱子(制)45g,乳香(去油)22.5g,没药(去油)22.5g,当归身22.5g,麝香9g,墨炭3.6g。各研细末,用糯米粉和糊,打千捶,待融合后,为丸,如芡实大,每料约250粒。

功用:破瘀通络,祛痰化湿,消肿止痛;用于流痰、瘰疬、瘿、慢性子痈、肿瘤等疾病。

用法:每服1粒,每天2次,陈酒送下;孕妇忌服。

千捶膏(经验方) 蓖麻子肉150g,嫩松香粉300g(冬令制后研末),轻粉30g(水飞),东丹60g,银朱60g,茶油48g(冬天需改为75g)。须在伏天配制,先将蓖麻子肉入石臼中捣烂,再缓入松香末,俟打匀后,再缓入轻粉、东丹、银朱,最后加入茶油,捣数千捶成膏。

功用:消肿止痛,提脓祛腐;治一切阳证,如痈、有头疽、疖、疔等。

用法:隔水炖烊,摊于纸上,盖贴患处。

马应龙痔疮膏(经验方) 麝香、牛黄、珍珠、炉甘石(煅)、硼砂、冰片。

功用:清热解毒,活血化瘀,去腐生肌;用于各类痔疮,肛裂,肛周湿疹等。

用法:肛门内用药,早、晚各1次;用于外痔和肛裂时,将药膏直接涂于患处。

马齿苋合剂(经验方) 马齿苋、紫草、败酱草、大青叶。

功用:清热解毒,祛瘀解毒;用于疣属湿热血瘀证者。

用法:水煎服。

四画

开郁种玉汤(《傅青主女科》) 酒炒白芍30g,酒炒香附、酒洗牡丹皮、茯苓(去皮)各9g,酒洗当归、土炒白术各150g,天花粉6g。

功用:解肝、脾、心、肾四经之郁,开胞胎之门。

用法:水煎服。

木萸散(经验方) 木瓜、吴茱萸、防风、全蝎、蝉蜕、天麻、僵蚕、胆南星、藁本、桂枝、刺蒺藜、朱砂、雄黄、猪胆汁。

功用:祛风化痰,清热解毒;用于破伤风。

用法:水煎服。

五五丹(经验方) 熟石膏5份,升丹5份。共研细末,和匀。

功用:提脓祛腐;治流痰、附骨疽、瘰疬等,溃后腐肉难脱、脓水不净者。

用法:掺于疮口中,或用药线蘸药插入,外盖膏药或油膏,每天换药1～2次。

五仁汤(《世医得效方》) 桃仁、杏仁、松子仁、柏子仁、郁李仁、陈皮。

功用:润肠通便;用于燥热便秘。

用法:水煎服。

五妙水仙膏(经验方) 五倍子、石碱、生石灰等制成软膏剂。

功用:消炎解毒,祛腐生新,收敛杀菌。

用法:外用,有特发瘢痕疙瘩史者慎用或忌用。

五虎追风散(《晋南史全恩家传方》) 蝉蜕、胆南星、天麻、全蝎、僵蚕。共研细末。

功用:祛风镇静;用于破伤风。

用法:每次3～6g,每天2～3次;也可用水煎服。

五味消毒饮(《医宗金鉴》) 金银花、野菊花、紫花地丁、天葵子、蒲公英。

功用:清热解毒;治疗疔疮初起,壮热憎寒。

用法:水煎服。

五神汤(《外科真诠》) 茯苓、金银花、牛膝、车前子、紫花地丁。

功用:清热利湿;治委中毒、附骨疽等由湿热凝集而成者。

用法:水煎服。

五倍子汤(《疡科选粹》) 五倍子、朴硝、桑寄生、莲房、荆芥。

功用:用于痔疮、脱肛等。

用法:煎汤,熏洗患处。

五倍子散(《医宗金鉴》) 五倍子、轻粉、冰片。共研极细粉末。

功用:收敛固涩;用于内痔脱出,肿痛难忍。

用法:干搽于痔上。

太乙膏(《外科正宗》) 玄参、白芷、当归身、肉桂、赤芍、大黄、生地黄、土木鳖各60g,阿魏9g,轻粉12g,柳枝、槐枝各100段,血余炭30g,铅丹1200g(别名东丹),乳香15g,没药9g,麻油2500g。除铅丹外,将余药入油煎熬至药枯,滤去渣滓,再加入铅丹(一般每500g油加铅丹195g),充分搅匀成膏。

功用:消肿清火,解毒生肌;适用于一切疮疡已溃或未溃者。

用法:隔火炖烊,摊于纸上,随疮口大小敷贴患处。

止痛如神汤(《医宗金鉴》) 秦艽、桃仁、皂角刺、苍术、防风、黄柏、当归、泽泻、槟榔、熟大黄。

功用:清热、祛风、利湿;用于痔核肿胀、疼痛者。

用法:水煎服。

少腹逐瘀汤(《医林改错》) 小茴香、干姜、延胡索、当归、川芎、肉桂、赤芍、蒲黄、五灵脂。

功用:活血祛瘀,温经止痛。

用法:水煎服。

牛蒡解肌汤(《疡科心得集》) 牛蒡子、薄荷、荆芥、连翘、栀子、牡丹皮、石斛、玄参、夏枯草。

功用:祛风清热,化痰消肿;用于头面部及颈项疮疡,属风火、痰热所致者。

用法:水煎服。

化斑解毒汤(《外科正宗》) 玄参、知母、石膏、人中黄、黄连、升麻、连翘、牛蒡子各等分,甘草五分,淡竹叶二十片。

功用:清热解毒化斑;用于三焦风热上攻而致的丹毒,延及全身痒痛者,也可用于治疗接触性皮炎。

用法:水煎服。

六一散(《伤寒标本》) 滑石60g,甘草10g。

功用:清暑利湿。

用法:每次9g,或入汤剂包煎。

六味地黄丸(《小儿药证直诀》) 熟地黄240g,山萸肉、干山药各120g,牡丹皮、白茯苓、泽泻各90g。上药为末,糊丸,如梧桐子大。

功用:补肾水,降虚火。

用法:每天9g,淡盐汤送下,或水煎服。

五画

玉枢丹(又名紫金锭)(《片玉心书》) 山慈菇9g,五倍子9g,红大戟4.5g,千金子霜3g,麝香0.3g,雄黄3g,朱砂3g。上为细末,糯米糊作锭子,阴干。

功用:化痰开窍,辟秽解毒,消肿止痛。

用法:每次0.6~1.5g,每天2次;外用醋磨,调敷患处。

玉真散(《外科正宗》) 生天南星、白芷、防风、羌活、天麻、白附子各等量。共研为细末。

功用:祛风镇痉;用于破伤风。

用法:每次 3～6g,热酒调服,也可煎服。

玉露散、膏(经验方) 芙蓉叶不拘多少,去梗茎,研成极细末,为散剂;或用散剂 20g,凡士林 80g,调成油膏。

功用:凉血,清热,退肿;治一切阳证外疡。

用法:散剂用麻油、菊花露、金银花露调敷患处;油膏可摊于纱布上外敷患处。

左归丸(《景岳全书》) 熟地黄 240g,山药 120g,山茱萸 120g,菟丝子 120g,枸杞子 120g,淮牛膝 90g,鹿角胶 120g,龟甲胶 120g。共为细末,炼蜜为丸。

功用:补肝肾,益精血;用于疮疡、皮肤病等属肾阴不足者。

用法:每服 3～6g,每天 1～2 次,淡盐汤送服。

左归饮(《景岳全书》) 熟地黄、山药、枸杞子、山茱萸、炙甘草。

功用:补益肾阴;治白癜风,属肾阴虚证者。

用法:水煎服。

石珍散(经验方) 青黛、黄柏、熟石膏、轻粉。各研细末,和匀。

功用:清热解毒,收湿止痒;治热性非渗出性或亚急性皮肤病,或伴有感染者。

用法:干扑,或用麻油调成糊状外搽。

右归丸(《景岳全书》) 熟地黄、山药、山茱萸、枸杞子、杜仲、菟丝子、熟附子、肉桂、当归、鹿角。

功用:温补肾阳;用于外疡、皮肤病等属肾阳不足者。

用法:水煎服。

右归饮(《景岳全书》) 熟地黄、山药、山茱萸、枸杞子、甘草、杜仲、肉桂、制附子。

功用:温肾填精。

用法:水煎服。

龙胆泻肝汤(《古今医方集成》) 龙胆草、黄芩、栀子、泽泻、木通、车前子、当归、柴胡、甘草、生地黄。

功用:泻肝胆经湿热;用于蛇串疮、急性湿疮、漆疮等渗出性皮肤病或肝胆经湿热性外科疾病。

用法:水煎服。

平胬丹(《外科诊疗学》) 乌梅肉(煅存性)、硼砂各 4.5g,轻粉 1.5g,冰片 0.9g。研极细末。

功用:有轻度腐蚀平胬之功;治疮疡有胬肉突出,影响排脓,用之可使胬肉平复。

用法:掺疮口上,外盖膏药。

甲字提毒粉药捻(《简明中医皮肤病学》) 轻粉 30g,京红粉 30g,冰片 6g,麝香 0.9g,朱砂 9g,血竭 9g,琥珀 9g。混合,研成细末,备用。

功用:化腐,提毒,生肌。

用法:用丝棉纸卷成药捻,外粘药末,用镊子夹持药捻插入疡口内,至疡底后稍退出约 0.5cm。

四君子汤(《太平惠民和剂局方》) 人参、茯苓、白术、甘草。

功用:补元气,益脾胃;用于疮疡之中气虚弱、脾失运化证。

用法：加生姜 3 片，大枣 2 枚，水煎服。

四妙汤(《外科说约》) 生黄芪 15g，当归 15g，金银花 15g，生甘草 6g。

功用：消毒托里，益气活血。

用法：水煎，内服。

四妙勇安汤(《验方新编》) 玄参、当归、金银花、甘草。

功用：和营止痛，清热解毒；用于热毒型血栓闭塞性脉管炎。

用法：水煎服。

四物汤(《和剂局方》) 熟地黄、当归、白芍、川芎。

功用：养血、补血；用于外科疾病属血虚证者。

用法：水煎服。

四物消风散(《医宗金鉴》) 生地黄、当归、荆芥、防风、赤芍、川芎、白鲜皮、蝉蜕。

功用：养血祛风；用于瘾疹、牛皮癣等属血虚风燥者。

用法：水煎服。

四逆汤(《伤寒论》) 附子、干姜、甘草。

功用：回阳救逆，温中止泻；用于阴寒内盛，阳气衰微，四肢逆冷，下利清谷，或出冷汗，脉微细欲绝者。

用法：每天 1 剂，水煎取汁，分 2 次服。

四神丸(《内科摘要》) 肉豆蔻、补骨脂、五味子、吴茱萸。

功用：温肾暖脾，固肠止泻。

用法：水煎服。

四海舒郁丸(《疡医大全》) 青木香 15g，陈皮、海蛤粉各 6g，海藻、昆布、海带、海螵蛸各 60g。共研细末，为丸。

功用：理气解郁，软坚消肿；用于气瘿。

用法：每天 1～2 次，每次 9g，水、酒送下均可。

四黄散(膏)(经验方) 黄连、黄芩、大黄、黄柏、乳香、没药各等量。共研细末，为散剂；或以散剂 30g，加凡士林 70g，调为油膏。

功用：清热解毒，活血消肿；用于阳证外疡。

用法：散剂用水或金银花露等调敷患处；膏剂使用时，可将油膏摊于纱布上敷患处。

生肌玉红膏(《外科正宗》) 当归 60g，白芷 15g，白蜡 60g，轻粉 12g，甘草 36g，紫草 6g，血竭 12g，麻油 500mL。先将当归、白芷、紫草、甘草四味入油内浸 3 天，放于大勺内慢火熬微枯，用细绢滤清，复入勺内煎滚，入血竭化尽，次入白蜡，微火化开。用茶盅 4 个，预炖水中，将膏分作四处，倾入盅内，候片刻，下研细之轻粉，每盅 3g，搅匀。

功用：活血祛腐，解毒镇痛，润肤生肌；用于外疡溃后脓水将尽、烧伤、肉芽生长缓慢者。

用法：将膏均匀涂于纱布上，敷贴患处，并依溃疡局部情况，可掺提脓祛腐药于膏上同用，效果更佳。

生肌散(经验方) 制炉甘石 15g，钟乳石 9g，滑石 30g，血琥珀 9g，朱砂 3g，冰片 0.3g。研极细末，和匀。

功用：生肌收口；用于痈疽溃后脓水将尽者。

用法：掺于创面上，外盖膏药或药膏。

生脉散(《内外伤辨惑论》) 太子参、麦冬、五味子。

功用:益气养阴;用于外疡、烧伤、皮肤病、精癃等属气阴两虚者。

用法:水煎服。

代抵当汤(《证治准绳》) 大黄、当归尾、生地黄、炮穿山甲(猪蹄甲代)、芒硝、桃仁、肉桂。

功用:攻逐瘀血;用于膀胱蓄血引起的癃闭。

用法:水煎服。

仙方活命饮(《医宗金鉴》) 穿山甲(猪蹄甲代)、皂角刺、当归尾、甘草、金银花、赤芍、乳香、没药、天花粉、陈皮、防风、贝母、白芷。

功用:消肿散结,活血祛瘀;用于痈疽肿疡、腹腔炎症包块等。

用法:水煎服。

白驳丸(经验方) 鸡血藤、首乌藤、当归、赤芍、红花、黑豆皮、防风各30g,白蒺藜60g,陈皮、补骨脂各15g。共研细末,炼蜜为丸。

功用:养血活血,通络退斑。

用法:每次服9g,每天2次。

白虎汤(《伤寒论》) 石膏30g,知母9g,甘草3g,粳米30g。

功用:清气热,泻胃火,生津止渴;治气分热证。

用法:水煎服。

白降丹(《医宗金鉴》) 朱砂、雄黄各6g,水银30g,硼砂15g,火硝、食盐、白矾、皂矾各45g。

制法:先将雄黄、皂矾、火硝、明矾、食盐、朱砂研匀,入瓦罐中,微火使其烊化,再和入水银调匀,待其干涸;然后用瓦盆1只,盆下有水,即以盛干涸药料的瓦罐倒覆置于瓦盆上,约过3炷香(约3小时)即成。火冷后,盆中即有呈白色晶片的药粉。

功用:腐蚀、平胬;治溃疡脓腐难去或已成瘘管,肿疡成脓不能自溃,以及赘疣等,或外敷消散药物效果不显著者。

用法:脓疡大者,用0.15～0.18g,脓疡小者,用0.03～0.06g,以清水调涂于疡头上;亦可和米糊为条,插入疮口中,外盖膏药。

瓜蒌牛蒡汤(《医宗金鉴》) 瓜蒌、牛蒡子、天花粉、黄芩、陈皮、生栀子、皂角刺、金银花、青皮、柴胡、甘草、连翘。

功用:疏肝气,清肝热,解邪毒。

用法:水煎服。

加味五苓散(《类证治裁》) 猪苓、茯苓、白术各30g,泽泻24g,小茴香12g,肉桂5g。共研细末。

功用:温阳化气利水;主治水疝。

用法:每次12g,加盐2g,水煎服,每天3次。

六画

托里消毒散(《医宗金鉴》) 人参、川芎、当归、白芍、白术、金银花、茯苓、白芷、皂角刺、甘草、桔梗、黄芪。

功用：补益气血，托毒消肿；用于疮疡体虚邪盛，脓毒不易外达者。

用法：水煎服。

芎归二术汤(《外科正宗》) 白术、苍术、川芎、当归身、人参、茯苓、薏苡仁、皂角刺、厚朴、防风、木瓜、木通、穿山甲(猪蹄甲代)(炒)、独活、金银花、甘草、精猪肉、土茯苓。

功用：健脾养血，祛风解毒。

用法：水煎服。

百合固金汤(《慎斋遗书》) 百合、生地黄、熟地黄、当归、白芍、麦冬、玄参、贝母、桔梗、甘草。

功用：滋肾保肺，止咳化痰。

用法：水煎服。

百部酊(经验方) 百部10～25g，75%酒精100mL。将百部浸于酒精中，每天震荡数次，1周后去渣备用。

功用：祛风杀虫止痒；用于瘙痒性皮肤病。

用法：外涂皮损处。

达郁汤(《杂病源流犀烛》) 升麻、柴胡、川芎各3g，香附、桑白皮、橘叶、白蒺藜各4.5g。

功用：疏肝解郁；用于木郁而阴痿，阴中干涩而少欲。

用法：水煎服。

至宝丹(《太平惠民和剂局方》) 生乌犀(水牛角代)、生玳瑁、琥珀、朱砂、雄黄各30g，牛黄、龙脑、麝香各0.3g，安息香(酒浸，重汤煮令化，滤过滓，净)45g，金箔、银箔各50片。

功用：开窍解痉。

用法：每天服1～2丸。

当归四逆汤(《伤寒论》) 当归9g，桂枝9g，芍药9g，细辛6g，炙甘草6g，木通6g，大枣5枚。

功用：温经散寒，养血通脉。

用法：水煎服。

当归饮子(《外科正宗》) 当归、川芎、白芍、生地黄、防风、荆芥、白蒺藜、何首乌、黄芪、甘草。

功用：养血祛风润燥；用于血虚风燥的湿疮、瘾疹等皮肤病。

用法：水煎服。

回阳玉龙膏(《外科正宗》) 草乌(炒)、干姜(煨)各90g，赤芍(炒)、白芷、天南星(煨)各30g，肉桂15g。研成细末。

功用：温经活血，散寒化痰；治一切疮疡阴证。

用法：用热酒调敷，亦可掺于药膏内贴之。

先天大造丸(《医宗金鉴》) 人参、白术(土炒)、当归身、白茯苓、菟丝子、枸杞子、黄精、牛膝各60g，补骨脂(炒)、骨碎补(去毛，微炒)、巴戟天、远志(去心)各30g，广木香、青盐各15g，丁香9g，以上共研细末；熟地黄120g(酒煮捣膏)，仙茅(浸去赤汁，蒸熟去皮，捣膏)、何首乌(去皮，与黑豆同煮，去豆捣膏)、胶枣肉(捣膏)、肉苁蓉(去鳞并内膜，酒浸捣膏)各60g，紫河车1具(白酒煮烂，捣膏)。将药末与膏共合一处，再加炼过之白蜜和匀为丸，如梧桐子大。

功用：补气血，壮筋骨。

用法：每天服 70 丸，空腹温酒或开水送下。

竹叶黄芪汤(《医宗金鉴》) 人参、黄芪、石膏(煅)、半夏(炙)、麦冬、白芍、川芎、当归、黄芩、生地黄、甘草、竹叶、生姜、灯心草。

功用：滋阴生津清热；治有头疽属阴液不足、热甚口渴者。

用法：水煎服。

血府逐瘀汤(《医林改错》) 当归、生地黄、川芎、赤芍、桃仁、红花、桔梗、枳壳、柴胡、甘草、牛膝。

功用：活血祛瘀，通络止痛；用于脱疽、白疕等属血瘀证者。

用法：水煎服。

冲和膏(《外科正宗》) 紫荆皮(炒)150g，独活 90g，赤芍 60g，白芷 30g，石菖蒲 45g。共研细末。

功用：疏风，消肿，活血祛寒；用于肿疡属阴阳不和，冷热相凝者。

用法：以葱汁、陈酒调敷。

羊蹄根散(《医宗金鉴》) 羊蹄根(土大黄)24g，枯白矾 6g。各研细末，和匀。

功用：杀虫收涩止痒；用于牛皮癣。

用法：醋调，擦患处。

安宫牛黄丸(《温病条辨》) 牛黄、郁金、犀角(水牛角代)、黄芩、黄连、雄黄、栀子、朱砂、冰片、麝香、珍珠。研极细末，炼蜜为丸，每丸 3g，金箔为衣。

功用：清热解毒，豁痰开窍。

用法：每服 1 丸，大人病重体实者，每天服 2 次；小儿服半丸，不知，再服半丸。

阳和汤(《外科证治全生集》) 熟地黄、白芥子、炮姜炭、麻黄、甘草、肉桂、鹿角胶(烊化冲服)。

功用：温阳通脉，散寒化痰；用于流痰、附骨疽和脱疽属虚寒证者。

用法：水煎服。

阳和解凝膏(《外科全生集》) 鲜牛蒡子(根、叶、梗)1.5kg，鲜白凤仙梗 120g，川芎 120g，川附子、桂枝、大黄、当归、肉桂、草乌、地龙、僵蚕、赤芍、白芷、白蔹、白及、没药各 60g，续断、防风、荆芥、五灵脂、木香、香橼、陈皮各 60g，苏合香油 120g，麝香 30g，菜油 5kg。将白凤仙熬枯去渣，次日除乳香、没药、麝香、苏合香油外，余药俱入锅煎枯，去渣滤净，称准分量，每 500g 加黄丹(烘透)210g，熬至滴水成珠，以不黏指为度，撤下锅来，将乳香、没药、麝香、苏合香油加入搅和，半月后可用。

功用：温经和阳，行气活血，驱风散寒，化痰通络；用于疮疡阴证、乳癖等。

用法：置铜勺中，加热，烊化，摊布上，贴患处。

阳毒内消散(《药蔹启秘》) 麝香、冰片、青黛各 6g，白及、天南星、姜黄、炒穿山甲(猪蹄甲代)、樟脑、铜绿各 12g，轻粉、胆矾各 9g。研极细末。

功用：活血止痛，消肿，化痰解毒；用于一切阳证肿疡。

用法：掺于膏药内敷贴。

阴毒内消散(《药蔹启秘》) 麝香 3g，轻粉 9g，丁香 6g，牙皂 6g，樟冰 12g，腰黄 9g，高良姜 6g，肉桂 3g，川乌 9g，炒穿山甲(猪蹄甲代)9g，胡椒 3g，制乳香、制没药各 6g，阿魏(瓦上炒去油)9g。研极细末。

功用：温经散寒，消坚化痰；治一切阴证肿疡。

用法：掺于膏药内贴之。

防风通圣散(《宣明论方》) 防风、荆芥、连翘、麻黄、薄荷、川芎、当归、白芍(炒)、白术、栀子、大黄(酒蒸)、芒硝各15g，石膏、黄芩、桔梗各30g，甘草6g，滑石9g。共研细末。

功用：解表通里，散风清热，化湿解毒；治内郁湿热，外感风邪，表里同病，属于气血实者。

用法：每服6g，开水送下；或用饮片，水煎服。

红灵丹(经验方) 雄黄18g，乳香18g，煅硼砂30g，青礞石9g，没药18g，冰片9g，火硝18g，朱砂60g，麝香3g。除冰片、麝香外，共研细末，最后加冰片及麝香，装瓶封固，不出气，备用。

功用：活血止痛，消坚化痰；用于痈疽未溃，以及初、中期阴茎癌。

用法：掺于膏药或油膏上，敷贴患处。

红油膏(经验方) 凡士林300g，九一丹30g，铅丹(广丹)4.5g。先将凡士林烊化，然后将两丹徐徐调入，和匀成膏。

功用：防腐生肌；用于溃疡不敛。

用法：将药膏涂于纱布上，敷贴患处。

七画

芩部丹(经验方) 百部5500g，丹参沉淀粉1350g，黄芩沉淀粉3600g，百部浸膏2500g。将面部浸膏拌入药粉内制成颗粒，轧片，每片含生药0.3g。

功用：清热杀虫；用于皮肤结核、流痰、瘰疬等病。

用法：水煎服。

苍附导痰丸(《广嗣纪要》) 苍术(制)60g，香附(童便浸)60g，陈皮(去白)45g，天南星(炮、另制)、枳壳(麸炒)、半夏、川芎各30g，滑石120g，白茯苓45g，神曲(炒)30g。研为末，姜汁浸，蒸饼为丸，如梧桐子大。

功用：祛浊化痰；治湿浊郁阻证。

用法：淡姜汤送下。

辛夷清肺饮(《外科正宗》) 辛夷、黄芩、栀子、麦冬、百合、石膏、知母、升麻、枇杷叶、甘草。

功用：疏风清肺；用于热疮。

用法：水煎服。

辛凉活瘀汤(《中医外伤科学》) 牛蒡子、薄荷、赤芍、泽兰叶、刺猬皮、桃仁、鱼腥草。

功用：辛凉解表，活瘀通络。

用法：水煎服。

辛温活瘀汤(《中医外伤科学》) 荆芥、防风、葱根、威灵仙、刺猬皮、皂角刺、泽兰、赤芍。

功用：辛温解表，活瘀通络。

用法：水煎服。

补中益气汤(《东垣十书》) 黄芪3g，人参0.9g，炙甘草1.5g，当归身、橘皮、升麻、柴胡各0.6g，白术0.9g。

功用：补中益气；治外疡元气亏损、肢体倦怠、饮食少思，或气虚下陷的肛肠病等。

用法:水煎服。

补阳还五汤(《医林改错》) 黄芪、当归尾、赤芍、地龙、川芎、红花、桃仁。

功用:补气,活血,通络。

用法:水煎服。

补骨脂酊(《赵炳南临床经验集》) 补骨脂 180g,75%酒精 360mL。将补骨脂碾碎,置酒精内,浸泡七昼夜,过滤去渣。

功用:调和气血,活血通络。

用法:用棉球蘸药涂于患处,并摩擦 5~15 分钟。

附子理中汤(《三因方》) 附子、人参、干姜、白术、炙甘草。

功用:温补脾肾;治疮疡脾肾阳衰,神疲纳呆,便泻肢冷者。

用法:水煎服。

八画

青蒿鳖甲汤(《温病条辨》) 青蒿、鳖甲、生地黄、知母、牡丹皮。

功用:养阴清热;用于外科疾病属阴虚内热者。

用法:水煎服。

青黛散(经验方) 青黛 60g,石膏 120g,滑石 120g,黄柏 60g。各研细末,和匀。

功用:收湿止痒,清热解毒;治一般皮肤病之焮肿痒痛出水者。

用法:干扑或用麻油调敷患处。

苦参汤(《疡科心得集》) 苦参、蛇床子、白芷、金银花、菊花、黄柏、地肤子、大菖蒲。

功用:祛风除湿,杀虫止痒;用于白疕、阴痒、麻风等。

用法:水煎,去渣外洗。

枇杷清肺饮(《医宗金鉴》) 枇杷叶、桑白皮、黄连、黄柏、人参、甘草。

功用:疏风清肺;用于肺风粉刺。

用法:水煎服。

知柏地黄丸(《医宗金鉴》) 知母、黄柏、熟地黄、山药、山萸肉、茯苓、泽泻、牡丹皮。上药为末,炼蜜为丸。

功用:滋阴降火。

用法:每天服 9g,淡盐汤送下;或水煎服。

金水六君煎(《景岳全书》) 当归、熟地黄、陈皮、半夏、茯苓、甘草、生姜。

功用:滋养肺肾,祛湿化痰。

用法:水煎服。

金黄散(《医宗金鉴》) 大黄、黄柏、姜黄、白芷各 2500g,天南星、陈皮、苍术、厚朴、甘草各 1000g,天花粉 5000g。共研细末。

功用:清热除湿,散瘀化痰,止痛消肿;用于外疡阳证。

用法:可用葱捣汁、酒、油、蜜、菊花露、金银花露、丝瓜叶捣汁等调敷。

金黄膏 凡士林 8/10,金黄散 2/10,调匀成膏。

功用:清热除湿,散瘀化痰,止痛消肿;用于外疡阳证。

用法:用纱布摊敷患处。

金匮肾气丸(《金匮要略》) 熟地黄、山萸肉、山药、牡丹皮、白茯苓、泽泻、附子、肉桂。诸药研末,为丸。

功用:温补脾肾;用于黧黑斑属脾肾阳虚者。

用法:水煎服。

金锁固精丸(《医方集解》) 沙苑蒺藜、芡实各 60g,煅龙骨、煅牡蛎各 30g。共研细末,莲肉煮粉糊丸。

功用:固肾涩精;用于肾虚遗精、白浊。

用法:每次 10g,每天 2～3 次,空腹,淡盐汤送下。

治疣汤(经验方) 灵磁石、代赭石、紫贝齿、生牡蛎、桃仁、山慈菇、白芍、地骨皮、黄柏。

功用:活血通络,平肝潜镇;用于疣之皮损广泛者。

用法:水煎服。

治疣汤(经验方) 桑叶、菊花、黄芩、紫草、夏枯草、益母草、珍珠母、牡蛎、代赭石、板蓝根。

功用:平肝散风,活血解毒;治疣病。

用法:水煎服。

治瘊汤(经验方) 熟地黄 12g,何首乌 6g,杜仲 6g,赤芍 9g,牡丹皮 9g,桃仁 9g,红花 9g,赤小豆 9g,白术 9g,牛膝 9g,穿山甲(猪蹄甲代)3～6g。

功用:养血化瘀;用于疣之病久、疹坚且广泛者。

用法:水煎服。饮酒者每煎加白酒 30mL,连服至脱落。

参苓白术散(《和剂局方》) 党参、白术、茯苓、山药、炙甘草、扁豆、莲子肉、薏苡仁、砂仁、桔梗。

功用:健脾渗湿;用于黄水疮的治疗。

用法:水煎服。

参附汤(《世医得效方》) 党参、熟附子。

功用:回阳救逆;用于休克之阳气将脱,四肢厥冷,气短呃逆,喘满汗出,脉微细者。

用法:水煎服。

九画

珍珠散(经验方) 煅白石脂 9g,煅石决明 75g,煅龙骨 15g,煅石膏 60g,麝香 1.5g,冰片、煅珍珠各 3g。共研极细末,装瓶备用。

功用:生肌收口。

用法:撒于创面,外贴膏药。

荆防败毒散(《医宗金鉴》) 荆芥、防风、柴胡、前胡、羌活、枳壳、炒桔梗、茯苓、川芎、甘草、人参、生姜或薄荷。

功用:疏风散寒;用于风寒证之瘾疹,外疡初起有表证者。

用法:水煎服。

枯痔散(《仙拈集》) 红砒不拘多少(放旧瓦上火煅,白烟将尽取起),枯矾 1 钱,乌梅(烧存性)2 钱(一加白灵药 5 分)。

功用：腐蚀痔核；适用于内、外痔流脓淌水，缠绵不愈者。

用法：用时以口津湿润手指，蘸药于痔头、痔身上搓燃，每天2次。初敷不肿，5～6天出臭水，出尽，其痔干枯，不用上药。轻者7～8天痊愈，重者半月收功。

枸橘汤(《外科证治全生集》) 枸橘、川楝子、秦艽、陈皮、防风、泽泻、赤芍、甘草。

功用：疏肝理气，化湿清热。

用法：水煎服。

鸦胆子油(《朱仁康临床经验集》) 鸦胆子30g。将鸦胆子剥去壳，取仁，捣碎，置瓶中加乙醚，略高过药面为度，隔2小时后，将上层浮油倒入平底玻璃皿中，等乙醚挥发后即得鸦胆子油，装小瓶中备用。

功用：去疣。

用法：用牙签挑取少许鸦胆子油，小心点于疣上，不要触及好皮肤，以免发生凹痕。

胃苓汤(《丹溪心法》) 猪苓9g，茯苓9g，白术9g，泽泻12g，桂枝6g，厚朴9g，陈皮9g，苍术9g，甘草6g。

功用：健脾燥湿，化气利水。

用法：水煎服。

咬头膏(经验方) 铜绿、松香、乳香、没药、生木鳖、蓖麻子(去尖)、杏仁各3g，巴豆6g，白砒0.3g。捣成膏，为丸，如绿豆大。

功用：有腐蚀之功；治疮疡已成脓，不能自破者。

用法：每用1粒，放于膏药上，贴于疮疡中心。

香贝养荣汤(《医宗金鉴》) 香附、贝母、人参、茯苓、陈皮、熟地黄、川芎、当归、白芍、白术、桔梗、甘草、生姜、大枣。

功用：养荣化痰；治瘰疬、乳岩、上石疽等属日久体虚，气郁痰凝之证。

用法：水煎服。

复方土荆皮酊(经验方) 10%土荆皮酊40mL(土荆皮粗末10g，80%酒精100mL，按渗漉法制成)，苯甲酸12g，水杨酸6g，75%酒精加至100mL(将苯甲酸、水杨酸加酒精适量溶解，再加入10%土荆皮酊混匀，最后将酒精加至足量)。

功用：杀虫止痒；用于非糜烂型手癣、足癣。

用法：蘸药水外搽。

复方苯甲酸软膏(经验方) 苯甲酸120g，水杨酸60g，“司盘60”5g，乳化剂5g，蒸馏水50mL，单硬脂酸甘油酯100g，蓖麻油100g，凡士林560g。

功用：抗真菌；用于角化型手癣、足癣、头癣；1/2浓度者用于股癣及儿童真菌病。

用法：涂患处，每天1～3次。

复方斑蝥酊(经验方) 斑蝥12个，全蝎16个，乌梅肉30g，皮硝12个，75%酒精480mL。

功用：杀虫止痒、软坚散结；用于牛皮癣、白疕、紫癜风、油风等。

用法：直接搽患处。

保龄洗剂(《性病证治》) 百部20g，苦参15g，地肤子15g，蛇床子15g，白鲜皮15g，千里光15g，马齿苋20g，野菊花15g，鹤虱30g。

功用：杀虫止痒，除湿祛风。

用法：上药加水至1500mL，煎后过滤成水溶液，用以坐浴或洗涤患部。

独活寄生汤(《备急千金要方》) 独活、桑寄生、人参、茯苓、川芎、防风、桂心、杜仲、牛膝、秦艽、细辛、当归、白芍、地黄、甘草。

功用:温经散寒,祛风散寒,益肝肾,补气血;用于风、寒、湿三气侵袭筋骨而体质较虚者。

用法:水煎服。

前列腺汤(经验方) 丹参、泽兰、赤芍、桃仁、红花、乳香、没药、王不留行、青皮、川楝子、小茴香、白芷、败酱草、蒲公英。

功用:活血化瘀,行气导滞;用于慢性精浊属瘀滞证者。

用法:水煎服。

活血驱风解毒汤(经验方) 当归、川芎、红花、威灵仙、白芷、防风、僵蚕、七叶一枝花、紫花地丁、半边莲。

功用:活血通络,驱风解毒;用于风毒型毒蛇咬伤。

用法:水煎服。

活血通脉汤(经验方) 当归30g,赤芍90g,土茯苓90g,桃仁60g,金银花30g,川芎30g。共研细末,水泛为丸。

功用:活血化瘀,清热散结。

活血散瘀汤(《外科正宗》) 当归尾、赤芍、桃仁(去皮尖)、大黄(酒炒)、川芎、苏木、牡丹皮、枳壳(炒)、瓜蒌仁、槟榔。

功用:活血逐瘀;治瘀血流注及委中毒等。

用法:水煎服。

济生肾气丸(《济生方》) 熟地黄、山药、山萸肉、牡丹皮、茯苓、泽泻、附子、肉桂、车前子、川牛膝。共研细末,糊丸,如梧桐子大。

功用:温补肾阳,化气行水。

用法:每天9g,淡盐汤送下;或水煎服。

神功内托散(《外科正宗》) 当归、白术、黄芪、人参、白芍、茯苓、陈皮、附子、穿山甲(炙)(猪蹄甲代)、木香、甘草、川芎、煨姜、大枣。

功用:温补托毒;治疮疡气血两亏,阳气不足,不能化脓外出者。

用法:水煎服。

除湿胃苓汤(《医宗金鉴》) 苍术、白术、厚朴、茯苓、猪苓、泽泻、滑石、木通、栀子、陈皮、防风、肉桂、甘草。

功用:清热燥湿,理气和中;用于蛇串疮、湿疮属湿阻中焦者。

用法:水煎服。

十画

真武汤(《伤寒论》) 茯苓、白术、白芍、生姜、附子。

功用:温补脾肾;用于脾肾阳虚的红蝴蝶疮。

用法:水煎服。

桂麝散(《药蔹启秘》) 麻黄15g,细辛15g,肉桂30g,牙皂9g,生半夏24g,丁香30,生天南星24g,麝香1.8g,冰片1.2g。研极细末。

功用：温化痰湿，消肿止痛；治一切阴证疮疡未溃者。

用法：掺于药膏内贴之。

桃红四物汤(《和剂局方》) 生地黄、当归、白芍、川芎、桃仁、红花。

功用：养血，活血，祛瘀；用于油风属血瘀者。

用法：水煎服。

桃花散(《先醒斋医学广笔记》) 白石灰500g，大黄片45g。大黄煎汁，白石灰用大黄汁泼成末，再炒，以石灰变成红色为度，将石灰筛细备用。

功用：止血；治疮口出血。

用法：掺于患处，用纱布扎紧。

顾步汤(《外科真诠》) 黄芪、石斛、当归、牛膝、人参、甘草、紫花地丁、金银花、蒲公英、菊花。

功用：益气养阴，和营清热；用于脱疽火毒型初起。

用法：水煎服。

柴胡疏肝散(《景岳全书》) 柴胡、香附、枳壳、白芍、川芎、甘草。

功用：疏肝解郁；用于白癜风属肝气郁结者。

用法：水煎服。

逍遥散(《和剂局方》) 柴胡、白芍、当归、茯苓、白术、炙甘草、薄荷、生姜。

功用：疏肝解郁，调和气血；用于瘰疬、乳癖、黧黑斑等属肝气郁结者。

用法：水煎服。

逍遥蒌贝散(经验方) 柴胡、白芍、当归、茯苓、白术、瓜蒌、贝母、半夏、天南星、生牡蛎、山慈菇。

功用：疏肝理气，化痰散结；用于瘰疬、乳癖、乳岩初期等。

用法：水煎服。

透脓散(《外科正宗》) 当归、生黄芪、炒穿山甲(猪蹄甲代)、川芎、皂角刺。

功用：透脓托毒；用于痈疽诸毒内脓已成，不易外溃者。

用法：水煎服。

凉血地黄汤(《外科大成》) 生地黄、当归尾、地榆、槐角、黄连、天花粉、生甘草、升麻、赤芍、枳壳、黄芩、荆芥。

功用：清热凉血；用于内痔出血，血栓痔属血热妄行者。

用法：水煎服。

益胃汤(《温病条辨》) 沙参、麦冬、细生地、玉竹、冰糖。

功用：养胃益阴；用于疮疡、皮肤病属胃阴不足者。

用法：水煎服。

消风散(《外科正宗》) 当归、生地黄、防风、蝉蜕、知母、苦参、胡麻仁、荆芥、苍术、牛蒡子、石膏、甘草、木通。

功用：疏风清热，祛湿；用于湿疮、漆疮、摄领疮等属风热者。

用法：水煎服。

消疬丸(《外科真诠》) 煅牡蛎、玄参、川贝各等分，米糊为丸，如梧桐子大。

功用：滋阴降火，化痰软坚；治阴虚火旺所致的瘰疬。

用法：每服9g，每天2次。

海藻玉壶汤(《医宗金鉴》) 海藻(洗)、陈皮、贝母、连翘(去心)、昆布、半夏(制)、青皮、独活、川芎、当归、甘草、海带(洗)。

功用:化痰、消坚、开郁;用于肉瘿、石瘿。

用法:水煎服。

润肠汤(《证治准绳》) 当归、甘草、生地黄、麻仁、桃仁泥。

功用:养血清热润肠;用于疮疡阴虚内热、肠燥便结者。

用法:水煎服。

十一画

黄连解毒汤(《外台秘要》引崔氏方) 黄连、黄芩、黄柏、栀子。

功用:清热解毒;用于外疡阳证、烧伤、药疮、虫咬皮炎,以及急腹症属里热者。

用法:水煎服。

黄连膏(《医宗金鉴》) 黄连 9g,当归 15g,生地黄 30g,姜黄 9g,麻油 360g,黄蜡 120g。除黄蜡外,诸药浸入麻油内,1 天后,用文火煎熬至药枯,去渣滤清,再加入黄蜡,文火徐徐收膏。

功用:润燥,清热,解毒,止痛。

用法:摊于纱布上,外敷疮面。

萆薢渗湿汤(《疡科心得集》) 萆薢、薏苡仁、黄柏、茯苓、牡丹皮、泽泻、滑石、通草。

功用:清热利湿;用于下肢丹毒、湿疮、药疮及足癣继发化脓感染等。

用法:水煎服。

银花甘草汤(《医学心悟》) 金银花、甘草。

功用:清热解毒;用于一切内、外痈肿属热证者。

用法:水煎,顿服;能饮者,用酒煎服,宜早服。

银翘散(《温病条辨》) 金银花、连翘、牛蒡子、桔梗、薄荷、鲜竹叶、荆芥、淡豆豉、生甘草、鲜芦根。

功用:疏风清热;用于外疡、皮肤病等属风热者。

用法:水煎服。

麻子仁丸(《类证活人书》) 麻子仁、芍药、枳实、大黄、厚朴、杏仁。

功用:润肠泻热,行气通便。

用法:每天 1~2 次,每次 9g,吞服;或水煎服。

痔疮宁栓(经验方) 每粒含红古豆醇酯 5mg,吲哚美辛 75mg,呋喃唑酮 100mg。

功用:各种内痔、外痔、混合痔、肛门发炎肿胀、瘘管、肛裂、肛肠手术后的止痛和消除尿潴留。

用法:每天 1 次,每次一粒,临睡前或大便后塞入肛门;或遵医嘱。

清骨散(《证治准绳》) 银柴胡、鳖甲、炙甘草、秦艽、青蒿、地骨皮、胡黄连、知母。

功用:养阴清热;用于流痰溃久,骨蒸潮热者。

用法:水煎服。

清营汤(《温病条辨》) 犀角(水牛角代)(磨粉冲服)、生地黄、玄参、竹叶卷心、金银花、连翘、黄连、丹参、麦冬。

功用:清营解毒,泻热养阴;用于有头疽、发、丹毒、药疮、红蝴蝶疮、急腹症等热入营分,邪毒内陷者。

用法：水煎服。

清暑汤(《外科全生集》) 连翘、天花粉、赤芍、甘草、滑石、车前子、金银花、泽泻、淡竹叶。

功用：清暑、利尿、解毒；治暑疖、脓疱疮等。

用法：水煎服。

清瘟败毒饮(《疫疹一得》) 生石膏、知母、生地黄、玄参、犀角（水牛角代）、黄连、黄芩、栀子、桔梗、赤芍、牡丹皮、连翘、鲜竹叶、甘草。

功用：清热解毒，凉血救阴；用于一切火热之证，表里俱盛者。

用法：水煎服。

十二画

斑蝥酊(《中医皮肤病学简编》) 斑蝥 1.5g，70%酒精 100mL。

功用：杀虫止痒；用治摄领疮（神经性皮炎）。

用法：上药浸泡 1 周，用棉签涂病灶，数小时后，即起水疱，用消毒针刺破，以敷料包扎，历 3～4 天结痂而愈。

葱归溻肿汤(《医宗金鉴》) 独活、白芷、当归、甘草各 9g，葱头 7 个。

功用：疏导腠理，通调血脉；用于痈疽初肿之时。

用法：以水三大碗，煎至汤醇，滤去渣，以绵帛蘸汤热洗，如凉，再易之。

紫草丹(《太平惠民和剂局方》) 黄金、寒水石、石膏、滑石、磁石、升麻、玄参、甘草、水牛角、羚羊角、沉香、丁香、朴硝、硝石、辰砂、青木香、麝香。

功用：清心开窍，镇惊安神；用于烦热不解、发斑、发黄、疫毒，忌小儿惊痫、疮疡内陷、疔毒走黄、神志昏迷等。

用法：每次 0.9～1.5g，每天 2～3 次，温开水送服；孕妇忌服，小儿遵医嘱。

紫草油(经验方) 紫草 50g，香油 250g。

功用：活血化瘀，润肤生肌；用于轻度烧伤、慢性溃疡。

用法：外敷患处。

紫草膏(经验方) 紫草 50g，当归、防风、生地黄、白芷、乳香、没药各 15g。

功用：清热凉血，生肌止痛；用于烧伤、疮疡已溃，疼痛不止者。

用法：取适量药膏摊于胶布上，敷患处或外涂患处，隔 1～2 天换药 1 次。

黑豆馏油软膏(经验方) 黑豆馏油 10g，凡士林 90g。

功用：消炎、收敛、止痒；用于湿疮、白疕、牛皮癣。

用法：外涂患处。

黑虎丹(《外科诊疗学》) 磁石（醋煅）4.5g，母丁香、公丁香（炒黑）各 3g，全蝎 7 只（约 4.5g，炒过），炒僵蚕 7 只（约 2.1g），炙穿山甲片（猪蹄甲代）9g，炙蜈蚣 6g，蜘蛛 7 只（炒炭），麝香 1.5g，西黄 0.6g，冰片 3g。研成细末。

功用：消肿提脓；用于痈、疽、瘰疬、流痰等，溃后脓腐不净，亦可用于对升丹过敏者。

用法：掺于疮头上少许，外盖太乙膏，隔天换药 1 次。

锌氧油(经验方) 氧化锌 400g，植物油 600g。

功用:作基质用,亦可直接涂布;用于湿疹、皮炎等。

用法:涂患处,每天1～2次。

鹅黄散(《外科正宗》) 石膏(煅)、黄柏(炒)、轻粉各等分。研为细末。

功用:清热提毒;用于梅毒溃烂成片,脓秽多而痛甚者。

用法:干掺烂处,每天2～3次。

鹅掌风浸泡方(经验方) 大风子肉9g,花椒9g,皂荚15g,土荆皮15g,地骨皮15g,藿香15g,白矾12g,鲜凤仙花9g,米醋1kg。

功用:杀虫止痒;用于手癣、足癣。

用法:将上药浸入米醋内24小时,煎沸待温,浸泡局部,每次浸泡6～12小时,隔天1次,共3～4次。局部有皲裂者应暂缓使用。

普济消毒饮(《东垣试效方》) 黄连15g,黄芩15g,陈皮、甘草、玄参、柴胡、桔梗各6g,连翘、板蓝根、马勃、牛蒡子、薄荷各3g,僵蚕、升麻各2g。

功用:清热解毒,疏风散邪;用于风热疫毒上攻之大头瘟。

用法:上方为末,汤调,时时服之;或蜜拌为丸,噙化。

普榆软膏(《中医性病学》) 生地榆10g,黄芩10g,黄柏10g,凡士林90g。前3味研细末,与凡士林调匀成膏。

功用:解毒止痒,除湿消炎。

用法:涂敷患处,每天2～3次。

滋阴除湿汤(《外科正宗》) 川芎、当归、白芍、熟地黄、柴胡、黄芩、陈皮、贝母、知母、地骨皮、泽泻、甘草、干姜。

功用:滋阴除湿,化瘀通络。

用法:水煎服。

滋阴清化汤(经验方) 生石膏、桑白皮、白花蛇舌草、玄参、麦冬、天花粉、虎杖、生山楂、泽泻、白芷。

功用:滋阴,清热,化瘀;用于粉刺属肺胃阴虚,湿热上蒸,瘀血阻滞者。

用法:水煎服。

犀角地黄汤(《千金要方》) 犀角(水牛角代)、生地黄、牡丹皮、赤芍。

功用:凉血,清热解毒;用于药疮属热入营血,热毒炽盛者。

用法:水煎服。

十三画及以上

槐角丸(《和剂局方》) 槐角、地榆、当归、防风、黄芩、炒枳壳。

功用:清肠止血,驱湿毒。

用法:每天1～2次,每次9g,吞服;或水煎服。

暖肝煎(《景岳全书》卷五十一) 当归9g,枸杞子9g,茯苓6g,小茴香6g,肉桂6g,乌药6g,沉香3g(或木香)。

功用:暖肝温肾,行气止痛。

用法:加水300mL,加生姜3～5片,煎至210mL,空腹温服。

毓麟珠(《景岳全书》) 人参、白术(土炒)、茯苓、芍药(酒炒)、杜仲(酒炒)、鹿角霜、川椒各60g,川芎、炙甘草各30g,当归、熟地黄(蒸捣)、菟丝子(制)各120g。上药为末,炼蜜为丸,每丸9g。

功用:补气养血,生精育麟。

用法:每天1次,每服1～2丸,空腹嚼服,或白开水送下。

增液汤(《温病条辨》) 玄参、麦冬、生地黄。

功用:养阴增液;用于外科疾病属阴液受损者。

用法:水煎服。

颠倒散洗剂(经验方) 硫黄、生大黄各7.5g,石灰水100mL。将硫黄、大黄研极细末后加入石灰与水(将石灰与水搅浑,待澄清后,取中间清水)100mL混合即成。

功用:活血去瘀;用于粉刺、白屑风等。

用法:水煎服。

橘核丸(《济生方》) 橘核(炒)、海藻(洗)、昆布(洗)、海带(洗)、川楝子(打碎,炒)、桃仁各30g,厚朴(去皮,姜汁炒)、木通、枳实(麸炒)、延胡索(炒)、桂心、木香各15g。共研细末,酒糊为小丸。

功用:疏肝行气,散瘀消肿,软坚利水;主治睾丸硬肿、阴囊肿大。

用法:每天2次,每次服9g,空腹,淡盐汤送下。

赞育丹(《景岳全书》) 熟地黄250g(蒸,捣),白术250g,当归、枸杞子各180g,杜仲(酒炒)、仙茅(酒蒸1天)、巴戟天(甘草汤炒)、山萸肉、淫羊藿(羊油拌炒)、肉苁蓉(酒洗)、韭菜子(炒黄)各120g,蛇床子(微炒)、制附子、肉桂各60g。上为末,炼蜜为丸。或加人参、鹿茸亦妙。

功用:补肾填精,壮阳种子。

用法:每服9g,每天3次,白开水或淡盐汤送下。

附录二　中医外科学考纲摘要

绪　论

1. 中医外科学发展历史中的名医、名著。
2. 明清时期中医外科学的学术流派。

模块一　中医外科疾病的病因病机

1. 中医外科疾病的致病因素。
2. 中医外科疾病的发病机制。

模块二　中医外科疾病的辨证

1. 根据局部症状辨阴证与阳证。
2. 中医外科疾病的肿、痛、痒、脓辨证。

模块三　中医外科疾病的治法

1. 内治法三个总则的定义、适应证与应用。
2. 膏药、油膏的临床应用。

3. 箍围药的适应证、用法及注意事项。

4. 掺药的种类及临床应用。

5. 切开法的适应证及具体运用。

6. 引流法、垫棉法的适应证、用法及注意事项。

模块四 外 疡

1. 疖的定义与特点、病因病机、临床表现及治疗方法。

2. 疔的定义与种类；颜面部疔疮的定义与特点、病因病机、临床表现、治疗，以及其与疖的鉴别；手足部疔疮的临床表现，成脓期切开引流的要求；红丝疔的定义、特点及治疗。

3. 痈的概念与特点、病因病机及辨证论治方案；颈痈的特点与治疗。

4. 发的概念与特点；锁喉痈、臀痈的特点与治疗。

5. 丹毒的临床特点及不同部位丹毒的病名、病因病机、内治法与外治法。

模块五 乳房疾病

1. 乳痈的病因病机、临床表现、治疗、预防与调护。

2. 乳癖的概念与特点、病因病机、临床表现及辨证论治。

3. 乳核的特点、临床表现及辨证论治。

4. 乳岩的发病情况、特点、诊断及辨证论治。

模块六 皮肤病

1. 皮肤病的病因病机、辨证及治法。

2. 蛇串疮的概念与特点及其辨证论治。

3. 不同疣的特点与好发部位，寻常疣、扁平疣、传染性软疣的治疗。

4. 头癣、手足癣、体癣和花斑癣的临床特点、诊断与治疗。

5. 油风的概念与特点及其辨证论治。

6. 白屑风的概念与特点及其辨证论治。

7. 虫咬皮炎的概念与特点及其辨证论治。

8. 疥疮的病因病机、临床特点、治疗及预防。

9. 湿疹的临床特点、病因病机及辨证论治。

10. 接触性皮炎的诊断要点、治疗，以及其与急性湿疮、颜面丹毒的鉴别。

11. 药疮的病因病机、诊断、治疗、预防与调护。

12. 瘾疹的诊断与治疗。

13. 牛皮癣的皮损特点及治疗。

14. 白疕(寻常型)的皮损特点及辨证治疗。

模块七 性传播疾病

1. 淋病的病因病机、诊断、辨证论治及其他治疗方法。

2. 梅毒的病因病机、诊断、辨证论治及其他治疗方法。

3. 尖锐湿疣的病因病机、诊断与鉴别诊断、辨证论治及其他治疗方法。

模块八　男性前阴病

1.子痈的概念、病因病机、诊断及治疗。

2.子痰的概念、病因病机、诊断及治疗。

3.尿石症的病因病机、诊断及治疗方法。

4.精浊的病因病机、诊断及辨证论治。

模块九　肛门直肠疾病

1.痔的概念与分类，内痔的病因病机、诊断与治疗，血栓性外痔的诊断与治疗，混合痔的诊断与治疗。

2.息肉痔的概念、病因病机、诊断与鉴别诊断、治疗。

3.肛痈的定义、病因病机、诊断及治疗。

4.肛漏的病因病机、诊断与分类，挂线疗法和切开疗法的适应证、禁忌证及治疗原理。

5.肛裂的定义、病因病机、诊断、辨证论治，不同手术方法及其适应证。

6.脱肛的定义、病因病机、症状与分类、内治法及其他疗法；一度直肠黏膜脱垂与内痔脱出的鉴别。

7.锁肛痔的主要症状、常用检查方法、鉴别诊断及治疗。

模块十　瘿

1.气瘿的病因病机、临床表现、内治法及预防。

2.肉瘿的概念、特点、病因病机及辨证论治。

3.瘿痈的概念与特点、诊断、内治法与外治法。

4.石瘿的概念与特点、病因病机、诊断及治疗。

模块十一　周围血管疾病

1.青蛇毒的病因病机、临床表现、常见类型及辨证论治。

2.筋瘤的定义、特点及治疗方法。

3.臁疮的病因病机、局部辨证及治疗。

4.脱疽的定义、特点、病因病机、诊断与鉴别诊断、辨证论治。

模块十二　其他外科疾病

1.烧伤面积的计算方法，烧伤深度的分类及中小面积烧伤创面的正确处理。

2.我国常见毒蛇的种类，有毒蛇与无毒蛇在形态和齿痕上的区别，毒蛇咬伤的治疗措施。

3.肠痈的病因病机、诊断及辨证论治。

4.血瘤、脂瘤的概念、诊断及治疗。

5.肉瘤的概念、特点及临床表现。